Werner Hohenberger, Helmut Moldaschl
Arzt-Patienten-Kommunikation

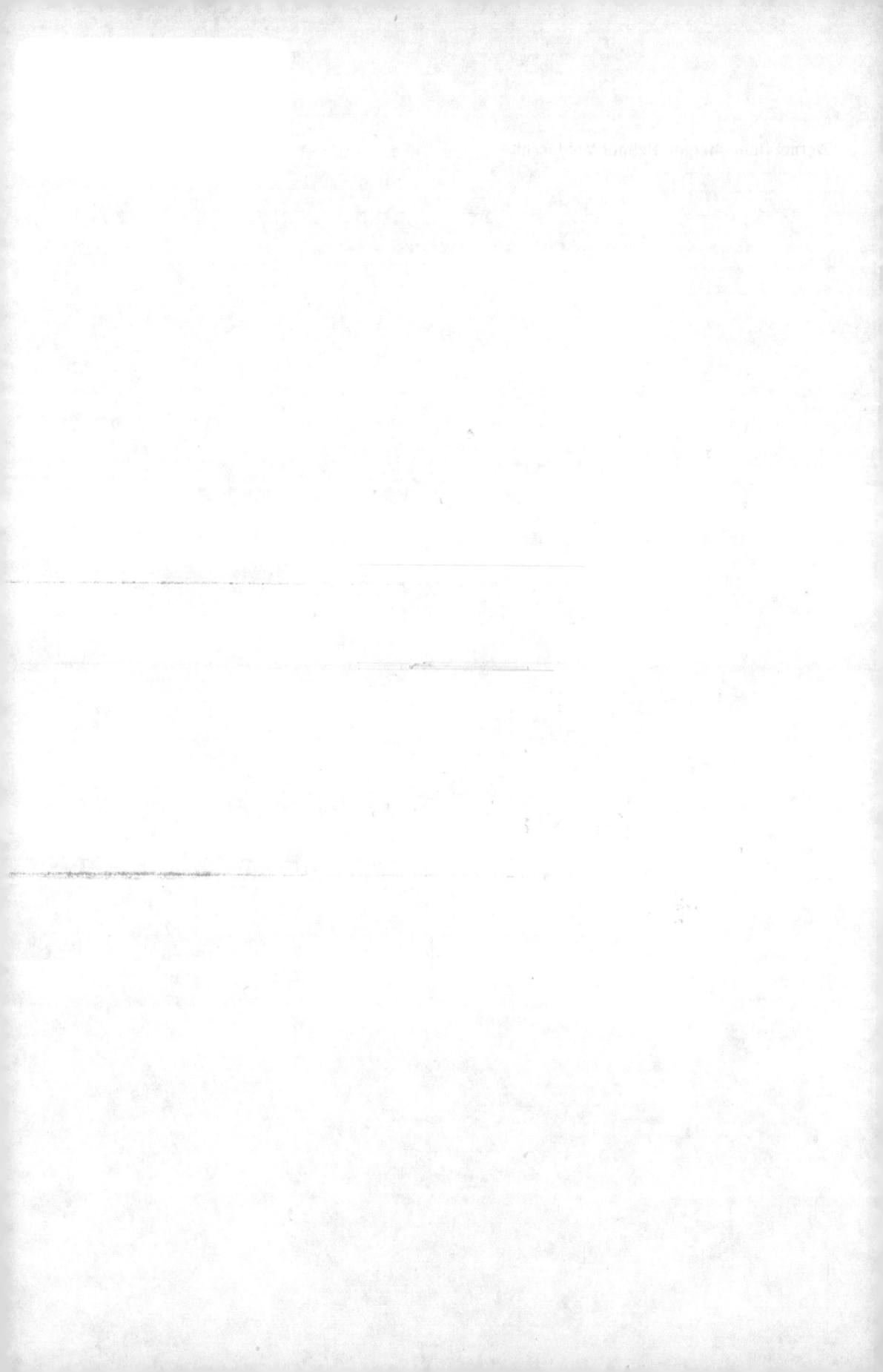

Werner Hohenberger, Helmut Moldaschl

Arzt-Patienten-Kommunikation

Ein Patient und sein Chirurg im Zwiegespräch

DE GRUYTER

Autoren
Prof. Dr. Dr. h.c. Werner Hohenberger
Am Gründla 23
91074 Herzogenaurach
E-Mail: Werner.Hohenberger@uk-erlangen.de

Dr. Helmut Moldaschl
Kreuzstraße 23
91077 Neunkirchen
E-Mail: helmut.moldaschl@gmx.net

ISBN: 978-3-11-060956-1
e-ISBN (PDF): 978-3-11-061144-1
e-ISBN (EPUB): 978-3-11-060958-5

Library of Congress Control Number: 2018949794

Bibliografische Information der Deutschen Nationalbibliothek
Die Deutsche Nationalbibliothek verzeichnet diese Publikation in der Deutschen Nationalbiblio-
graphie; detaillierte bibliografische Daten sind im Internet über http://dnb.d-nb.de abrufbar.

© 2018 Walter de Gruyter GmbH, Berlin/Boston

Einbandabbildung: seb_ra / iStock / Getty Images Plus
Satz/Datenkonvertierung: L42 AG, Berlin
Druck und Bindung: CPI books GmbH, Leck

www.degruyter.com

Die Autoren

Professor Dr. Werner Hohenberger hat als Chirurg mit dem Schwerpunkt chirurgische Onkologie die Klinik für Viszeral- und Transplantationschirurgie in Bern, die Chirurgische Klinik des Universitätsklinikums in Regensburg und anschließend in Erlangen geleitet.

Er war u. a. mehrere Jahre Präsident der Deutschen Krebsgesellschaft sowie Präsident der European Association of Coloproctology. Er hat ca. 800 wissenschaftliche Arbeiten publiziert. Einige gehören zu den am häufigsten zitierten, vor allem in der Behandlung von Darmkrebs.

Für seine Leistung wurde er vielfach geehrt; er ist Mitglied der Leopoldina, Ehrenmitglied von zwölf honorigen, überwiegend internationalen wissenschaftlichen Gesellschaften aus der ganzen Welt, Träger des Bundesverdienstkreuzes und des Bayerischen Verdienstordens. Er ist Ehrendoktor der Universität Debrecen/Ungarn, Ehrenbürger seiner Heimatstadt Helmbrechts und Träger der höchsten deutschen Auszeichnung in der Onkologie, des Deutschen Krebshilfepreises.

Der FOCUS hat ihn mehrfach als einen der führenden deutschen Ärzte in der Krebsbehandlung ausgewiesen.

Dr. Helmut Moldaschl ist Physiker und Mathematiker. Er war einige Jahrzehnte in der Kerntechnik bei einem deutschen Konzern tätig, u. a. verantwortlich für die kerntechnische Auslegung größter Druckwasserreaktoren und verschiedene nationale und internationale Forschungs- und Analyseprogramme, für die eminent wichtige inhärente Sicherheit dieses Reaktortyps, für den Sicherheitsbericht und das Qualitätsmanagement. Er war auch Leiter eines internationalen Projekts für die Auslegung eines neuen Reaktortyps.

2004, kurz nach dem Ausscheiden aus dem Unternehmen, wurde bei ihm Magenkrebs in fortgeschrittenem Zustand mit Absiedlungen auf dem Bauchfell diagnostiziert, was zu seiner Begegnung mit Professor Hohenberger geführt hat. Nach Sicherung der Streuung in das Bauchfell wurde eine Chemotherapie mit offener Entscheidung über das anschließende Vorgehen geplant. Bereits nach dem ersten Behandlungskurs kam es zu einer schweren Blutung aus dem Tumor, die eine vorzeitige Operation erzwang. Dabei konnte schließlich trotz der nahezu hoffnungslosen Aussichten der Tumor kurativ operiert und Moldaschl letztlich Heilung und ein beschwerdefreies Leben ermöglicht werden.

Motiv und Zielsetzung des Buches

- Patienten wollen gesund werden. Sie wollen daher wissen, wie andere gesund wurden, die an derselben Krankheit litten. Damit rechnen sie sich höhere Chancen aus. Sie wollen also wissen, wie es diesen Patienten ergangen ist und wie diese ihr Schicksal bewältigt haben. Sie wollen wissen, wie Ärzte denken, die zur Heilung dieser Menschen beigetragen haben. Sie wollen verstehen, warum und wie diese Ärzte welche Entscheidungen gefällt haben, was die Therapie war, ob sie mit Schmerzen verbunden war, wie lange sie gedauert hat und wie sie finanziert wurde.
- Wir wissen, dass die Beziehung zwischen Patienten und Ärzten asymmetrisch ist, wir kennen auch die Gründe dafür. Sie werden hier dargestellt und analysiert, denn sie sind entscheidende Ursachen für das Abwandern vieler Patienten aus der Schulmedizin in die Homöopathie und in pseudomedizinische Behandlungsmethoden. Zielsetzung ist daher das Erkennen, Darstellen und Beseitigen von Unkenntnis, Missverständnissen und Unterschieden in der Erwartung und in den tatsächlichen medizinischen Möglichkeiten, wie sie von jedem der beiden Partner wahrgenommen und gehandhabt werden. Zu dieser Wahrnehmung soll das Buch beitragen.
- Es ist entstanden aus dem langjährigen offenen Austausch zwischen einem Patienten und seinem Arzt, einem Chirurgen. In Gesprächen, Handlungen, Entscheidungen, erfolgreicher Operation und Therapie wurde ein schwieriger, fast aussichtsloser Kampf gewonnen. Daraus kann zwar nicht auf die Allgemeinheit geschlossen werden, doch traten immerhin erstaunliche Erkenntnisse zutage, die wahrscheinlich häufiger ihre Gültigkeit haben.
- Aus zwanglos-informellen, authentischen Gesprächen, geführt inmitten der unendlichen Vielfalt medizinischer Gegebenheiten werden repräsentative Ausschnitte herausgegriffen. Anhand dieser Beispiele wird die Entstehung von Sprach- und Verständnisbarrieren demonstriert. Hemmungen und Misstrauen, wie sie sich manchmal schon in der ersten Begegnung zwischen Arzt und Patient manifestieren und zu ungünstigen medizinischen Zuständen auswachsen, kann durch Klärung gleich zu Beginn entgegengewirkt werden.
- Die Inhalte dieser lockeren Gespräche werden an der fachlich fundierten medizinischen Praxis gespiegelt, die zugehörige reale medizinische Situation wird beschrieben und damit eine Brücke zwischen den Partnern gebaut.
- Ärzte sollen auf diesem erfassbaren Weg erfahren, wie Patienten denken, was in den für sie schwierigen Phasen ihres Lebens wichtig ist, was sie überhaupt erfassen können und welche Ursachen für Konflikte existieren. An Beispielen wird geschildert, wie renommierte Kollegen in verschiedenen medizinischen Situationen gedacht, analysiert und gehandelt haben.

https://doi.org/10.1515/9783110611441-101

– Letztlich werden Wege aufgezeichnet, wie den oben skizzierten Problemen begegnet werden kann. Dazu gehört unter anderem die Sensibilisierung für Örtlichkeiten, für ärztliche Maßnahmen, Worte und Bilder.
– Wir beide, Patient und Arzt stellen uns aus der jeweiligen Sicht die Frage, wie man diese beiden Welten verbinden kann, um zumindest schon einmal Missverständnisse der ersten Ordnung auszuräumen oder gar nicht erst aufkommen zu lassen.

Bedingung für die Realisierung unserer Vorgehensweise war die freimütige Offenlegung unserer persönlichen Lebensgeschichte, unseres Denkens und unserer Philosophie. Bei dem gegenseitigen Offenlegen unserer Denkweise, der eines Patienten und eines Chirurgen, sind wir auf eine ganze Reihe von Antagonismen und deren unterschiedliche Bewertung von uns beiden gestoßen, was wir im Laufe der Diskussion aufzeigen.

Zu diesen Antagonismen gehören die Unterschiede
– in der Wahrnehmung
– in den Zielsetzungen
– in der Erwartung
– und in der Herangehensweise zu Entscheidungsfindungen.

Die Beurteilung der Möglichkeiten der modernen Medizin, aber auch ihre Kehrseiten, zu denen der zumindest gefühlte Kontrollverlust des Patienten gehört, der eine sanfte Heilung sucht, aber die Risiken nicht mehr erfassen kann und sich nicht mehr verstanden fühlt, gehören zu den wesentlichen Einsichten.

Diese und andere ähnliche Spannungsfelder, zu denen letztlich auch die Angst der beiden gehört und die daraus resultierenden Missverständnisse, sind nichts weniger als die Schlüssel für die Abkehr von der Schulmedizin und für die Zuwendung der Patienten zu Scharlatanen, die kühne Versprechungen loslassen, ohne sie im Mindesten halten zu können. Zumindest ein Grund, hier einmal genau hinzusehen, denn immerhin sind „Alternative Optionen" ein wichtiger Konkurrent der modernen Medizin, was zu begrüßen wäre, hätten diese Optionen auch nur annähernd gleiches medizinisches Potential.

Hiermit stellt sich die Frage, ob sich Patienten irregelenkt Alternativen zuwenden, die ihnen nachweislich somatisch nicht helfen, womit eine beiderseitige Unzufriedenheit mit der Arzt-Patienten-Beziehung mit Konflikten hervorgerufen wird, die die klassische Medizin zunehmend bedrängt.

Es zeigen sich aber auch Lösungswege zur Beseitigung potentieller Hindernisse, zu denen insbesondere die Verbesserung der Kommunikation gehört, welche bisher zu kurz gekommen ist, weil sich beide Parteien einer gemeinsamen kritischen Diskussion verwehrt haben.

Inhalt

X —— Inhalt

1 Präambel

Werner Hohenberger, Helmut Moldaschl

Dieses Buch geht auf eine Schicksalsgemeinschaft zurück: ein Patient, der sich in einer sehr schwierigen und letztlich lebensbedrohenden Situation einem Chirurgen anvertraut, welcher sich dann seiner annimmt. Das Ganze liegt jetzt mehr als zehn Jahre zurück und der Patient ist geheilt. Insofern war die Sache, nüchtern betrachtet logisch – aus Sicht des Patienten, und der Aufgabenstellung gerecht geworden – aus Sicht des Chirurgen.

Dahinter steckt jedoch sehr viel mehr. Über die Jahre kamen wir beide zunehmend und immer vertiefter ins Gespräch. Neugierde bestand auf beiden Seiten, Näheres wissen zu wollen und trotzdem eine gewisse Zurückhaltung und Erstaunen zu bewahren vor dem dann erworbenen Wissen. Ängstlichkeit und Vertrauen sind nahe beieinander. Diese Ambivalenz ist nicht nur einer persönlichen Beziehung immanent, sondern stellt auch ein gesellschaftliches Dilemma dar, ein Konflikt von objektiv hervorragendem Status einerseits und der sich immer schwieriger gestaltenden Akzeptanz.

Dies schien uns ein guter Grund zu sein, frei und authentisch über das Thema zu diskutieren, denn in diesem speziellen Fall wusste jeder genau, worüber er sprach. Vergleicht man unsere beiden Berufe – Chirurg und Kernphysiker – so stellt man fest, dass das allgemeine Interesse an diesen beiden Berufen sehr groß ist, sie aber beide von der Gesellschaft ähnlich kritisch gesehen und hinterfragt werden, zumal diese bei ihrem Versuch, sie inhaltlich oder gar konzeptionell zu begreifen, rundweg überfordert ist. Sie mag sich über die Inhalte der Disziplin, die jedem der beiden Berufe zugrunde liegen, eine substantiell relevante Meinung bilden wollen, letztlich wird ihr aber die Basis dazu fehlen und deshalb muss sie dabei scheitern.

Also wird sie, was Unwissende in solchen Problemfällen zu tun pflegen, das Resultat inhaltlich modifizieren, das Modifizierte tradieren, es weitergeben wie bei der Stillen Post. Jeder wird etwas hinzufügen oder weglassen. Wenn das Ergebnis den Erwartungen entspricht, wird man es quasi einvernehmlich und emphatisch loben und wenn es ihnen nicht entspricht, wird man es verurteilen, diskreditieren, ja sogar verteufeln und sich davon abwenden. Berechtigterweise, wenn man objektiv Schaden erlitten hat, aber auch dann, wenn man nur meint, solchen erlitten zu haben oder meint, irgendwann einen erleiden zu können.

Zu diesen unzugänglichen Disziplinen, von denen wir hier sprechen, gehören die Medizin – das Metier des Professors – und die Kerntechnik – jenes des Patienten. Und erst am Ende der Arbeit an diesem Buch waren uns bemerkenswerte Parallelen aufgefallen, die den Umgang mit ihnen so schwierig machen:
-   Beide sind außerordentlich komplex und nur nach einem ausführlichen und umfangreichen Studium wirklich zu verstehen; der wohl sachlich triftige Grund,

https://doi.org/10.1515/9783110611441-001

dass die Fachleute jeder der Disziplinen in der Diskussion mit Laien nicht zurechtkommen, sich die Gesellschaft damit also ausgeschlossen fühlt.

- Die Aufgaben beider Disziplinen reichen tief in persönliche Sphären – in der Medizin lokal, in der Kerntechnik global. Zudem herrscht in der Gesellschaft die Meinung, dass bei der Anwendung der Disziplinen in einem Fall das Leben des Einzelnen und im anderen Fall sogar das der gesamten Bevölkerung am seidenen Faden hängen kann.
- Nun werden Kraftwerke wie Kliniken gebraucht, trotzdem mag man beide nicht so richtig, denn beiden ist man angeblich ausgeliefert und auch sind beide angeblich gefährlich.
- Überdies misstraut die Bevölkerung ihren Protagonisten. Sie sind ihr unheimlich, weil sie Dinge wissen und Zusammenhänge kennen, die der normale Mensch nicht weiß und wohl niemals wissen wird, und deshalb hat sie Probleme mit ihnen.
- Die unbedarfte Bevölkerung versucht sie also zu meiden: Patienten weichen auf Homöopathen aus, Energieverbraucher auf die Windenergie. Homöopathie und Windenergie sind also Pendants.

Die Gründe für manche Fragestellungen und Zweifel haben sich für uns im authentischen Abriss verschiedener realer Situationen und bei der Erklärung zugehöriger Zusammenhänge eröffnet, doch ist dieses Gebiet zu tiefgründig, um alle wichtigen Fragestellungen des Problemkreises hinreichend zu beantworten. Hier wurde ein erster Anstoß gegeben, doch werden beide Disziplinen nicht umhinkönnen, sich auf allen Ebenen damit intensiver auseinanderzusetzen, andernfalls sie noch essentiellere Einbußen an Akzeptanz erleiden werden als bisher.

In diesem Buch wird sich einiges wiederholen und es werden auch Unklarheiten auftreten. Aber nur bei oberflächlicher Betrachtung, denn in sich ist das Ganze authentisch und daher konsistent. Vielleicht konsistenter als manches Fachbuch.

2 Der Mensch

Helmut Moldaschl

Zentrum unserer Betrachtungen ist das System Mensch. Es ist unvergleichlich mehr als nur eine riesige Ansammlung von Molekülen. Aus ihrer überaus komplexen Struktur lässt sich keinesfalls erkennen, ob in ihr alles in Ordnung ist, ob sie also funktioniert, und schon gar nicht, was los ist, wenn sie nicht funktioniert. Zur Bewertung der Erscheinungsbilder, die einen kranken von einem gesunden Körper unterscheiden, ist daher höchste fachliche Kompetenz von Ärzten bester Qualität und Erfahrung erforderlich.

Erst recht ist sie erforderlich für eine erfolgreiche Behandlung, falls dieses System einmal aus dem Lot geraten ist. Die fachliche Kompetenz des Arztes wird unterstützt durch die diagnostischen und therapeutischen Methoden der modernen Medizin, durch den Einsatz von Röntgenstrahlen in der bildgebenden Diagnostik, durch die Verfahren der Sonographie und der Magnetresonanztomographie.

Mittlerweile gibt es raffinierte Medikamente zur Bekämpfung von Infektionen und bösartigen Erkrankungen, zur Korrektur der Zuckerkrankheit und des Bluthochdrucks und zur Behandlung der Herzschwäche. Mit den modernsten Forschungsmethoden haben wir Einblicke in die Mechanismen der Krankheitsentstehung. Mit Hilfe der Intensiv- und der Transplantationsmedizin ist es uns sogar möglich geworden, den Ausfall von Organen zu kompensieren oder kranke Organe zu ersetzen. Die Säuglingssterblichkeit ist damit fast auf null gesunken, viele Infektionskrankheiten sind beherrschbar geworden, Patienten mit Zuckerkrankheit und Bluthochdruck können sich besserer Lebensqualität erfreuen und haben ein längeres Leben vor sich, eine Krebskrankheit bedeutet nicht mehr ein unausweichliches Todesurteil.

Man hat begonnen die molekularen Steuerungselemente und die daran beteiligten Gene zu identifizieren und ist dabei, deren Zusammenspiel zu verstehen. Das menschliche Genom ist inzwischen entschlüsselt. Immer mehr Erkrankungen werden besser begriffen und behandelbar und können somit gezielt korrigiert werden. Viele unspezifische Behandlungsverfahren, die häufig mit belastenden Nebenwirkungen verbunden sind, werden durch zielgerechte Behandlungen ersetzt. Erkenntnisse werden systematisch gesammelt und einer objektiven Analyse unterzogen. Damit hat sich die Medizin in ihrer Erfolgsgeschichte von einer lediglich auf Empirie, also Erfahrung beruhenden Lehre zu einer naturwissenschaftlich orientierten, auf umfangreiches theoretisches Wissen gestützten Disziplin entwickelt. Durch präklinische Experimente und Modelle lassen sich biologische Abläufe analysieren und Krankheiten verstehen, ohne direkt am Patienten forschen zu müssen. Die Mechanismen einzelner Komponenten werden charakterisiert, Hormone und Botenstoffe entdeckt, Wege der Signalübertragung innerhalb der Zellen entschlüsselt und Gene identifiziert, die das Zellwachstum und die Zellreifung steuern.

https://doi.org/10.1515/9783110611441-002

Mit modernen technischen Hilfsmitteln wurden große Fortschritte im Bereich der Chirurgie erzielt. Der Laser hat bei vielen Operationen das Skalpell ersetzt. In der Minimalinvasiven Chirurgie lassen sich flexible Endoskope und Katheter mit winzigen Optiken und Instrumenten durch kleinste Operationsschnitte und natürliche Körperöffnungen an den Diagnose- und Therapieort heranführen. Laserstrahl und miniaturisierte Instrumente ermöglichen Eingriffe, die viel genauer, schneller und schonender als bisher vorgenommen werden können. Computer machen den Einsatz medizinischer Großgeräte und Bildgebender Systeme möglich, gemeinsam mit der Telekommunikation gestatten sie den Austausch von Daten zwischen den Kliniken, womit Ressourcen auch dort genutzt werden können, wo keine fortgeschrittene Großgerätetechnik zur Verfügung steht.

Ebenso unerlässlich aber wie ein kompetenter Einsatz von fachlichem Wissen und adäquater Technik sind die Bereitschaft und Fähigkeit der Ärzte zur ethischen Reflexion, zum angemessenen Umgang mit dem Patienten, zur Risiko-Nutzen-Analyse und zur sozialen Verantwortung. Alle in der Patientenbetreuung Tätigen müssen nicht nur sachlich und fachlich kompetent sein, sondern auch in der Achtung und Förderung von Rechten der Patienten, insbesondere sensibel für ihre existentielle Bedrohung. Nur dann ist das Vertrauen, das der Patient dem Arzt entgegenbringen soll und will, gerechtfertigt. Dieses Vertrauen brauchen beide Seiten in ihrem gemeinsamen Bemühen eine Krankheit zu bekämpfen oder zumindest deren Wirkung zu lindern.

Nun ist die praktische Medizin keine Naturwissenschaft wie die Biochemie und Molekularbiologie, auch wenn sie auf deren Ergebnisse essentiell angewiesen ist. Medizin ist auch nicht nur die Lehre von den Krankheiten des Körpers, von Medikamenten und Therapien. Ihre wichtigsten und übergeordneten Inhalte sind der Mensch und das menschliche Miteinander, und deshalb unterliegt sie nur selten gesetzmäßigen und objektiv erfassbaren Maßstäben. Die Ethik der Medizin kann sich nur am Menschen definieren. Nur durch Selbstreflexion und Weiterentwicklung ihrer Ziele wird es ihr weiterhin und zunehmend gelingen, den menschlichen, sozialen und gesellschaftlichen Anforderungen nachzukommen und nur derart wird sie die von ihr selbst geschaffene Dynamik bewältigen.

Mit der Fülle neuer Erkenntnisse und Informationen erneuert sich das medizinische Basiswissen derzeit etwa alle fünf bis sieben Jahre. Was Studenten der Medizin heute lernen, ist am Ende ihres Studiums sicherlich zu modifizieren oder gar überholt. Damit sind insbesondere klinisch tätige Ärzte konfrontiert, denen in der täglichen Verantwortung für ihre Patienten aktuelles Wissen über neue Möglichkeiten der Diagnostik und Therapie abverlangt wird. Da es für den Forscher und klinisch tätigen Arzt nicht mehr möglich ist, die Fortschritte und Entwicklungen der modernen Medizin in Komplexität und Umfang zu überblicken, zu verstehen und umzusetzen, müssen sie sich spezialisieren und auf Einzelbereiche konzentrieren. Damit wurden Grundlagenforscher und Kliniker bereits vor vielen Jahren voneinander getrennt. In der klinischen Medizin haben sich zum Beispiel aus dem Hauptgebiet der Chirurgie die Subdisziplinen der Handchirurgie, der Unfallchirurgie, der Herzchirurgie, der Gehirnchirurgie, sowie der Abdominalchirurgie herausgebildet. In der Inneren Medizin haben sich der Facharzt für die Lunge, der Spezialist für das Herz, der Fachmann für den Darm und jener für Blut- und Krebskrankheiten entwickelt.

Menschen, die nicht krank sind – und die überwiegende Mehrheit ist es – unterschätzen den Wert der Gesundheit. Prävention und gesundes Verhalten stehen also keineswegs im Vordergrund ihrer Lebensweise, vielmehr gehören Rauchen, Übergewicht, Alkoholkonsum, Bewegungsarmut und ein riskanter Lebensstil zur Realität des täglichen Lebens. Allerdings erwartet und fordert die Gesellschaft inzwischen fast für jede Behandlung den Einsatz kompetenter Experten. Eine derartige Spezialisierung war zwar notwendig und unvermeidlich, doch werden medizinische Maßnahmen auf Einzelaspekte reduziert, womit der Mediziner seine ganzheitliche Betrachtungsweise verlässt.

Damit konzentrieren sich die Medizin und der Arztberuf immer stärker darauf, Defekte zu beheben. Doch das reicht nicht. Was aber ist zu tun?

3 Das erste Gespräch zwischen Arzt und Patient

Werner Hohenberger, Helmut Moldaschl

Ich bin Chirurg. Dieser Tage hat mir einer meiner ehemaligen Patienten „für das bereits in Kraft befindliche Jahr" die besten Wünsche gesandt. Er ist viel unterwegs: Aktuell fährt er in Gastein Ski. Er ist Wiener, promovierter Physiker und Mathematiker zudem. Wir stehen seit seiner Operation vor mehr als zehn Jahren in fortbestehendem Kontakt. Der Zeit angeglichen, per E-Mail. Über Jahre hindurch hat er mir immer wieder Ansichtskarten geschickt. Von Fahrradtouren. Aus Nizza, aus Norditalien, vom Großglockner, den er inzwischen ebenfalls immer wieder einmal per Bike erklommen hat – und sonst woher. Die beste Dokumentation von Gesundheit – körperlichen und seelischen Wohlbefindens – und einer erfolgreichen Tumorbehandlung. Das beste Nachsorgeprogramm zudem, das man sich überhaupt nur vorstellen kann.

Dabei dürfte er eigentlich nach allem medizinischen Ermessen gar nicht mehr leben. Das Schreiben dieses defätistischen Satzes erfolgt mit innerem Widerstand. So etwas schreibt man eigentlich nicht.

Ich bin Patient. Ich war sein Patient, und die Sache wäre eigentlich in wenigen Sätzen gesagt, wenn nicht alles anders gelaufen wäre, als erwartet. Am 10. September 2004, diesem für mich ganz besonderen Freitag, habe ich von einem Internisten meine Diagnose erhalten: *Magenkrebs. Fortgeschrittener Zustand*. Peng!

Einige Tage danach die Diagnose von Professor Hohenberger, damals Leiter der Chirurgie im Erlanger Universitätsklinikum und eine europäische Kompetenz an der Krebsfront: aktuell inoperabel.

Für mich das Todesurteil.

Am 25. Oktober 2004 hat er mich trotz der verheerenden Diagnose, der eingeengten Möglichkeiten und der schlechten Prognose operiert. Palliative Notoperation während der Chemotherapie. Eine Magenblutung hat mir sozusagen das Leben gerettet. Danach habe ich auf sein dringendes Anraten eine Chemotherapie über mich ergehen lassen, obwohl sein Operationsergebnis mit durchgehend R0 phänomenal und für alle Beobachter unerwartet war. 17 Chemostationen also. Kein Honiglecken. Aber er hatte Recht.

Im Mai 2006 bin ich dann mit dem Rad und vollem Gepäck nach Nizza gefahren. Einfach so, es war ein schönes Erlebnis und ich habe solche langen Reisen in den Jahren danach mit großem Vergnügen wiederholt. Mein Zustand ist derzeit bestens, beschwerdefrei, keinerlei Leistungseinschränkung.

Wir beide. Der Ausgang war unerwartet und eindrucksvoll, und wir haben beide einiges daraus gelernt, was auch für andere von Nutzen sein könnte, und so haben wir beide nach mehr als zwölf Jahren beschlossen, uns hier vor Ihnen, den Patienten und der Ärzteschaft zu öffnen und eine persönliche Diskussion zu führen, obwohl wir

https://doi.org/10.1515/9783110611441-003

das gar nicht müssten und es eine Menge Arbeit ist und wir eigentlich selbst nichts mehr davon haben. Denn der Professor ist in Pension und sein Patient ist geheilt, soweit ein Mensch überhaupt als geheilt, also vollständig gesund gelten kann, denn wäre er das, so wäre er wohl unsterblich. Schließlich stirbt ja jeder von uns an irgendeiner Krankheit oder Verletzung. Also besteht schon hier ein klassischer Widerspruch zwischen unseren geheimen Wünschen und der medizinischen Wirklichkeit. Denn auch der Tod gehört letztlich zum Leben eines jeden Menschen. Dieses Hadern mit unserem Schicksal, das uns unser gesamtes Leben hindurch beschäftigt, wird uns auch in diesem Buch begegnen.

Vielleicht wird Ihnen der eine oder andere Tipp helfen.

Der Patient. Ich weiß wovon ich spreche und höre die Worte von Patienten, wie ich einer war. Patienten, die ich innerhalb und außerhalb des Krankenhauses getroffen habe, mit denen ich sogar einige Tage zusammen das Zimmer teilte. Sie waren geläutert, in sich gekehrt, weise.

Andere hingegen, sogenannte „Gesunde", wie ich sie immer bezeichnet habe, die Arroganten, die zwar besserwisserisch über alle möglichen Krankheiten sprechen, allerdings keine Ahnung haben von dem, was das Leben mit ihnen noch vorhat, also potentielle Patienten sind. Sie haben eine stereotype Haltung. Das habe ich mit meinem durch die Krankheit geschärften Sinn gemerkt.

Glauben Sie mir, eine ernste Krankheit schärft die Sinne.

Und so höre ich sie auch heute noch reden, die modernen selbstbewussten Patienten. Die Haltung zu ihrer Krankheit ist klar. Ihr Forderungskatalog knapp und bestimmt: Heilung hat prompt zu erfolgen. Falls erforderlich durch Wunder. Keine Schmerzen. Keine Kosten. Keine Risiken. Immer heißer Kaffee auf dem Tisch und siebzig Schwestern bereit, die sie rund um die Uhr hegen und pflegen. Mit dem Outfit der Miss World.

Ich erzähle Ihnen jetzt eine kleine Geschichte, welche Rolle einzelne Begegnungen mit Ärzten spielen, schon in der Jugend, und wie scheinbar nebensächliche Eindrücke eine bedeutsame Rolle erhalten. Warum sich manche Menschen in die Hände von Scharlatanen begeben.

Als meine zweiten Zähne erschienen war bald zu erkennen, dass sich in meinem Kiefer ein sogenannter Habsburgerbiss entwickeln würde. Grauslich anzuschauen, insofern als sich der Einser links oben begann, so wie es sich gehört, vor die untere Reihe der Schneidezähne zu legen. Der Einser rechts oben hingegen dahinter. Nicht nur sah die Konfiguration jetzt aus wie jene von Nosferatu, sondern war damit auch das Mahlen der Speisen unmöglich, weil der Biss zur Seite hin gesperrt war. Das Zerkleinern aller Speisen musste also über Jahre hindurch ausschließlich durch Druck erfolgen, was die Zähne und die Kiefergelenke extrem belastete und sie nach und nach zu schädigen begann.

Das war so etwa um 1950, kurz nach Beginn der Schule. Zu Anfang wurde die Sache eher interessant für die Zahnärzte, bei denen ich ständig zu Vorstellung war. Irgendwann dachten meine Eltern ernsthaft darüber nach, ob man vielleicht zu einem Spezialisten gehen müsse. Kurz nach dem Krieg gab es aber keine Spezialisten. Der Erste, ein älterer Zahnarzt, versuchte mit Gummiringen die herauswachsenden Zähne in die gewünschte Richtung zu ziehen. Eine sonderbare Technik wie es mir schien, denn schon damals interessierte ich mich sehr für technische Zusammenhänge, und dieser Zusammenhang oder besser gesagt diese kläglich-mechanischen Versuche einer Reparatur sahen nicht vielversprechend aus. Die Kräfte der starken Zähne, die da herausdrängten, waren ganz offensichtlich beträchtlich größer, als die Kräfte der kleinen Gummiringe. Moderne Zahnspangen, wie man sie heute zur Zahnstellungs-korrektur einsetzt, gab es damals noch nicht. Die medizinischen Möglichkeiten waren, gelinde gesagt, primitiv. Im Übrigen waren wir nach dem Krieg froh überhaupt etwas zum Beißen zu haben. Auch wenn man es nicht beißen konnte.

Ich muss gerade in diesem Zusammenhang ausdrücklich betonen, dass mir die heutige Abkehr vieler Menschen von der modernen Schulmedizin und die kritiklose Zuwendung zur Naturheilkunde sehr merkwürdig vorkommen und als Naturwissen-schaftler interessiert mich natürlich der Grund. Halten Sie mich bitte nicht für so naiv, Schlussfolgerungen lediglich aus besagten Gummiringen zu ziehen, doch hat man in der Physik gelernt, weitreichende Schlüsse aus scheinbar unwichtigen Elementen zu ziehen. Dazu gehört natürlich fundiertes Wissen über viele Zusammenhänge, sonst funktioniert das nicht.

Seit der Nachkriegszeit haben Zahnärzte, offenbar aus Stolz, ihre Werkzeuge de-korativ auf der Tischplatte am Eingang drapiert, damit die Patienten gleich wissen, was ihnen blüht. Bohrer. Fräsen. Polierscheiben. Alles womit man einen Nerv richtig treffen kann. Mich erinnerte das an eines meiner antiquarischen Bücher, *Körperstra-fen in Russland*. Wurzelbehandlung. Eine abartige Finesse. Kennen Sie sicherlich. Ich auch. Aber, hey, ich kenne sie ohne Narkose. Wenn der Arzt mit dem Metallstab in das Loch fährt, gehen Sie durch die Decke.

So landete ich mit meinen kariösen Zähnen im Zahnambulatorium Wien 21. Der Zahnarzt war ein wirklich lieber Kerl, der Dr. W. Und er tat mir fast leid, weil er einen solch fürchterlichen Beruf hatte. Jeder musste ihn aus tiefster Seele hassen. Ich kann mir vorstellen, dass diese Angst vor dem Schmerz, vor den Folgen einer Operation, ein bedeutender Grund ist, warum Menschen wirklich erst in letzter Sekunde zum Arzt gehen. Ich habe es auch getan, 2004. Und das Paradoxe daran war, dass ich nur durch mein Zaudern an diesen Operateur hier kam. In diesem Sinn war Dr. W. einer meiner Lebensretter. Wäre ich früher dran gewesen, so würde ich vermutlich nicht mehr leben. Objektiv gesehen aber war es natürlich das krasseste Gegenteil von Klugheit.

Also ich kann mich noch gut an den Namen des Zahnarztes erinnern, an sein Ge-sicht natürlich, weil Zahnärzte – heute muss man die Gender-Zahnärztinnen separat nennen, sonst wird man gescholten – einem stets so nahe sind wie Geigenlehrer und Geigenlehrerinnen. Meine Geigenlehrerin hat auch immer an mir herumgefummelt, was aber nicht wehtat. Dr. W. hingegen, obwohl ein echt reizender Mann, einfühlsam mit Kindern, auch mit mir, war Herrscher über solch schreckliche Werkzeuge. Was nützt es schon, wenn einer dich tröstet und dann mit so einem Stichel in dieses abgrundtiefe Loch hineinfährt. Wie kann man echt einfühlsam sein und hinterrücks ein Loch bohren bis in die Pulpa. Das ist eine contradictio in adjecto.

Ich war also immer wieder aufgrund der gut gemeinten Order meiner Mutter mit allen guten Vorsätzen in dieses grauenvolle Ambulatorium im 21. Wiener Gemeindebezirk Floridsdorf zur Behandlung gegangen. In diesem Bezirk, im Ortsteil Jedlesee bin ich übrigens geboren und auch sehr stolz darauf, denn Jedlesee ist eine der ältesten Siedlungen Wiens. Auf der anderen Seite der Donau erkennt man das Kahlenbergerdorf, etwa einen Kilometer entfernt. Beethoven hat gleich nebenan gewohnt, in Heiligenstadt. Als er gemerkt hat, dass er taub wird, hat er dort sein berühmtes Heiligenstädter Testament geschrieben. Vielleicht hat er auch schreckliche Zahnschmerzen gehabt, seine letzten Streichquartette könnten darauf hindeuten. Eine triste Angelegenheit, die heute durch die Heurigen gleich daneben aufgeheitert wird. In einem davon, in Grinzing, hat er an seiner Pastorale geschrieben. Heute ist in diesem Raum, wo sie entstanden ist die Ankleide für die Bediensteten vom Mayer am Pfarrplatz. Der ehemalige Wohnraum Beethovens musste einer Garderobe Platz machen. Pastorale und Ankleide. Woanders hätten sie sich wegen dieser Lokalität verbogen, hätten hier eine wunderbare unvergängliche Gedenkstätte errichtet. Doch Wien ist anders. In der Stadt gibt es an jeder Ecke eine Geschichte.

Beim Mayer bin ich auch immer wieder gerne, trotz dieses Ankleide Fauxpas, von dort habe ich meinem Professor auch schon einmal ein Bild geschickt. Grinzing ist auf der rechten Donauseite, der Besseren, wie jene Wiener sagen, die keine Ahnung haben, was auf der Linken alles los ist. Wer weiß schon, dass Mozart auf dieser Seite ehemals nach Prag gefahren ist, zur Figaro-Aufführung nach dem Flop in Wien. Die Wiener. Auf meiner Donauseite also, der Linken, wo ich aufgewachsen bin, in der Jeneweingasse, befindet sich eine der berühmten Beethoven Gedenkstätten. Dort hat er so um 1795 herum des Öfteren seine Gönnerin Gräfin Erdödy besucht – die Erdödys waren in der Hauptsache Gönner von Haydn, man denke an das Kaiser-Quartett, an die deutsche Hymne. Beethoven ist nachweislich mit einem Boot über die damals noch unregulierte Donau gefahren, durch die Schwarze Lacke, um sich den langen Weg über die Brücke zu ersparen, wie er geschrieben hat, und ganz in der Nähe bin ich geboren. Und vor 12 Jahren sollte ich hier in Franken sterben.

Das machte keinen Sinn. Denn wenn man an solchen Stellen geboren wird, ist man, so heißt es, unverwüstlich, was gelegentlich vorteilhaft sein kann.

In der Nähe befindet sich auch unser Familiengrab. Direkt gegenüber, auf der anderen Seite der Donau, kaum tausend Meter entfernt, liegt der *Leopoldsberg*, der damals *Kahlenberg* hieß. Von dort aus hat man 1683 die Türken verjagt, nachdem das Osmanische Reich den Krieg gegen das Kaiserreich beschlossen hatte. Am 12. September 1683 war die Schlacht am Kahlenberg siegreich geschlagen und Ungarn befreit.

Wie in einer Synästhesie fällt mir das alles heute ein, wenn ich an dieses grauenvolle Zahnambulatorium denke. An diese Marterstätte, kaum zwei Kilometer vom

Erdödy Palais in der Jeneweingasse entfernt, die wahrlich nichts mit Beethoven und Erdödy zu tun hat. Sie hat in mir eine fast lebenslange Dentalphobie hinterlassen, damals derart, dass ich fast jede der qualvollen Behandlungen nach eigenem Gutdünken abgebrochen habe, wenn sie mir zu schmerzhaft wurde, so wie nachher auch meine Zähne ab- und ausgebrochen sind.

Ich erinnere mich heute noch an den Eingang, an das schwere Holztor und an den Geruch eines Spektrums von Desinfektionsmitteln, an den feucht farbig kalten Kunststeinboden mit den kleinen bunten Flecken, die schmutzigen Teppiche, damit es etwas wärmer wurde, an die ausgebrochenen Stufen am Aufgang in den Mezzanin, an das dunkle Wartezimmer mit der schmutzigen Lampe an der Decke und an all die Leute, die da warteten. Alte Kranke, denen die Schmerzen ins Gesicht gemeißelt waren. Und ich setzte mich an den Rand einer der Holzbänke. In Fluchtdistanz zur Türe. Wollte unsichtbar sein. Mit Schmerzen in der Backe, einer riesig geschwollenen Backe. Ein schreckliches Ziehen, rechts unten bis in die Augen hinauf, so saß ich da und wartete auf den Henker.

Nach endlos scheinender und doch merkwürdig komprimierter Zeit, nun mein Name, gerufen von einer Schwester aus der spaltbreit geöffneten Tür. Jetzt war es so weit. Unter den Frauen in den Krankenhäusern, damals und heute und wahrscheinlich auch noch übermorgen, stand noch keine in verwandtschaftlicher Beziehung zu mir. Man ist mit diesen Schwestern einfach nicht verwandt. Offenbar ein trickreicher Euphemismus. Diese verharmlosende Kennzeichnung hat das Elend in der Welt erträglicher gemacht. In den alten und auch in den modernen Krankenhäusern. Die Grundüberlegung ist einfacher Natur, dass nämlich alles weniger schmerzt, wenn es dir eine Schwester tut. Es schien mir damals schon unmöglich, dass es so viele Schwestern geben sollte, wie man in der ganzen maroden Welt zu deren Heilung brauchte, und wenn schon, dann müssten sich diese zumindest ähnlich sein. Nicht eine blond und dick und die andere schwarz und dünn oder umgekehrt.

„*Moldaschl Helmut*"! Gnadenlos rief die Schwester meinen Namen ins Schmerzvorbereitungsgebiet des dunklen Raums. Wie die Lehrer in der Schule nannte sie zuerst den Familiennamen, um es noch bestimmter klingen zu lassen. Man konnte nichts abwehren, konnte nicht einfach sagen das bin ich nicht, Sie müssen einen anderen meinen. Moldaschl Helmut. Das war ich und es gab kein Entkommen. Vier Schritte, und da war schon das helle Zimmer, und da waren auch wieder all die Instrumente, mit denen er in den nächsten Minuten auf mich losgehen würde.

Damit war der Eindruck von der Zahnmedizin für alle Zeiten fixiert und der Eindruck von der gesamten Medizin.

Der Chirurg. Die Medizin ist ein bunter Strauß aller möglichen Fächer – an die fünfzig mit der Behandlung von Patienten befasste Fachärzte oder vielleicht sogar mehr dürfte es geben. Augenheilkunde, Pathologie, Kardiologen, Kinderärzte und wie sie alle heißen. Daneben noch die Grundlagenfächer, wie Anatomie, Physiologie, Biochemie. Auch sie haben übrigens den Facharztstatus. Eine ganze Reihe von Medizinern ist in der Grundlagenforschung tätig, manche finden Gefallen an Verwaltungsaufgaben, im öffentlichen Gesundheitswesen oder bei der Bundeswehr. Oder auch als Gutachter bei Krankenversicherungen. Man kann sich in einer Praxis niederlassen, am Krankenhaus arbeiten oder als Schiffsarzt durch die Welt reisen. Wahrscheinlich eröffnet kein anderes Studium so viele Berufsmöglichkeiten wie das Medizinstudium.

Warum landet man dann ausgerechnet in der Chirurgie? Wenn der erste Eindruck positiv belegt wurde, kommt man nie mehr aus. Und der Zufall spielt ebenfalls mit. Und schließlich muss man für den zu wählenden Beruf natürlich auch entsprechende Voraussetzungen mitbringen. Ich würde übrigens sofort wieder die gleiche Berufswahl treffen. Meine Bahnung erfolgte mit dem Pflegepraktikum. Die Oberschwester, eine Augsburger Diakonissin steckte mich in die chirurgische Abteilung unseres Kreiskrankenhauses.

Nach vier Wochen durfte ich mit in den OP und „Haken halten". Eine schweißtreibende Angelegenheit war das damals. Alleine mit der Kraft der Arme hatte der zweite Assistent das Operationsfeld offen zu halten. Wie war ich da erleichtert, als ich dann in Erlangen die „Behrends-Haken" vorfand, selbst haltende „Retraktoren", welche die Bauchdecken auseinanderziehen. Der frühere Oberarzt Behrends hatte sie einst erfunden. Es war fast unglaublich, wie sich die Operateure in der Bauchhöhle zurechtfanden und die Krankheitsursachen beseitigten – sehr effektiv. Kein langes Philosophieren, sondern zielgerichtetes Handeln. Das hat mich nachhaltig beeindruckt.

Der nächste positive Reiz wurde durch Hegemann in meiner Studentenzeit gesetzt, dem Direktor der Chirurgischen Klinik. Er war eine beeindruckende Persönlichkeit. Schon wenn er durch die Tür in den Hörsaal eintrat vibrierte die Luft. Hegevater wurde er auch genannt. Väterlich, wenn auch durchaus streng, nahm er sich der Patienten wie der Mitarbeiter an.

Schon als Student hatte mich „Krebs" interessiert. Warum, weiß ich eigentlich nicht. „Das Krebsproblem" von Karl Heinrich Bauer habe ich zweimal gelesen. Mit ihm fühlte ich mich in gewisser Weise verbunden. Er stammte wie ich aus dem Frankenwald, er aus dem westlichen Rand. Er hatte ebenfalls in Erlangen studiert. Später hatte er den Lehrstuhl für Chirurgie in Breslau und nach dem Krieg in Heidelberg inne, wo er auch das Deutsche Krebsforschungsinstitut gründete. Aus seiner Bubenreuther Studentenverbindung rekrutierte er später auch Mitarbeiter. Einer von ihnen war Geißendörfer, Lehrstuhlinhaber in Frankfurt, wo mein erster chirurgischer Lehrer als Oberarzt tätig gewesen war, natürlich ebenfalls ein Bubenreuther. Chirurgische Onkologie, Krebsbekämpfung ist später dann auch mein Arbeitsschwerpunkt geworden.

„Krebs ist heilbar" war das Thema meiner Antrittsvorlesung als neu installierter Dozent. Pessimismus und Hoffnungslosigkeit habe ich nie akzeptiert, auch nicht im Umgang mit Krebspatienten. Meine erste Überlegung war immer, wie kann der vor mir sitzende Patient geheilt, oder zumindest so behandelt werden, dass er noch möglichst lange bei guter Lebensqualität leben kann. Dass auch der beste Chirurg nicht jeden Krebspatienten heilen kann, ist offensichtlich. Die Biologie eines bösartigen

Tumors kann manipuliert werden, auch durch chirurgische Maßnahmen. Trotzdem kann selbst optimale Chirurgie in die Irre laufen, wenn eben die Tumorbiologie nicht oder nicht mehr durch Chirurgie besiegt werden kann. Trotzdem muss die chirurgische Präzision die Basis der Krebsbehandlung sein. Prognosefaktor Chirurg. Was er im ersten Schritt der Tumorbehandlung versäumt, wird später so gut wie nie mehr zu korrigieren sein. Erst wenn auf dieser Basis die optimalen chirurgischen Möglichkeiten ungenügend sind, kommen die weiteren Behandlungsoptionen ins Spiel, am häufigsten Strahlen- und Chemotherapie. Beide können aber niemals schlechte chirurgische Qualität kompensieren.

Erst viele Jahre später habe ich die zweite Seite des Umgangs mit Tumorpatienten in vollem Umfang erfasst und mit ihr umzugehen gelernt.

Die nicht mehr Heilbaren. Sie fordern die größte Kompetenz eines Arztes, nicht nur mehr Fachwissen, sondern menschliche Zuwendung und eigentliche ärztliche Hilfe. Offen über alles und unvoreingenommen reden zu können, auch darüber, das Ende eventuell selbst herbeizuführen, um das Siechtum zu beenden. Einen solchen Wunsch kann nur jemand angesichts eines Leidenden verstehen, der von schlimmen Schmerzen geplagt ist, der deshalb nicht mehr schlafen kann, mit offenen, stinkenden Wunden, so dass selbst seine nahen Angehörigen nur mehr mit Widerwillen in sein Zimmer kommen. Ein entspanntes Gespräch mit ihnen kommt da gar nicht mehr auf. Alle Beteiligten sind entnervt und mit ihren Kräften irgendwann verschlissen. Einsamkeit pur – auf beiden Seiten. Fortbestehende Schuldgefühle bei den Hinterbliebenen nach dem Ende. Reden (können), das Wichtigste vor dem finalen Ausgang.

In diesem Sinne Arzt sein und vielleicht noch ein bisschen helfen zu können, braucht einige Lebensjahre. Man wird ohnehin erst mit vielleicht fünfunddreißig Jahren erwachsen; vorher ist man noch relativ dumm – unbedarft würde man heutzutage wohl besser formuliert und akzeptiert sagen. Vorher fehlt noch die Lebenserfahrung, das Verarbeiten durchgemachter Tiefen, aber auch nachhaltige Erfolge. Zudem auch die berufliche Erfahrung, fundierte Fachkompetenz, die Fähigkeit zur erfolgreichen Konfliktsteuerung. Die Güte des Arztes – habe ich aus dem Mund meines alten Chefs noch in Ohren, als ich ein junger Assistent war. Ich glaube im Nachhinein, dass ich erst mit fünfzig Jahren verstanden habe und auch umsetzen konnte, was er gemeint hat.

Meine Entscheidung als Sechzehnjähriger für das Medizinstudium resultierte aus der Neugierde – naturwissenschaftliches Kausalbedürfnis. Im Studium war es maximal mögliche Wissensanhäufung. Anschließend war ich Mediziner, mit dem Streben nach technischer Perfektion auf breiter chirurgischer Basis und möglichst wenig Niederlagen, sprich Komplikationen.

Die Teilhabe des Patienten an all dem war mir früh präsent – an den Erfolgen wie auch den Niederlagen, für sie Heilung und manchmal Tod! Alle Fehlentscheidungen und Komplikationen der eigenen Behandlung wurden vom Tag des ersten Misserfolges an in ein Tagebuch eingetragen, auch die niederen Vergehen, manchmal erst nach vier Wochen, wenn die Schwere besonders stark wog.

Nicht mehr heilen können, kam für mich immer einer Niederlage gleich. Das kann Ansporn sein, die Dinge noch besser zu machen. Solche hohen Ansprüche fordern aber auch ihren Tribut. Letztlich, der Arzt bin ich also erst mit fünfunddreißig Jahren geworden, ein vielleicht gütiger erst viel später. Empathie, die jeder Patient braucht, konnte ich vorher wahrscheinlich kaum vermitteln.

Wir beide. Das Zueinanderfinden, das Vertrauen – sie sind die gemeinsame Basis auf dem Weg zur Heilung.

4 Die Gemeinsamkeit und das Vertrauen

Werner Hohenberger, Helmut Moldaschl

Der Chirurg. Gemeinsamkeit und Vertrauen sind die Basis für die Heilung. Zurück zu meinem langjährigen, treuen Patienten. Er schreibt mir:

> „Der Magenkrebs" ist sogar in Google ganz nach vorne gerutscht, auch bei Amazon, obwohl es keine explizite Werbung dafür gibt. Wir sollten ein gemeinsames Buch machen, mit dem Thema „Arzt und Patient". Ich könnte mir vorstellen, dass das Interesse groß wäre.

Ein Zwiegespräch? Warum wollen Patienten mehr darüber wissen, wie ihre Ärzte ticken?

Der Patient. Patienten wollen mehr wissen, als Ärzte ahnen. Eigentlich wollen sie alles wissen. Mein Professor hat abgelenkt, wenn ich ihn andeutungsweise angesprochen habe, ich würde gerne wissen, wie es bei meiner Operation war, denn ich erinnerte mich nur an die Uhr im OP-Saal. 12.01 Uhr bis 16.25 Uhr war ich weg. Was hat er alles in dieser Zeit gemacht? Was war da los? Eine ungeheuer spannende Frage, die nur er mir beantworten kann. Wie hat er sich gefühlt? War irgendwann eine Krise?

Jetzt spricht er von einem *treuen Patienten*. Das ehrt mich, doch Treue ist hier eine Selbstverständlichkeit. Ich kann nicht oft genug wiederholen, dass ich ihm mein Leben verdanke. Wie viel mehr kann man jemandem verdanken? Bei unseren Begegnungen in der Klinik – andere hatten sich vor unserer gemeinsamen Arbeit an diesem Buch nicht ergeben, was ich bedauerte – habe ich ihm das auch gelegentlich gesagt. Es war schließlich seine Kunst, denn die medizinischen Voraussetzungen waren denkbar schlecht. Mein Respekt vor ihm war so groß, dass es Jahre gebraucht hat, ihm den Vorschlag zu unterbreiten, gemeinsame Erlebnisse niederzuschreiben. Schon eineinhalb Jahre nach der Operation habe ich ein Buch geschrieben, in dem ich meine frischen Erfahrungen mit mir selbst, also mit meiner Situation, mit der Klinik, mit den Ärzten der Klinik und nicht zuletzt mit ihm, dem Leiter der Chirurgie im Universitätsklinikum Erlangen festgehalten habe. Aus Respekt vor ihm schien es mir geboten, ihn nicht um einen Kommentar zu meinem Manuskript zu bitten, vielmehr hat die Verlagsleitung auf meinen Hinweis einen anderen Chirurgen darum bemüht. Auch die direkte Namensnennung habe ich im ersten Buch bewusst vermieden und erst nach zehn Jahren in der zweiten Auflage seinen Namen explizit genannt.

Der Chirurg. In zwei Büchern hat er seine Krankengeschichte verarbeitet. Auf das erste wurde ich erst aufmerksam, als es mir von der Krebsgesellschaft zugeschickt worden war. Ich sollte entscheiden, ob man es Patienten empfehlen kann. Das konnte man und vor allem auch Ärzten. Namentlich hat er mich darin nicht genannt, auch den Ort der Klinik nicht. Aber er hat mich immer wieder beschrieben. Das Vorwort war von einem Kollegen verfasst, der sich über viele Jahre wissenschaftlich mit Magenkrebs

https://doi.org/10.1515/9783110611441-004

beschäftigt hatte. Hinten herum habe ich ihn angerufen. Wir sind seit vielen Jahren befreundet und haben beide gemeinsam in Gremien der Krebsbekämpfung agiert.

„Ich soll mich zu einem Buch äußern, zu dem Du ein Vorwort geschrieben hast. Ist es das wert?"

„Ja, auf jeden Fall, sonst hätte ich kein Vorwort geschrieben!"

„Hast Du ihn auch operiert?"

„Nein das habe ich nicht."

„Wo war er denn dann, weißt Du das?"

„Nein, das weiß ich nicht, aber nach seinen Beschreibungen kommen nur zwei in Frage, Du oder R. ..."

So gut hatte mich mein Patient also durchschaut und charakterisiert.

Das frappierende an seinem Buch war für mich, wie Ärzte und Patienten, auch gebildete Patienten, aneinander vorbeireden können. Der Patient kann einen Satz des Arztes ganz anders verstehen, als der es gemeint hat. Vorurteile, Hoffnungen und Ängste haben ihm die Antwort vielleicht schon gegeben, noch bevor das gesprochene Wort gefallen ist. Die Sichtweise des Arztes und die des Patienten bewegen sich offenbar in verschiedenen Welten. Und das habe ich erst nach mehr als dreißig Berufsjahren erfasst! Die Frage ist, was man hier tun muss und was man tun kann.

Der Patient. Auch ich stelle mir die Frage, wie man diese Welten verbinden kann, um zumindest schon einmal Missverständnisse erster Ordnung auszuräumen oder gar nicht erst aufkommen zu lassen und meine dabei nicht nur solche, die aufgrund unterschiedlicher Ausbildung und unterschiedlichen Wissensstandes entstehen.

Der Professor hatte mich einmal am Beginn meiner Behandlung wegen meines Doktorats gefragt, er hatte gefragt, ob ich denn Mediziner wäre. Ich habe provozierend geantwortet, dass *ich Physiker sei, also sozusagen das Gegenteil.* Darauf meinte er, dann *hätte es keinen Sinn, wenn er mir die Situation erkläre.* Das war sachlich richtig, denn die Situation in meinem Bauch war sicherlich so kompliziert, dass sie ein medizinischer Laie wie ich nicht verstehen konnte, und ich hatte daher nicht das geringste Problem, seine Antwort zu akzeptieren, denn er hatte Recht. Was aber, wenn ich ein zart besaiteter Patient gewesen wäre. Wie wäre das bei einem solchen angekommen? Doch mir war es selbst in dieser für mich schwierigen und ernsthaften Situation lieber so, denn ich hatte stets Schwierigkeiten mit Leuten, die um den heißen Brei redeten.

Vermutlich hat er intuitiv geantwortet, auf Basis seines Wissens und seiner umfangreichen Erfahrung. Ich habe es ihm jedenfalls nicht übelgenommen, ganz im Gegenteil. Als ich das meinem Radfreund erzählte, mit dem ich viele Partien gefahren bin, war er zunächst entrüstet. Mittlerweile hat er eine andere Sicht, weil ich ihm viel über den Professor erzählt habe. Aber wie viel Zeit bleibt einem Spitzenchirurgen für den Standard-Patienten, um sich mit dessen Sachlage detailliert zu beschäftigen? Vielleicht einige Minuten. Darüber wird der Patient aber etwas seinen Verwandten, Freunden, Bekannten erzählen, und deren möglicherweise emotionale Reaktionen werden bestehen bleiben.

Was also ist zu tun? Wie verhalten sich Ärzte und wie können und sollten sie sich verhalten Das wird ein Thema dieses Buches sein. Die Ausarbeitung der Kommunikationsart und -technik wäre eine akademisch zu unterstützende Disziplin, die an der Universität gelehrt werden sollte. Ob Psychologen dabei helfen können, weiß ich nicht. Ich unterhalte mich seit Jahren in Wien mit einer bekannten Psychologin über die verschiedensten Themen. Sonderbarerweise war dieses bisher nicht dabei.

Es ist eine schwierige Aufgabe und die intensive Beschäftigung damit wäre von Vorteil für beide Universen. Doch kann man sie überhaupt verbinden? Ich denke schon, allerdings müssen beide Seiten ihre Bereitschaft signalisieren, wobei insbesondere die Bereitschaft der Patienten weder geschult noch gemessen werden kann. Ich habe sie damals gezeigt, zumindest habe ich mich bemüht, und es ist mir nicht schwergefallen, denn ich habe gesehen, dass mir jeder geholfen hat so gut er konnte. Und ich kann mich sehr gut an viele Einzelheiten erinnern, denn im Zustand einer schweren Krankheit scheint das Hirn besonders intensiv und genau zu arbeiten.

Im Krankenhaus hatte ich den *Ulysses* von Joyce und Statistische Verfahren von Simon de Laplace gelesen. Es hatte Verwunderung ausgelöst. Nachher war das fast unmöglich. Finnegans Wake war nach meiner Entlassung nicht mehr drin, ich schaffte es dann einfach nicht mehr, schon weil der Roman noch anspruchsvoller ist als der *Ulysses*. Möglich aber auch, dass sich meine mentale Konditionierung geändert hatte oder was immer es war. Um das definitiv festzustellen fehlen mir die Erfahrung und das Wissen. Man sollte einmal Physiologen oder Psychologen befragen.

5 Was wissen wir voneinander

Werner Hohenberger, Helmut Moldaschl

Der Chirurg. Über die Hintergründe des Arzt-Patienten-Verhältnisses zu schreiben ist gar nicht so einfach. Was wissen wir eigentlich voneinander?

Wir Ärzte meinen meistens, es sei genug, die „Vorgeschichte" herauszufinden, die mutmaßlich zu den beklagten Symptomen geführt hat, um damit schneller zu einer Diagnose zu kommen. Was sich dann aus dieser einmal gestellten Diagnose an weiteren Maßnahmen ergibt, machen wir mit uns alleine aus. Das Endergebnis wird dann dem Patienten mitgeteilt und wir erwarten auch, dass er ohne Diskussion dieser Entscheidung folgt. Die Geschichte ist aber anscheinend nicht ganz so einfach. Die Gemengelage ist komplexer.

Der Patient. Das Arzt-Patienten-Verhältnis, wie ich es während meiner Behandlung im Krankenhaus wahrgenommen habe, war für mich eher spannend als belastend, obwohl ich natürlich genau wusste, wie viel davon abhing. So ist es mir nachher leichtgefallen, ein Buch zu schreiben. Es war nicht zur Erleichterung, wie manche meiner Freunde vermuteten. Das Ganze war eher wie eine sportliche Veranstaltung: auf der einen Seite wir beide, der Professor und ich, auf der anderen Seite der Tod. Damit stand es schon einmal 2 zu 1 für uns. Aus statistischer Sicht sollten wir das Spiel also gewinnen, und diese Überlegung müsste für alle Patienten mit einem guten Arzt als Begleiter gelten. Vielleicht war ich deshalb die ganze Zeit so sonderbar entspannt, sah von außen auf mich, auf meinen kaputten Körper. Er war nichts anderes als das Spielfeld, auf dem wir beide gegen Freund Hein spielten. Der eigentliche Kampf war also nur ein geistiger.

Und das ist er bei jedem Patienten, wenn dieser nur bereit ist, aus sich herauszutreten.

Der Chirurg. Üblicherweise wird ja tatsächlich über Bekämpfung einer Krankheit, einer Epidemie oder eben auch von Krebs geredet. In der Realität ist die Behandlung einer schweren Erkrankung wirklich ein Kampf; ich habe es zumindest immer so gesehen. Kein spaßiger Wettkampf, sondern ein richtiger. Für beide Seiten, übrigens. Vorbereitet sein, in schwierigen Situationen durchhalten wollen, nicht aufgeben. Von einem Kollegen bin ich für diese Wortwahl einmal öffentlich gerügt worden. Allerdings, im Gespräch mit einem Patienten habe ich solche Formulierungen nie benutzt. Es erschien mir zu martialisch, zu sehr Angst einflößend. Was aber ist gemeint, sich mit seiner ganzen Kraft einsetzen, immer wieder neue Lösungswege suchen, nicht aufgeben, sich bewusstmachen, worum es für einen Patienten geht, keine Kompromisse eingehen und in der Nacht lieber einmal zu viel aufstehen, in die Klinik fahren und handeln – oder auch nicht, sondern sich letztlich rückversichern, dass doch alles in Ordnung ist.

https://doi.org/10.1515/9783110611441-005

6 Wie suchen Patienten ihren Arzt aus?

Werner Hohenberger, Helmut Moldaschl

Der Patient. Wie sollen sie das? Was wären ihre Entscheidungskriterien? Diese Kriterien aber sind das entscheidende Thema.

Patienten fragen also herum, bei Verwandten, Bekannten, Freunden. Niemand kennt sich aus und keiner gibt es zu. Einer meiner Freunde hat gemeinsam mit seiner unsportlichen Frau sein Heil in einem Trainingszentrum gesucht. Dort treiben sich Leichtathleten herum, die mit Proteinwässerchen ihre Luxuskörper stählen. Objektiv ganz das Gegenteil dessen, was er und seine Frau brauchen. Sie hat inzwischen ein neues Hüftgelenk, was ich ihm prognostiziert habe, er aber nicht geglaubt hat. Fazit: Es gibt für Laienpatienten keine Entscheidungskriterien. Dies wäre durchaus ein Thema für die Universitäten.

Alle Patienten sind samt und sonders Besserwisser. Sie verhalten sich wie Kinder, die im Wald herumschreien, um die Angst zu vertreiben. Bei mir war es so etwas wie Zufall, auch wenn es ihn nach meiner Auffassung nicht gibt. Ich hatte die Magenspiegelung aus schlichter Angst monatelang hinausgeschoben. Dass ich einige Wochen später ein paar hintereinander haben würde, und dass das eine vergleichsweise lächerlich einfache Sache war, wollte ich damals nicht akzeptieren, obwohl man es mir immer wieder sagte. Angst aber ist die fundamentale Barriere in der Medizin, und das wollen beide Seiten nicht hinreichend akzeptieren. Gegen diese Angst muss etwas getan werden. Fragen Sie mich aber jetzt nicht was. Das wüsste vielleicht meine Psychologin.

Panik nach der verheerenden Diagnose des Internisten. Meine Frau hatte mich sofort in der Klinik Martha Maria angemeldet, weil sie dort ehemals mit unseren beiden Kindern niedergekommen war. Die Klinik gab sich kompetent. Es sollte sofort operiert werden. Angst war der wesentliche Antrieb. Nun sollte alles sofort wieder gut gemacht werden, was man jahrelang, vielleicht jahrzehntelang verabsäumt hatte.

Meine Tochter kannte zufällig einen Studenten des Professors. Dieser Student empfahl den Professor als hervorragenden Gastroenterologen, und schon am Montag nach dem schrecklichen Freitag – es war also nur das Wochenende dazwischen, so schnell sollte es jetzt gehen – war ich zur Vorstellung in der Klinik des Professors. Es war also nichts geplant, es war keine Strategie dahinter, kein Marketing. Es war nur das, was man Zufall nennt.

Für so etwas wie eine Anhörung blieb keine Zeit. Der Professor hatte überzeugend schnell und sicher untersucht und diagnostiziert, es gab nicht die geringsten Zweifel darüber, was zu tun war, ein sehr angenehmes Gefühl für mich, und vor allem war die Angst weg. Man würde denken, dass das Gegenteil eintreffen müsste, das war aber eben nicht der Fall. Das hatte er in Sekunden geschafft, hatte sofort gesagt, dass er operieren würde.

https://doi.org/10.1515/9783110611441-006

Was sich nach genauerer Untersuchung zunächst als nicht sofort machbar herausstellen sollte, denn der Tumor war bereits zu weit fortgeschritten. Es bestand eine ausgedehnte Peritonealkarzinose. Die Situation war also objektiv inoperabel. Das konnte er bei der Erstuntersuchung nicht wissen. Aber was hätte er sonst sagen sollen? Gehen Sie wieder weg, ich will Sie nicht mehr sehen! ...

Doch half uns beiden der Zufall dann aber auch wieder weiter, indem ich nach der ersten vom Professor vorgeschlagenen Neoadjuvanten Chemotherapie erfreulicherweise eine Magenblutung bekommen hatte und nun operiert werden musste. Musste!

Man kann diese Geschichte zwar jedem Patienten erzählen, weil sie wahr und einfach ist, man kann daraus aber kaum Schlüsse auf ein weiteres Vorgehen ziehen, denn ein solcher Fall wird sich aus statistischen Gründen niemals wiederholen. Also was haben nachfolgende Patienten von meiner Analyse?

Der Professor. Zwei Seiten einer Medaille im Patienten-Arzt-Verhältnis. Wie finde ich „meinen" Arzt, und wie komme ich zu möglichst vielen Patienten. Erfassen Patienten, dass mit allen Mitteln um sie geworben wird, vor allem im stationären Bereich? Durchschnittlich qualifizierte Ärzte täuschen Spitzenleistungen vor. Aber auch niedergelassene Ärzte in den Praxen machen da keine Ausnahme, denn sie unterliegen ebenfalls dem Wettbewerb, auch wenn gelegentlich „kein Patient mehr angenommen werden kann". Um die Sichtweise der Patienten zu erfassen, nach welchen Kriterien sie ihre Ärzte aussuchen, bräuchte es deren gezielte Befragung, eine Marketingstudie quasi. Eigentlich sollte es so etwas schon geben. Allerdings ist mir noch keine untergekommen. Dabei sind Ärzte wie Klinikbetreiber natürlich sehr daran interessiert, möglichst viele Patienten zu erhalten – und auch zu operieren. Ein Eingriff bringt deutlich mehr Geld in die Kassen als eine ausschließliche Beratung.

An sich sollte man meinen, dass jeder Patient für seine Erkrankung die bestmögliche Behandlung anstrebt. Dafür haben wir in Deutschland die freie Arztwahl. In England ist dies beispielsweise nicht so. Natürlich wird diese freie Wahlmöglichkeit durch äußere Umstände eingeschränkt. Nicht jeder kann es sich leisten, fünfhundert Kilometer mit dem Zug zu fahren, um *den* Arzt seiner Wahl zu konsultieren. Die Fahrtkosten werden nämlich in solchen Fällen in der Regel nicht erstattet. Es muss auch nicht immer sein. Die meisten Hausärzte sind in der Diabetesbehandlung so gut geschult, dass fast alle im Umgang mit dieser Erkrankung gute Arbeit leisten. Beim Ersatz verschlissener Gelenke sieht es schon anders aus. Obwohl eine der häufigsten Operationen, stellt sich schon die Frage, wo gehe ich da hin? Qualitätsunterschiede eben. Unterschiedlicher Blutverlust bei der Operation, unterschiedliche Infektionsraten und so fort. Die Anzahl der jährlich durchgeführten Operationen wird oft als Qualitätskriterium angeführt – Volume, auf Neudeutsch. Muss es aber definitiv nicht sein. Man kann eine Operation auch einhundert Mal im Jahr schlecht ausführen. Und wenn es um „Leben und Tod" geht wie bei Tumoroperationen, wäre weitere Skepsis angebracht. Es ist durch öffentlich einsehbare „Benchmark-Berichte" zu erfassen, wie groß die Qualitätsunterschiede sind – letztlich mit Auswirkung auf Heilungschancen.

Das sollte eigentlich jedem Patienten einleuchten. Sie wissen es aber anscheinend nicht. Auch die Sonderhefte von Magazinen mit Auflistung der „Topmediziner" sind unzuverlässig. Mich hat es öfter gewundert, wie der eine oder andere „Kollege" dort hineinkam. Die zuweisenden Ärzte haben es an sich in der Hand, ihre Patienten zu den besten Ärzten zu schicken. Wider besseres Wissen tun sie das aber häufig nicht. Entweder sie geben sich keine Mühe bei der Arztsuche oder sie folgen einfach lange ausgetretenen Pfaden. Hauptsache, der Chirurg schickt mir nach der Operation meinen Patienten wieder zurück – sofern er sie überlebt hat.

Fakt ist, dass jeder Arzt definitiv dem Wettbewerb unterliegt. Wir haben schließlich im internationalen Vergleich eine hohe Arztdichte! Mit rund 40 Ärzten pro 1.000 Einwohner stehen wir auf Platz 15 im weltweiten Vergleich ziemlich weit vorn. Bedeutende Länder wie Katar, Monaco, Kuba und San Marino bilden das Spitzenquartett.

Bei allem Respekt – Arztdichte ist nicht immer mit Qualität gleichzusetzen. Da ist die Konkurrenz groß – und jeder Arzt will „leben". In den Kliniken ist der Druck genauso präsent. Jedes Jahr müssen 20 der knapp 2.000 Krankenhäuser geschlossen werden, und die Hälfte der verbleibenden Kliniken ist aktuell existenzbedroht. Deshalb ist die Frage vor allem seitens der Krankenhausträger, aber auch der Praxisunternehmer (verharmlost MVZ – Medizinisches Versorgungszentrum) recht virulent, wie sie zu möglichst vielen Patienten kommen. Da kann *Indikation* (jede Behandlung muss *notwendig* sein) nur auf der Strecke bleiben.

So gut wie jeder mit Kreuz- oder Gelenkschmerzen, der sich bei einem fortschrittlichen Orthopäden einfindet, wird im Zweifelsfall operiert. Alle diese Entwicklungen hatten mich schließlich mit veranlasst, meine Restlaufzeit vor dem geplanten Ruhestand ein Jahr vorzeitig zu beenden.

Wie auch immer, zurück zu der Frage, mit welcher Erkrankung gehen Patienten zu welchem Arzt. Als ich neu im Amt war, wanden sich viele Patienten noch wegen des Rufs der Klinik an uns, später bezog sich dies wohl eher auf die eigene Person. Manche, weil es im Umkreis keine ihnen möglich erscheinende Alternative gab, die allerwenigsten kamen aufgrund von Internetrecherchen. Einige hatten keine Wahl; als Notfall landeten sie quasi vor der nächsten Tür und damit bei uns. Heutzutage geht aber ohne Marketing offenbar nichts mehr, und viele Patienten fallen auf schreiende Werbeinitiativen herein – Scharlatane auch in unseren Reihen.

Der Patient. Wenn einer der besten Chirurgen in der europäischen Ärztelandschaft resignierend den Kampfplatz verlässt, so gibt das schon zu denken. Für einige Patienten kommt es einer Katastrophe gleich. So bedeutete damals meine Unkenntnis über seinen Verbleib an der Klinik und damit die grundsätzliche Möglichkeit, von ihm operiert zu werden, für mich einen erheblichen psychischen Druck. Wie konnte ich an ihn herankommen. Ich hatte dazu immer wieder einige Ärzte gefragt und nur gehört, dass man nichts Genaues darüber wisse, dass er aber wohl der Einzige wäre, der mich noch erfolgreich operieren könne.

„Da gibt es vielleicht noch den in Chicago ...“

Das war die Situation.

Dass dann bald Schlag auf Schlag eine überaus glückliche Sequenz in der Chronologie meiner Behandlung ablaufen würde, konnte niemand ahnen. Nicht irgendwer im Krankenhaus, nicht der Professor und am allerwenigsten ich.

- 20.–22.07.2004: umfangreiche Bergtour auf dem Dachstein mit einem Bad im Gosausee
- Freitag, 10.09.2004: die Diagnose vom Internisten: Magen CA
- Samstag, 11.09.2004: die Panikanmeldung durch meine Frau in einem Nürnberger Krankenhaus
- Sonntag, 12.09.2004: der Hinweis über einen Studienbekannten meiner Tochter, dass es da einen hervorragenden Operateur am Erlanger Klinikum gäbe; also sofort der Rückzug vom Panikkrankenhaus und hin zu ihm
- Montag, 13.09.2004, 8.00 Uhr: ohne Terminanmeldung, eingeschoben von der freundlichen Sekretärin Kristina, die die große Not mit einem Blick erkannt hatte, die Untersuchung von Prof. Hohenberger in der Chirurgie Erlangen, und auch die erste Begegnung mit Manuela, seiner Arzthilfe; Jahre später freundschaftliche Diskussionen und Treffen in und mit diesem Kreis.

Zunächst kamen aber noch einige nervenaufreibende Zäsuren:
- Montag, 20.09.2004: das für mich enttäuschende Laparoskopieergebnis vom Professor. „Aktuell inoperabel, zu gefährlich“. Ein gewaltiger Rückschlag. Seine Alternative der Vorschlag einer neoadjuvanten Chemotherapie. „Damit können wir den Tumor verkleinern und später operieren ...“. Von mir als Ausrede verstanden. Zumal ...
- Mittwoch, 22.09.2004: der letzte, ebenso verzweifelte, wie vergebliche Versuch, die Enge im Antrum mit einem Stent zu erweitern, ... „damit Sie wieder trinken und essen können ...“
- Freitag, 24.09.2004: die Entlassung aus der Klinik mit subjektiven Hoffnungen identisch gleich 0, wie Mathematiker es ausdrücken
- Montag, 27.09.2004: das Einsetzen des Portkatheters als Vorbereitung für die Chemotherapie.
- Mittwoch, 29.09.2004: die Ernährungsberatung
- Mittwoch, 06.10.2004: die erste Chemotherapie
- Donnerstag, 08.10.2004: stark aufgedunsener Bauch, Übelkeit, Erbrechen 02.00 Uhr, mit Speisen; Gesamtbefindlichkeit schlecht, schwach
- Freitag, 09.10.2004: Vergentan, Selen, Cefalektin Injektion vom Hausarzt
- Montag, 12.10.2004: massive Kreislaufprobleme, schwarzer Stuhl, Telefongespräch mit dem Internisten; Ohnmacht im Schlafzimmer

- Dienstag, 13.10.2004: Vorstellung in der Notaufnahme der Internen Medizin Erlangen, Diagnose Magenblutung, 4 Blutkonserven, Blutstillung mit Fibrin mit einer Magensonde
- Zwischenzeitlich künstliche Ernährung mit dramatischem Gewichtsverlust,
- Planung einer Not-OP des Professors „Roux-Y. Nur palliativ! Es sei denn, ich sehe etwas anderes. Was ich aber nicht glaube."
- Montag, 25.10.2004 12.01 bis 16.30 Uhr: die sensationelle Operation durch Prof. Hohenberger.

Das war die unglaubliche Wendung: eine völlig unerwartete kurative OP sogar mit 20 %-Restmagen. Das absolute Optimum, das man sich vorstellen kann. R0-Resektionen überall und doch der Ratschlag von ihm, sich einer nachfolgenden umfangreichen Chemo zu unterziehen. Respekt, habe ich mir damals gesagt, er steckt eventuelle Kritik seiner Kollegen ein („Vielleicht doch nicht ganz R0 ..."), zugunsten der Ergebnissicherheit für den Patienten.

Nachfolgend 16 Chemosequenzen. Die Letzte am 13. April 2005.

Am 9. August 2005 eine 9-stündige Wanderung über den Gasteiner Gamskarkogel (2.470 m), die Tofererscharte, die Poserhöhe und den Gasteiner Höhenweg. 5.–9. September 2005 die erste Radreise über 450 km durch Franken mit Gansbraten und Rotwein am ersten Abend in Iphofen. 28.–30.09.2005 eine Radfahrt durch das Ausseer Land mit Baden im mittlerweile eiskalten Altausseer See.

1. Dezember 2005 wurde unser Hund Timmy eingeschläfert, der mich in der kritischen Zeit sehr vermisst hatte und mit dem ich unmittelbar nach meiner Entlassung aus der Chirurgie am 4.11.2004 bei uns im Ort herumgegangen war, zum maßlosen Erstaunen einiger Einwohner („Der lebt ja noch ...").

Am 5. Dezember 2005 kam Argo aus dem Tierheim Bamberg zu uns.

21. Mai 2006 Beginn der Radtour nach Südfrankreich über 800 km.

Im Ergebnis hat er mich also mit seinen enormen Leistungen nicht nur gerettet und damit nicht nur chirurgisch, sondern auch menschlich überzeugt. Mit seinem Wissen, seiner chirurgischen Erfahrung und seiner Haltung. Ich kann es nur immer wieder sagen, und wer das nicht selbst erlebt hat, wird die permanente Wiederholung auch nicht verstehen.

Entscheidend war, dass er in bestimmter Weise und zu einem bestimmten kritischen Punkt operiert hat. Hätte die Entscheidung einige Jahre früher getroffen werden müssen, so wäre ich möglicherweise nicht mehr am Leben. Aber das war eben nicht der Fall.

Denkt man nun an die vielen anderen Patienten, die auf ein solches OP-Ergebnis hoffen, auf einen Operateur dieser Qualität, der das zustande bringen kann, dann ist es umso tragischer, dass er jetzt in Pension gegangen ist, was möglicherweise einem Todesurteil für so manchen Patienten gleichkommt, der immer noch eines Operateurs harrt, welcher imstande, willens und fähig ist, sein Leben zu retten, oder der dann eben woanders landet, mit allen Konsequenzen.

Ich erinnere mich daran, wie oft ich damals gefragt habe, wie lange der Professor noch da sei. Ob er denn noch operiere und wie lange noch. Versetze ich mich aktuell in die Lage ähnlich erkrankter Patienten, dann weiß ich, wie wichtig eine solche Entscheidung ist, weil viele sterben werden, für die keine Zeit mehr bleibt für ihre Operation, oder weil sie als noch nicht reif dafür eingeschätzt werden.

Die schwerwiegenden Folgen solcher Situationen sind in der Gesellschaft offenbar nicht bekannt. Jene, die Entscheidungen mit solchen Konsequenzen treffen müssen, waren höchstwahrscheinlich niemals in einer ähnlichen Situation. Ich habe als Schwerkranker die Ängste der Menschen studiert, die die Onkologie am Sonntag besuchten. Vielen von ihnen war Todesangst ins Gesicht gemeißelt.

Man sollte Seminare für die Verantwortlichen in der politischen Administration und für die Führung der Krankenhäuser veranstalten, wo die unmittelbaren und mittelbaren Folgen von Entscheidungen und Priorisierungen dieser Tragweite realistisch dargestellt, analysiert und diskutiert werden.

7 Der Arzt aus der Sicht des Arztes

Werner Hohenberger

Es war die Frage des Patienten, wie ein Arzt andere Ärzte sieht. Fürwahr, ein weites Spektrum und ein großes Feld! Viele Gedanken über den einen oder anderen Kollegen, die einen so durch den Kopf schießen. Der Hausarzt der eigenen Familie als Kind, die Ärzte unseres Kreiskrankenhauses bei dem ersten Kontakt mit dem zukünftigen Beruf, die akademischen Lehrer in der Studentenzeit, als Assistent, Vorbilder, aber auch abschreckende Beispiele und vieles andere mehr. Man kann gar nicht alles aufführen, alleine schon, um die guten Sitten zu wahren! Letztlich auch ein Schlüssel zum eigenen beruflichen Werdegang und damit des persönlichen Lebensweges, um das Wort „Karriere" zu vermeiden.

Mit zunehmender Etablierung im Beruf, der ja nicht nur ärztliche Aufgaben beinhaltet, ändert sich auch die Sicht auf die Kollegen. Übrigens habe ich es als junger Arzt immer als eine Art von Missachtung, als Zurechtrücken der hierarchischen Realitäten verstanden, wenn mich ein älterer Arzt am Telefon mit „Herr Kollege" angesprochen hat, so gut wie nie unter Hinzufügen des Familiennamens. Dabei war mir öfter klar, dass das Niveau des „Telefonpartners" nicht immer den Ansprüchen an den aktuellen Wissensstand entsprach. Im persönlichen Zwiegespräch wird auf diese Anredeform „Herr Kollege / (heute öfter) Frau Kollegin" so gut wie immer verzichtet. Im täglichen Schriftverkehr ist jedoch zur Mitteilung von Befunden oder Übermittlung von Arztbriefen regelmäßig die Anrede „Frau Kollegin / Herr Kollege" zu verwenden, um die gebotene Standesform zu wahren.

Letztlich ist die Aufgabenstellung über unseren Berufsstand zu schreiben also auch nicht frei von Emotionen. Die Sicht auf Ärzte war ja aus persönlicher Sicht bis zum Erwerb der Approbation als erstes die Wahrnehmung eines kleinen Kindes – meistens wegen hohen Fiebers – dann die eines unbedarften Jugendlichen, der immer wieder einmal geflickt werden musste, schließlich die eines Pflegepraktikanten vor dem Studium, dann eines Studenten und ganz am Ende der „Vorbereitungszeit" auf dem Weg zum approbierten Arzt die eines Medizinalassistenten.

Unser Hausarzt. Es ist mir bis heute ein Stich ins eigene Herz, dass er zur Zeit meines Studiums ausgerechnet in „meiner" Klinik verstorben war, in der Universitätsklinik einhundertfünfzig Kilometer von unserem gemeinsamen Heimatort entfernt. Ich habe irgendwann in seine Krankenunterlagen Einsicht genommen. Gallensteine waren aus der Gallenblase in den Gallengang übergetreten. Eine Leberentzündung (Hepatitis) stand ebenfalls im Raum. Die weitere Behandlung war von Komplikationen begleitet. Daran verstarb er letztlich – es hätte nicht sein müssen.

Er war noch der Hausarzt. Er kannte alle Wehwehchen der Familie, ihre Sorgen und wohl auch die Hintergründe mancher Bauchschmerzen. Ich liege damit wahrscheinlich ziemlich falsch: trotzdem habe ich öfter provokativ formuliert, dass Fachärzte für Allgemeinmedizin (so heißen sie heute, denn den Hausarzt früherer Prägung

https://doi.org/10.1515/9783110611441-007

gibt es so gut wie nicht mehr) nur noch ihre Berechtigung hätten, wenn sie eben der früheren Aufgabe eines Familienarztes nachkämen. Ich weiß, dass ihre Tätigkeit inzwischen auch inhaltlich durchaus anspruchsvoll geworden ist. Aber eine persönliche Bindung zum Patienten und seiner Familie haben wohl nicht mehr alle. Vielleicht ergibt sich ja auch daraus der „Hausärztemangel" – Bindungsunfähigkeit.

Im unserem Kreiskrankenhaus fing meine medizinische Laufbahn als Pflegepraktikant an, vor dem Beginn des Medizinstudiums zu erledigen. Die Oberin, eine Augsburger Diakonissin steckte mich in die Chirurgische Abteilung. Damit war wahrscheinlich mein Werdegang „geprimed" (kein Auskommen mehr möglich). Nach vier Wochen durfte ich in den OP zum Hakenhalten, vorher eine halbe Stunde Hände waschen (Pseudosterilität). Was ich da erleben und sehen durfte, war sehr beeindruckend. Das vergisst man nie mehr.

Nach dem Physikum, der damals zweiten Prüfung im Medizinstudium nach dem fünften Semester, standen drei Monate Famulatur an. Wieder in das Kreiskrankenhaus. Man kannte mich noch. Als erstes in die Chirurgie. Die Abteilung war ziemlich verwaist. Ein Chefarzt, ein Oberarzt, ein Assistenzarzt und ein Medizinalassistent für die stationäre Behandlung von siebzig Patienten und alle Notfälle sowie ambulante chirurgische Behandlung des südöstlichen Landkreises zuständig, so etwa 35.000 Menschen. Alle anderen Assistenten hatten entweder das Krankenhaus schnell wieder verlassen oder waren zur Bundeswehr eingezogen worden. Später wurde es mit dem Engpass beim ärztlichen Personal noch schlimmer. Mit Beginn der Semesterferien erging deshalb regelmäßig ein Anruf mit der Bitte, auch nach der Famulatur noch auszuhelfen. So stieg ich schnell zum „Pseudostationsarzt" auf mit allen Pflichten, die so dazu gehörten: alle aufgenommenen Patienten untersuchen, die Krankenakte führen, Arztbriefe schreiben und natürlich assistieren. Als Gegenleistung wurde mir die Chirurgie von der Pike auf beigebracht, bis hin zur Blinddarmentfernung. Das war für meinen Werdegang nicht unwichtig.

Nach dem Staatsexamen begann ich dort auch die weitere Ausbildung als Medizinalassistent. Der Facharzt als Chirurg wurde ein konkretes Berufsziel. Zwei Dinge habe ich in dieser Zeit schnell erfasst: Der Chef hielt seinen Oberarzt bei bestimmten Operationen kurz; er ließ sie ihn einfach nicht machen, so dass er bei manchen Eingriffen keine ausreichende Erfahrung sammeln konnte. Dadurch hielt er ihn mangels Erfahrung bei einer Reihe vor allem anspruchsvolleren Operationen auf Distanz; er selbst war zwangsläufig besser. Allerdings, mit der Zeit fiel das Niveau von beiden. Wenn die Konkurrenz fehlt, schlafft man selber ab. Mein Schluss: Wenn Du richtig gut werden willst, musst Du Dir die Konkurrenz an den Hals schaffen. Auch das andere Prinzip wird aktuell noch vielerorts gehandhabt, sich von seinen Mitarbeitern abzuheben, indem man nicht die wirklich guten um sich versammelt, sondern die Leisetreter, die Jasager und Minderbegabten.

Zurück in unser Kreiskrankenhaus. Beide Chirurgen, Chef wie Oberarzt gerieten ins Schwitzen, wenn sie beim Operieren mutmaßlich in die Nähe größerer Gefäße kamen; gesehen haben sie diese ohne hin nie. Der nächste Lernerfolg: Wenn die Angst vor den großen Gefäßen haben, dann musst Du lernen, mit denen umzugehen! Zwei Schlüsselerlebnisse gelernt von zwei Chirurgen ohne deren willentliches Zutun. Ich bin mir sicher, dass auch heute noch eine ganze Reihe von Chirurgen tätig ist, die das gleiche Problem der Angst vor Gefäßen plagt. Eigentlich gehört es sich, ihnen bestimmte Operationen zu verbieten. Sie gehen Kompromisse ein, besonders in der Tumorchirurgie.

Dann gibt es natürlich auch die wirklich Guten, vor denen man den Hut zieht. Nicht nur aus den chirurgischen Fächern neben dem Mutterfach, der Allgemeinchirurgie, nämlich der Gynäkologie, der Herzchirurgie, der plastischen Chirurgie oder anderen mehr, wobei ich auch nicht verschweigen will, dass die Masse der dort Tätigen halt den formalen Forderungen gerecht wird, und das ist dann der „Facharztstandard". Mehr aber nicht. Da muss man sich nicht wundern, dass ein Ermüdungsbruch im Mittelfuß als Sehnenreizung abgetan, dann auch noch mit Antibiotika behandelt wird und ein Kernspintomogramm erst nach drei Monaten die Ursache der anhaltenden Schmerzen an den Tag bringt.

Was macht also einen wirklich guten Arzt aus der Sicht eines Arztes aus? Zunächst einmal muss er „klinisch kompetent" sein. Er muss nicht die aktuellsten Studienergebnisse kennen, die jüngst in der hochrangigen internationalen Literatur publiziert worden sind; aber was derzeit gute klinische Praxis ist (was übrigens auch international so gesehen wird und dann „good clinical practice" heißt), muss er schon wissen. Dann muss er das vor allem in seine praktische Tätigkeit einordnen können. Keine abgehobenen und abwegigen Diskurse bei Diagnostik und praktischer Anwendung, sondern ein gehöriges Maß an Pragmatismus.

Die Grundlagen werden für diese Qualitäten aus meiner Sicht bereits im Studium gelegt. Firmes Wissen aus dem vorklinischen Studium (Anatomie, Biochemie und Physiologie) sind bis zum Berufsende unabdingbar, immerwährende Fortbildung eingeschlossen, nicht nur tunnelblickartig im eigenen Spezialfach. Es gilt auch hier: „Was Hänschen nicht lernt, lernt Hans nimmermehr". Und solche lernunwilligen Hänschen gibt es durchaus in nicht geringer Zahl. Wer sich so durch das Medizinstudium gemogelt hat, wird nie ein wirklich guter Arzt werden. Dies gilt auch für die operativen Fächer, in denen „richtiges Handanlegen" alles zu ersetzen scheinen kann. Manuelles Geschick, Entscheidungsfreudigkeit und Pragmatismus sind selbstredend unabdingbare Voraussetzungen, um ein guter Chirurg zu werden. Aber alle diese Qualitäten sind bare Illusion, wenn keine weitere Substanz vorhanden ist. Über die besondere Qualität in allen operativen Fächern entscheidet ebenfalls ausschließlich der Kopf. Ohne einen gewissen IQ geht zudem nicht viel über das Mittelmaß hinaus.

Ohne Altruismus wird man zudem den Aufgaben in diesem Beruf nicht gerecht. Sich um andere kümmern *wollen*.

Schließlich Zuverlässigkeit (nicht erst einmal die Anfragen und Bitten zwei Wochen ignorieren, vergessen und im Wust der eingegangenen Post liegen lassen). Und Konsequenz, nicht auf halbem Weg stehen bleiben. Das Problem bis zu seiner endgültigen Lösung bringen, es so festmachen, dass es zu 100 % gelöst ist. Keinen

Raum für Eventualitäten lassen. Ich habe es immer mit dem Nageln eines Bildes an die Wand verglichen. Es muss so aufgehängt werden, dass es dort die nächsten hundert Jahre unverrückbar festhängt. Nicht einfach einmal das Bild irgendwie hin manövrieren, gleichgültig ob schräg, beziehungsweise gerade oder ob es schon wieder herunterfällt, kaum dass man sich umgedreht hat. Nein, sondern 100 % fest muss es angebracht worden sein. Das beinhaltet in den ärztlichen Alltag übersetzt eine ganze Reihe von Prinzipien. Zum Beispiel nicht gleich die erste Verdachtsdiagnose als die wahrscheinlichste hinnehmen. Es ist nämlich bei weitem nicht alles sofort beim ersten Hinschauen klar, so wie bei einem Patienten, bei dem der „Blinddarm" entfernt wurde. Er war auch entzündet, aber nur an seiner Oberfläche. Die Ursache seiner Bauchschmerzen saß vielmehr eine Etage höher, nämlich eine durchgebrochene Gallenblasenentzündung, wie man am folgenden Tag feststellte. Das eitrige Sekret hatte sich entlang dem rechten Dickdarm nach unten ausgebreitet und den Wurmfortsatz in die Entzündung mit einbezogen. Wenn der Herd der Entzündung entfernt wird, heilen fast so gut wie immer alle weiteren Folgen von selbst wieder aus. Den Blinddarm hätte man also überhaupt nicht entfernen müssen.

Und wenn eine Diagnose auch unumstößlich stehen mag, gibt es nicht selten auch noch Nebenschauplätze, die bedeutsam werden können. Wieder kommt ein Mann mit rechtsseitigen Oberbauchschmerzen und starker Erhöhung der weißen Blutkörperchen zur stationären Aufnahme. Im Ultraschallbild ist die Gallenblasenwand verdickt und „geschichtet", ein nahezu beweisendes Zeichen einer akuten Gallenblasenentzündung. „Akute Cholezystitis" lautet ohne Zweifel die Diagnose, die auch umgehend eine Operation bedingt. Dass er nebenbei erwähnt, er habe in letzter Zeit etwas Gewicht verloren und könne auch nicht mehr so gut schlucken, geht in der mehr oder weniger dringlichen Notfallsituation unter. Drei Monate später kommt er mit einem bösartigen Tumor am Mageneingang wieder. Unnötigerweise sind drei Monate verstrichen, der Tumor ist in dieser Zeit sicher deutlich größer geworden und seine Heilungschancen sind gesunken.

Eine besondere Herausforderung, aber auch Leistung im ärztlichen Beruf zugleich, ist die Gewährleistung unseres Dienstes zu jeder Zeit. Dienst außerhalb der regulären Arbeitszeiten, Bereitschaftsdienst und Rufbereitschaft und was es sonst noch alles gibt. Selbstverständlich leisten dies sehr viele andere Berufsgruppen auch, was übrigens vom Rest der Welt viel zu geringgeschätzt wird. Konsumgesellschaft! „Wir bestellen, Du lieferst und wir bezahlen dafür!" „Dafür bezahlen" ist das richtige Stichwort, im wahrsten Sinne des Wortes, nämlich mit dem Leben, wenn es eben nicht „funktioniert". Das unterscheidet uns in der Qualität der Herausforderung von all den anderen guten Geistern. Sicher, auch bei dem Feuerwehrmann geht es gelegentlich um Rettung von Leben, aber letztlich nicht so oft wie bei uns. Die potentielle Fehlerquote mit darüber hinaus auch folgenschweren Konsequenzen ist in unserem Beruf auf das Individuum bezogen wohl am höchsten.

Wieder gilt es also, Prinzipien zu benennen, um die Fehlerquote möglichst niedrig zu halten. Dazu gehört auch, niemals telefonisch Diagnosen stellen! Wie fatal das enden könnte, hat mir ein Fall aus meiner frühen Oberarztzeit vor Augen geführt. Der Notfalldienst in einer Klinik muss immer von einem Facharzt verantwortet werden. Das war in meiner frühen Ausbildungszeit im besagten Kreiskrankenhaus auch nicht so. An vorderster Front standen damals junge Assistenzärzte oder sogar Medizinalassistenten. Je nach Klinikgröße und Dienstleistungsauftrag (Grundversorgung bis Klinik der Maximalversorgung) unterscheidet sich auch heute noch berechtigterweise die „Vorhaltung" von Ärzten im Notfalldienst, mit *einem* Facharzt bis hin zu einer *Behandlungskette* von Ärzten, die jeden Notfall hochkompetent zu versorgen wissen. Das kostet übrigens eine Menge von Vorhaltungskosten, die wohl im derzeitigen Entgeltsystem nicht adäquat kompensiert werden.

Auf jeden Fall rief mich damals der in der Klinik diensthabende Chirurg an, da sei jetzt ein Patient mit Bauchschmerzen. Er habe eine Röntgenaufnahme des Bauches im Stehen anfertigen lassen und er glaube, dass alles in Ordnung sei. Nichts Schwerwiegendes. Auf gezielte Nachfragen werden die Antworten immer vager. „Hat er freie Luft im Bauch?". „Freie Luft" signalisiert eine Verletzung eines Hohlorganes wie Magen oder Darm, als Unfallfolge oder durch einen spontanen Durchbruch, zum Beispiel ein Magengeschwür oder eine Divertikelentzündung am Dickdarm. „Na jaahh, ich weiß nicht so recht, er ist schon einmal operiert worden .... Vielleicht doch, könnte sein. Ich glaube es aber nicht." Allein der unsichere Ton weckt Misstrauen. Konsequenz: Alles so hinnehmen und glauben, dass es so sei, wäre billigend in Kauf nehmen, dass es tatsächlich nicht so schlimm ist! Übrigens die juristische Definition von „Fahrlässigkeit", heißt im Klartext: strafbar! Also, raus aus dem Bett, in die Klinik fahren und sich persönlich ein Bild machen. Nicht nur aus „medikolegalen" Gründen. „Seine Stunde ist immer", hat angeblich Hippokrates schon formuliert, auch um drei Uhr in der Früh. Und vor über zwei tausend Jahren gab es sicher noch keine Rechtsanwälte, die ihre Patienten zur Anklage auf einen Behandlungsfehler um jeden Preis motiviert haben.

Und siehe da, im gegebenen Fall, doch freie Luft, versteckt zwischen den Verwachsungen. Die unmittelbar anschließende Operation zeigt die Ursache, nämlich ein durchgebrochenes Zwölffingerdarmgeschwür. Hätte man noch Stunden zugewartet, bis die Notoperation durch das klinische Bild, der zunehmenden Schwere der dann offensichtlich schweren Erkrankung erzwungen worden wäre, dann wäre die unweigerliche Bauchfellentzündung schon weit fortgeschritten gewesen, mit allen negativen Folgen: letztlich deutliche Erhöhung des Sterblichkeitsrisikos in der Größenordnung auf bis zu zwanzig Prozent aller ähnlich gelagerten Fälle.

Die meisten Ärzte sind sich ihrer Verantwortung und den Konsequenzen im Falle einer Nachlässigkeit bewusst. Sie wissen, dass sie eine hohe Verantwortung tragen und handeln entsprechend. Persönliche Interessen werden sehr oft zurückgestellt – und damit kommt man meistens gut zurecht. Die Familien nicht immer. Erstaunlicherweise liegt trotzdem die Scheidungsrate bei Ärzten niedriger als in vielen anderen Berufen. Davon abweichende Beispiele nicht ausgeschlossen. Dann kann man allerdings folgende Sätze in den „Chatrooms" lesen: „Ich habe in der Familie

Ärzte und ich würde mir nie freiwillig sowas antun". Spinnen diese Menschen nicht komplett? Wahrscheinlich sind das auch noch die ersten, die sich beschweren, wenn nicht alles wie am Schnürchen klappt.

Letztlich ist es trotz allem einfach nicht hinnehmbar, dass eine HNO-Ärztin so gut wie immer in der Nacht telefonische Diagnosen stellt, obwohl sie an sich Notdienst vor Ort zu verrichten hätte und die Patienten auch noch in die Apotheke zur Verordnung der von ihr genannten Medikamente schickt und dort die Rezepte später nachreicht. Irgendwann muss dies ins Auge gehen.

Helmut Moldaschl

Physik sollte nur derjenige studieren und zu seiner Lebensaufgabe machen, der die Physik leben will. Ohne etwas dafür zu lernen hatte ich schon im Gymnasium immer die besten Noten der Klasse. In der Mathematik war es umgekehrt, hier lernte ich ebenfalls nichts, doch der liebe Gott, den ich bei den Prüfungen anrief, muss mich einen faulen Hund genannt haben, und deshalb ließ er mich dann immer im Stich. Auf der Universität ging alles deutlich besser. Auch waren es die Lehrer. Jene im Gymnasium hatten die Zusammenhänge offenbar nicht verstanden, obwohl sie so einfach sind.

Physik ist ein unendlich weites Gebiet und nicht von ungefähr sagen die Physiker über die Chemie, sie sei nur Physik der Atomhülle, womit sie sachlich Recht haben. Das Spektrum der Physiker und Techniker ist ebenso weit, wie das unendlich weite Spektrum der Medizin. Bei Konferenzen ist man dennoch unter sich, man kennt viele der Teilnehmer, auch wenn sie aus unterschiedlichen Sparten kommen. Natürlich kennt man erst recht alle jene Kollegen, die an der Realisierung großer Projekte mitarbeiten.

Im Vergleich zur Medizin ist die Zusammenarbeit in den Projekten zwangsläufig weiter ausgreifend, nachdem schier alles mit allem zusammenhängt. Allein im nuklearen Bereich Deutschlands waren es bei der Auslegung und der technischen Betreuung der Druckwasserreaktoren über 160 Abteilungen, deren Arbeit in höchstem Maß stimmig sein musste. Man musste also genau Bescheid wissen über die Randbereiche, beispielsweise über die Kopplung von Neutronik und Thermohydraulik. Noch komplizierter wird die quantitative Beschreibung des Verhaltens eines Kraftwerkes bei Störfällen. Zudem ist das Spektrum der durch die Genehmigungsrichtlinien auferlegten Störfalluntersuchungen sehr groß und komplex.

Mit enormem Aufwand und großer Präzision in den Untersuchungen aber war es gelungen, die deutschen Kernkraftwerke zu den sichersten der Welt zu machen, ganz im Gegensatz zu den Behauptungen von Gegnern dieser Technologie und den Darstellungen in der Presse. Auf die gewaltsam und unsachlich herbei geredete Parallelität mit Unfällen im Ausland – insbesondere die Kraftwerke Three Mile Island, Tschernobyl und Fukushima – möchte ich hier nicht eingehen. Die Darstellung würde Bände füllen, dennoch würden sie die Gegner nicht akzeptieren.

Es braucht nicht explizit hervorgehoben zu werden, dass durch die enormen Anforderungen, die diese Technologie an alle Beteiligten stellt, die menschlichen Randbedingungen, diesen Herausforderungen zu begegnen, eine enorme Rolle spielen, und dass sie sich wohl auf die Gesundheit der Beteiligten auswirken. Damit soll nicht gesagt sein, dass mein Magenkrebs ausschließlich durch jene Stressfaktoren hervorgerufen wurde. In seiner Entwicklung begünstigt wurde er wohl allemal, dabei waren es weniger die fachlichen Herausforderungen, als die menschlichen Komponenten in der internen und externen Wettbewerbssituation. Selbst oder fremd gesteuert.

https://doi.org/10.1515/9783110611441-008

Wer das Eiland der Universität verlässt, mit der Promotionsurkunde in der Hand, ist als unbedarfter Student der irrigen Meinung, dass die ganze technische und physikalische Welt auf diesen einen frischgebackenen Doktor wartet. Die Welt hält allerdings völlig andere Anforderungen bereit, als es der junge Akademiker aus der braven Universität ahnt. Auch beim „Gesandten aus Wien" war das nicht anders. Die Realität wurde in jenem Moment mit glasklarer Härte definiert, in dem man das erste reale Problem erhielt, und dieses war inhaltlich recht fern von allen bisher studierten Lehrbüchern.

Nach der Promotion war ich noch einige Monate an der Universität Wien beschäftigt und dabei hatte sich die Lehrbuchwelt nicht wesentlich anders dargestellt als beim Studium, denn die Universität war Universität geblieben. Dann wechselte ich von der österreichischen Universität in die deutsche Kernkraftindustrie. Ein Unterschied wie Tag und Nacht. Die Herausforderungen mit Blick auf die angepeilte Karriere schienen zunächst schier unüberwindlich, insbesondere weil nicht wie auf der Uni ein technisches Problem isoliert im Raum stand, sondern sich die unabdingbare Zusammenarbeit mit Menschen darstellte, die eine andere Ausbildung hatten und daher anders dachten und argumentierten als man selbst. Als unerbittlicher gemeinsamer Nenner standen die Naturgesetze im Hintergrund, in weit brutalerer Ausprägung, als sie in der Medizin auftreten, in der die Chemie als Moderator die maßgebliche Rolle spielt, was nicht heißt, dass sie nicht weniger unerbittlich sein kann. Explizit gesagt sind Fehler in der Technik und in der Physik wohl einfacher zu detektieren als in der Medizin, da sie dort camoufliert auftreten. Nichtsdestoweniger können die Probleme in der Kerntechnik sehr heftig und viele von ihnen nur mit großer Erfahrung und fundiertem Wissen zu lösen sein. Die Schwierigkeiten der Problemlösung sind also von ähnlichem Grad und doch von völlig unterschiedlicher Ausprägung.

Meine Arbeit in der Kerntechnik begann mit der Entwicklung eines überaus komplexen Rechenprogramms zur neutronisch-thermohydraulischen Auslegung des Schwerwasserreaktors Atucha für Argentinien. Eine mathematische Herausforderung ersten Ranges. Die Anlage ist heute noch in Betrieb. Die EURATOM in Ispra (Italien) hatte damals einige verzichtbare theoretische Zusätze geliefert, doch immerhin war das meine erste Dienstreise an den Lago Maggiore. Die bisher letzte erledigte ich 2012 mit dem Fahrrad. Mit Hilfe außergewöhnlicher stochastischer Ansätze bestimmten wir Reaktorparameter, die bis dahin unbestimmbar schienen. Das war damals außergewöhnlich und hinreichend für verschiedene interessante Reisen nach Skandinavien, USA und Japan.

Mit manchen meiner gelegentlich außergewöhnlichen Lösungsvorschläge war man im Konzern nicht einverstanden, teils weil man auf klassische Varianten gepolt war oder weil man sie einfach nicht verstand und man ihre Korrektheit solange anzweifelte, bis sie sich in der Praxis bewiesen hatten. Dabei verging oft überflüssige Zeit. Irgendwann aber lagen belastbare Nachweise vor. Damit wurde das Ansehen bei den Genehmigungsbehörden entsprechend hoch und Begründungen in späteren Besprechungen eher akzeptiert als vorher. Man war international anerkannt.

Natürlich gibt es auch in technisch ausgerichteten Unternehmen Widerstände der sonderbaren Art, die oft sofort zu durchschauen, umso seltener aber ebenso schnell zu beseitigen sind. Beseitigen lassen sie sich in diesem komplexen Umfeld ohnedies fast immer nur unter Mithilfe kompetenter Kollegen und dem exorbitanten Einsatz von Technik. Allerdings gab es auch drastische Gegenbeispiele. Zum Nachweis der physikalisch inhärenten Sicherheit westlicher Druckwasserreaktoren wurde über längere Zeit aus durchsichtigen Motiven ein unsinniger Weg gegangen und damit wurden andere Nachweise behindert. Man wollte den Aufwand des Nachweises künstlich und damit die betrauten Abteilungen vergrößern. Letztendlich aber hatte man mich damals für den Beweis des generell gutmütigen Verhaltens großer Druckwasserreaktoren bei schweren Leckstörfällen durch physikalische Gesetze zum Abteilungsleiter befördert – gegen den Widerstand in meiner engsten hierarchischen Umgebung.

Da waren auch hier wieder solche, die sich nicht mit der Hierarchie anlegen wollten, sich ihr lieber unterwarfen und dienlich anpassten.

Die Parallelen zum medizinischen Umfeld sind erstaunlich. Kein Wunder, denn überall sitzen Menschen und die ihnen wichtigen Ziele gleichen sich in hohem Maß. Überall sind Leisetreter und Jasager auf dem Posten, manche der obersten Führungskräfte treten in ihrer Koppel auf wie orientalische Potentaten, und sie haben immer dieselben unpassenden Sprüche auf Lager, mit denen sie imponieren. Ich erinnere mich an einen solchen Vertreter der obersten Hierarchie, dem es um fünf Uhr früh im Frankfurter Hauptbahnhof nicht gelungen war, am Automaten eine Fahrkarte zu lösen. Diese schwache Vorstellung auf dem Bahnhof stand in irritierendem Gegensatz zu seinem grotesk selbstsicheren Auftritt vor seiner Mannschaft wenige Wochen vorher.

Mit den Sicherheitsanforderungen an die Anlagen waren in den Jahren auch die Anforderungen an die Kompetenz des Betreiberpersonals enorm gestiegen, an ihr Fingerspitzengefühl und ihren Instinkt, es machte ihre permanente Schulung erforderlich. Sie riefen uns, wenn sie Hilfe brauchten und wir halfen ihnen. Insbesondere an die Schweizer Kunden erinnere ich mich gerne. Verhandlungen mit ihrer Genehmigungsbehörde verliefen immer konstruktiv, kritisch und freundlich. In ihrem Geschäftsrestaurant hatten sie überdies die besten Weine.

Was Professor Hohenberger über seinen Bereich berichtet, findet sich auch in den Naturwissenschaften und in der Technik wieder. Das Miteinander wird wesentlich von den Menschen bestimmt, weniger von den objektiven Randbedingungen.

9 Was wissen Patienten über Medizinische Qualität

Werner Hohenberger, Helmut Moldaschl

Der Professor. Patienten wissen erstaunlich wenig darüber, dass sie mit der Arztwahl ihr Schicksal entscheiden können und mindestens ebenso erstaunlich ist es, was ihnen dabei wirklich wichtig ist. Ausreichend Parkplatz vor der Klinik. Ein ruhiges Ambiente. Nettes Personal. Das suggerierte Gefühl der Geborgenheit. Ein gutes Essen und andere Nichtigkeiten mehr sind die bevorzugten Auswahlkriterien bei der Entscheidung für einen Arzt oder eine Klinik. Selbst das Kriterium zur Auswahl eines Chirurgen für eine anstehende Operation. Wo es ja letztlich um einen bewussten Eingriff in die körperliche Integrität geht mit relevanten Risiken, einer Widrigkeit, um es nett auszudrücken. In der Realität, die Wahrscheinlichkeit, an einem Eingriff zu versterben!

Die Arbeit eines Chirurgen ist im Vergleich zu der Tätigkeit anderer Ärzte mit einem deutlich höheren Komplikationsrisiko verbunden, und dieses Risiko schwankt bei gleichen Operationen zwischen einzelnen Operateuren erheblich. Bis zum Faktor dreißig, wenn man *harte* Kriterien heranzieht wie *postoperative Komplikationen, Operationserfolg* (der nicht immer hart definiert wird) und andere mehr. Dies beinhaltet eben auch, im Gefolge einer Operation daran versterben zu können – ein Risiko, welches nicht nur von der Schwere der Erkrankung, sondern eben auch vom Operateur abhängig ist. Von sehr gering – die eherne Null kann auch der Beste nie versprechen – bis zu zwanzig Prozent; auch bei gut standardisierten Eingriffen. Notfalloperationen sind hiervon auszunehmen; dann liegen die Risiken der besonderen Situation geschuldet von Haus aus noch einmal höher.

In der Krebschirurgie schließt dies zudem unterschiedliche Heilungsraten ein. Gravierend – bis zum Faktor acht beim Pankreaskarzinom oder zwei beim Darmkrebs!

Unterschiedliche Behandlungsqualität trifft auf alle Ärzte zu. Bei Chirurgen wird es halt nur am ehesten offensichtlich und bei ihnen ist es zudem am besten durch entsprechende Studien belegt. Selbst ein Psychiater, der ja eigentlich keine Hand anlegt, sondern nur viel mit seinen Patienten redet, ist ein Risikofaktor in ähnlichem Sinne. Wenn er den Ernst der Lage unterschätzt, kann die Situation entgleiten – Selbsttötung, möglicherweise auch Tötung.

Wissen das die Patienten? Die allermeisten wahrscheinlich nicht!

Der Patient. Freilich hatte ich schon vor 13 Jahren gewusst, dass man stets eine geeignete Klinik brauchte und einen hochkarätigen Fachmann. Doch war damals in einem Moment alles Wissen im Schrecken der Nachricht eines fortgeschrittenen Magenkrebses untergegangen. Auf meine blödsinnige Frage, ob man das operieren müsse, hatte

https://doi.org/10.1515/9783110611441-009

der Internist schlicht mit Ja geantwortet und auf die Frage meiner Frau, ob er einen Operateur wisse, der das mache, ebenso schlicht mit Nein. Das war alles.

Wäre Ihnen in einer solchen Situation nach irgendeiner Recherche zumute? Würden Sie dann vielleicht noch im Internet forschen oder zur nächsten Apotheke fahren, um zu fragen oder riefen Sie einen alten Onkel an, der vor dreißig Jahren eine Blinddarmoperation anstandslos überstanden hatte, um ihn zu bitten Ihnen den Namen des Operateurs zu nennen?

Nichts von alldem würden Sie tun, denn Sie wären paralysiert. Wir hatten unmittelbar danach, noch am selben Tag, über den Verkauf unseres Hauses gesprochen.

Mein Pultnachbar in der Camerata Nucleare, dem Orchester der Kerntechniker Deutschlands, in dem ich jahrelang gespielt hatte, hatte einige Monate zuvor dasselbe Problem. Da wusste ich noch nichts von meiner Situation. Auch bei ihm war ein Magen CA diagnostiziert worden. Einige Wochen davor waren wir noch in einer Kneipe gesessen und hatten uns bestens unterhalten. Dann war er im Krankenhaus. Einige Wochen vor mir. Vom Bett aus hatte er sein Auto verkauft. Eine bizarre Variante der Bewältigung seiner schrecklichen Situation, die beim beteiligten Autokäufer wohl hohe geschäftliche Anerkennung hervorgerufen hatte.

Kurz danach war er gestorben.

Das Leben hat ein Spektrum prosaischer Endlösungen parat, mit essentiellen Unterschieden zwischen scheinbaren und wirklichen Heilungschancen.

10 Ein Patient findet seinen Arzt

Werner Hohenberger, Helmut Moldaschl

Der Professor. Wie finde ich nun am besten „meinen" Arzt. Das ist nicht ganz so einfach, denn in unseren Tagen sind die Methoden der Patientenakquise nun ebenfalls viel raffinierter. Kommunikations- und Rhetorikkurse sind zudem ebenfalls in und auch daraus kann man offenbar lernen, Patienten geschmeidig zu umgarnen. Da wird es noch schwieriger im Heuhaufen einen guten Arzt zu finden.

Aber wie finde ich ihn? Eines sollte man immer bedenken: Die wirklich tüchtigen Ärzte brauchen keine Werbung! Empfehlungen anderer Patienten oder auch Ärzte sind jedoch immer gut. Qualität ist auch in der Medizin messbar, auch das haben gute Ärzte durch Präsentation ihre eigenen Ergebnisse parat. Sie beziehen sich auch nicht auf Ergebnisse in der Literatur, was übrigens schon eine höhere Stufe ärztlicher Intellektualität signalisiert. Hilft aber trotzdem nicht, denn es geht ja letztlich darum, wie ich aus der Behandlung eben dieses Arztes herauskomme und nicht, was die Statistik mir prognostiziert.

Die allermeisten Menschen, die einen Arzt aufsuchen, wollen Hilfe und oft zunächst einmal kompetenten Rat, der ihnen in Ruhe und auch verständlich erläutert wird. Dass sie sich, wieder zu Hause, nur noch an einiges erinnern können, steht auf einem anderen Blatt. Hauptsache, sie haben Vertrauen gefasst.

Auch wenn es für einen erfahrenen Arzt ein Routinefall sein mag, ist selbst jeder einfache Fall für den einzelnen Patienten gerade dessen besonderes Problem, das ihm Angst machen und seine Existenz gefährden kann. Ein Arzt, der ihm deutlich vermittelt, dass er sich im Gespräch, bei den Untersuchungen und auch nach einer Operation ausschließlich um ihn kümmert, wird einem Patienten gerecht. Nebenher zu telefonieren, Krankenschwestern oder Assistenten Aufträge zu erteilen, sich mit seiner E-Mail-Post zu beschäftigen, stellt eine Missachtung des Patienten dar.

Es ist wohl einige Jahre her, da saß ein Mann meines Alters im Sprechzimmer. Korrekt, fast bieder gekleidet. Nebenbei bemerkt, es kann sehr gefährlich werden, wenn man auf Äußerlichkeiten hereinfällt. Das war aber ohnehin nie mein Problem, denn Understatement habe ich selbst gelegentlich betrieben, um damit mein Gegenüber zu testen. Ich muss gestehen, dass es mir immer eine Freude war, wenn sie darauf hereingefallen sind – im Nachhinein aber so gut wie immer Fehlversuche erzieherischer Maßnahmen. Also, einfach Respekt gegenüber dem Mann in meinem Alter in meinem Sprechzimmer. Er hat Krebs im fortgeschrittenen Stadium. Er kommt aus der Landeshauptstadt. Seinen beruflichen oder gesellschaftlichen Status erfasse ich nicht. Ich will nicht sagen, dass mir dies ohnehin gleich war. Gleichgültig zwar bezüglich des Umgangs mit dem Menschen vor mir, doch nicht zur Vervollständigung des Wissens um den vor mir Sitzenden und der Erfassung seiner Persönlichkeit, denn ich wollte schon immer erfahren, was für ein Mensch vor mir sitzt.

https://doi.org/10.1515/9783110611441-010

Meiner Frau, die OP-Schwester ist, ist es manchmal peinlich, wenn ich die Menschen quasi *bis auf die Unterhosen* ausfrage, wie sie meint. Ich bin einfach nur neugierig, will aber nicht immer alles wissen.

Diesen Patienten aus der Landeshauptstadt hatte ich beispielsweise nicht weiter hinterfragt. Der Versicherungsstatus meiner Patienten hat mich niemals interessiert, ich habe jeden Patienten persönlich operiert, der mich darum gebeten hat – und jeder konnte zu mir kommen, der mich sehen wollte – ebenfalls unbesehen des Versicherungsstatus. Das war auch eine klare Ansage an meine Sekretärinnen.

Der Patient. Ich habe genau diese Erfahrungen mit dem Professor während der langen Behandlung gemacht und später bei der Nachsorge und war erstaunt, dass er sie in seiner Praxis auf Krankenschein durchgeführt hat, was keineswegs den allgemeinen Gepflogenheiten der Medizin entspricht.

Der Professor. Ich komme nochmals zurück zu meinem Patienten aus der Landeshauptstadt. Ich erkläre ihm den Sachverhalt, der aus meiner Sicht die folgenden Maßnahmen erforderlich macht: Vorbehandlung des Tumors durch Bestrahlung mit Chemotherapie, einige Wochen Zuwarten und dann Operation. Auch Chancen und Risiken des Schließmuskelerhalts erkläre ich ihm. Ich frage ihn, ob er selbst noch weitere Fragen habe. Nein, er wisse jetzt Bescheid.

Nicht einmal andeutungsweise hatte ich anklingen lassen, dass er sich von mir operieren lassen könne. Er wollte ja nur beraten werden. Zwei Wochen später meldet er sich bei mir zur Operation an.

Nach der zwischenzeitlichen Bestrahlung wird er schließlich wie geplant und besprochen operiert. Es geht alles gut. Er kommt später immer einmal wieder zur Nachsorge – und schickt mir vor allem immer Grüße zu Weihnachten und zu meinem Geburtstag, begleitet von antiquarischen Büchern und Heften zur Geschichte meiner Heimat. Die meisten Untersuchungen werden bei einem auch mir gut bekannten Kollegen in Hamburg gemacht. Eines unvorhergesehenen Tages nimmt er Kontakt zu mir auf. Ein bekannter Leberchirurg – fast hätte ich berüchtigter gesagt – will ihm eine Lebermetastase entfernen. Die hat er aber nicht. Auch das können wir mit einer Leberpunktion klären und eine völlig unnötige Operation mit allen Risiken verhindern.

Irgendwann frage ich ihn, warum er sich nicht von einem der anderen drei Chirurgen operieren ließ, die er ebenfalls auf seiner Expedition durch Deutschland aufgesucht hatte:

„Sie waren der Sprödeste von allen."

Werner Hohenberger, Helmut Moldaschl

Für einen Arzt und seinen Patienten gibt es kein wichtigeres gemeinsames Ziel als die Heilung, also die Bewahrung der Gesundheit oder sogar die Rettung des Lebens. Dies ist der größte denkbare Konsens in einer Gemeinschaft. Dieses Ziel kann nur erreicht werden, wenn alle notwendigen Faktoren auf diesem Weg gemeinsam identifiziert, bewertet und behandelt werden, insbesondere jene, auf die der Arzt Einfluss nehmen kann. Der Patient ist dabei eher in der passiven Rolle. Er wird getrieben und lässt sich treiben. Dabei spielen seine Emotionen, seine Angst, seine Gefühle, seine negativen Erfahrungen eine bedeutsame Rolle.

Der Patient. Als Patient der normalerweise im Standardumfeld des täglichen Lebens agiert, weiß ich was man fühlt, wenn man eine medizinische Einrichtung betritt, also etwa ein Krankenhaus oder die Praxis eines Arztes. In diesem Moment verändern sich die eigene Befindlichkeit, das Verhalten und die Wahrnehmung. Die eigenen Aussagen werden *seltsam* streng, künstlich, das Verhalten unsicher, angespannt und gegebenenfalls sogar aggressiv, und die objektiv messbaren physiologischen Parameter, beispielsweise der Blutdruck verändern sich.

Derart besteht ein wesentlicher Unterschied zur Wahrnehmung der *Angestellten* dieser Institution, also jener Menschen, die sich in diesem Umfeld ständig bewegen, die Ärzte, die Schwestern, die Pfleger, die alle Zusammenhänge kennen und bewerten können. Sie wissen um die Maßnahmen, die Möglichkeiten und um die Gefahren, haben eine Unmenge von Erfahrungen, die der Patient nicht hat. Für ihn ist das alles fremd, und was fremd ist, ist per se gefährlich. So einfach denkt er.

Ich kenne solche Umstände aus der Kerntechnik, habe diesen Job über Jahrzehnte hindurch gemacht, mir sind die vielen Parameter geläufig, ihre Bedeutung, die Größenordnung, ich weiß, was durchaus normal ist und wo es gefährlich wird. Mir sträuben sich die Haare über Berichte im Fernsehen, in der Zeitung, bei Darstellung einiger vertrottelter Politiker, die aus den vermeintlichen Gefahren dieser Technik Vorteile ziehen wollen. Ich weiß, was bei TMI, Tschernobyl und Fukushima im Einzelnen wirklich passiert ist, was die wirklichen Folgen sind. Dass man in Deutschland nach dem Tschernobylunfall keine Pilze mehr essen durfte, um sich nicht gefährlich zu kontaminieren, war sachlich nicht gerechtfertigt und trug nur zur Verunsicherung der Bevölkerung bei. Hier aufzuklären, würde den Rahmen dieses Buches um Größenordnungen sprengen. Und wenn man denn erklärt hat, wo die Unterschiede liegen und dass dies und das bei uns grundsätzlich beispielsweise aus physikalischen Gründen nicht vorkommen kann, dann tritt wie im musikalischen Märchen „Peter und der Wolf" von Serge Prokofjew ganz am Schluss, nachdem alles gut ausgegangen ist, der Großvater auf und sagt den bedeutsamen und alle Erklärungen vernichtenden Satz:

https://doi.org/10.1515/9783110611441-011

„Wenn aber nun Peter den Wolf nicht gefangen hätte? Was dann?"

Ja, genau, was dann? Diese Worte repräsentieren die gesammelte Angst des unbedarften Bürgers. Sie drücken die Summe aller Bedenken aus. Was aber ist nun zu tun? Der Wolf ist frei und wird alle noch lebenden Geißlein fressen. So steigt man in Deutschland aus der Kerntechnik aus und kauft den Strom aus dem Ausland, von unsicheren Anlagen, oder man ruiniert einfach die Umwelt mit Windenergie, die bei Windstille keine Grundlast hergibt. Aber was soll's, der Strom kommt ja immer noch aus der Dose.

Zurück zur Medizin. Während meines Aufenthalts in der Klinik sind mir die Zusammenhänge zwischen beiden Gebieten so deutlich geworden, wie nie zuvor. In beiden wird auf die Fachleute eingeprügelt. Und zwar so lange, bis den Prüglern das Wasser zum Hals steht. Dabei wird geschimpft, warum man nicht gleich, nicht sofort dies und das gemacht hätte, womit alles besser geworden wäre. *Schuld sind die Kerntechniker und die Ärzte. Besser sind die Windradfabrikanten und die Homöopathen. Mit ihnen sollte man sich besser arrangieren, sollte sie stärker fördern.* Und wenn's dann wirklich nicht mehr anders geht, wechselt man einfach zurück zur Kernenergie oder zur Schulmedizin. *Aber die richtige Lösung ist das eigentlich auch nicht.*

Und derart vorgespannt habe ich oftmals über die Situation, die Aufgaben und die Probleme der armen Ärzte nachgedacht, die sich wie in der Kirche gegen die eigene Brust klopfen und die Schuld bei sich selbst suchen müssen. Wo sie eigentlich gar nicht liegt. Jedenfalls nicht aus der Sicht eines erfahrenen Patienten, dem die vielfach und völlig zu Unrecht verteufelte Schulmedizin nichts anderes als sein Leben gerettet hat.

Was aber denkt der *unerfahrene* Patient? Er meint, dass Gesundheit gottgegeben, also der ganze medizinische Firlefanz nicht notwendig ist, man brauche nur Bio-X zu essen und Bio-Y zu trinken und noch mehr Sport zu treiben, Wellness zu üben und einfach happy zu sein. Den kläglichen, unbedeutenden Rest machten dann diese Techniker und diese Mediziner.

Diese sonderbaren Typen lebten in einer ganz anderen Welt, in einem merkwürdigen Umfeld, mit eigenartigen Apparaten, Werkzeugen, Gerüchen, Bezeichnungen, die Schrecken verbreiteten, die Patienten flüchten ließen. Sie sollten sich gefälligst ihre aufgesetzte akademische Denkweise abgewöhnen, in Kategorien von Lieschen Müller und des deutschen Michels denken. Dann würde alles gut. Die Welt wäre wieder sauber und natürlich. Grün wo es passt.

Das ist die Sicht des Mannes auf der Straße, der nichts anderes bleiben und werden will, als gesund, sich aber dagegen sträubt irgendetwas zu tun. Nicht einmal das Rauchen aufgeben will, weil Schmidt, der Dauerkanzler, das auch nicht getan hat und trotzdem oder gerade deswegen so alt geworden ist. Für den Mann auf der Straße haben die Leute da drinnen in diesem schrecklichen Krankenhaus doch gar keine Ahnung, wissen gar nicht was die Menschheit braucht.

Das ist die Meinung draußen. Tatsächlich, für die da drinnen, die an das medizinische Umfeld gewöhnt sind, ist der Unterschied in der Denkweise von Ärzten und Patienten keineswegs so groß, auch wenn man es ihnen immer wieder berichtet. Warum also sollten sie etwas verändern wollen. Sie kennen sich dort aus, können sich in ihrer Sprache unterhalten. Dass der Neue hier drinnen, der neue Patient, nichts versteht, ist mehr oder weniger seine Schuld.

Der hingegen denkt wiederum: Man sollte sie einmal in ein Bergwerk einfahren lassen, dann würden sie schon ein Gefühl dafür kriegen, wie anders das Leben sein kann, welche Wirkung eine unbekannte Lokalität ausübt. Beklemmend ist so ein Krankenhaus. Wie ein Bergwerk. Wie dieses die Klaustrophobie weckt, so tut dies das Krankenhaus. „Ich bin hier eingesperrt. Ausgeliefert. Hilflos.“

Mich im Büßerhemd, mit Infusionsflasche und Schlappen, hat einmal eine Schwester auf einem langen Gang vergessen. In einem mir völlig unbekannten Teil der riesigen Klinik. Ich hatte sie kurz vor dem Eingriff gebeten noch auf die Toilette gehen zu dürfen, und als ich diese verlassen hatte, war das Schwesterchen verschwunden. Hin und weg. Ich war einsam auf diesem ewig langen Gang. Wie damals der Hänsel. Nur ohne Gretel.

Mutterseelenalleinaufdiesemlangengangkeinmenschinsichtkeintelefonnurich.

Eigentlich war das sensationell. Ich würde diese einmalige Erfahrung nicht missen wollen. Sie glauben mir nicht? Aber ganz bestimmt. Denn da machen sie mit gewaltigen Kosten blödsinnige Managerschulungen in Urwald und Gebirge, seilen sich ab, tauchen durch Gräben, kämpfen gegen Wildhunde. Doch was ist das alles gegen einen solchen gnadenlos gefliesten wohldefinierten Gang. Wie leicht und billig könnte man bei Bedarf eine solche deftige Seminarübung herstellen.

Sie meinen jetzt sicher, das hätte in einer renommierten Klinik nicht vorkommen dürfen! Was man meint ist ziemlich irrelevant, denn alles was geschehen kann, geschieht eben irgendwann. Ich habe damals mein Problem gelöst mit den begrenzten Mitteln, die ich hatte. Sie meinen ich hätte keine gehabt. Glauben Sie mir, es gibt immer welche, und sie verlieren jede Angst, wenn Sie bereit sind, sich den Problemen des Lebens zu stellen, und wenn Sie nicht alles gleich als direkten Angriff auf Ihre Person interpretieren. Hier war es die Handlung eines Menschen, nämlich einer um vier Uhr nachmittags total überarbeiteten Schwester, die bis zum Umfallen arbeiten muss, sich aber über nichts beschweren darf.

Oft habe ich später an das Schwesterchen gedacht, das mich hierher gebracht hat und dann geflohen ist.

Und jetzt verrate ich Ihnen, wie ich das Problem gelöst habe: wie ein Prophet in der Wüste, so bin ich diesen unendlich langen Gang entlang geschlendert. Fröhlich. In mir mein bereits gut bekanntes Magengeschwür. Dieser Krebs im Bauch hat mich begleitet. Vorbei ging es an dunklen Zimmern, in denen schier unzählig viele Betten standen. Ich ging in eines dieser vielen Zimmer, hing meine schwere und fragile Infusionsflasche auf den Ständer eines dieser schier unzählig vielen Betten, legte mich schlussendlich in dieses Bett und schlief ein. Letztes Jahr in Marienbad. Sie kennen diesen Film.

Irgendwann wurde die medizinische Grabesruhe unterbrochen durch einen Miele 1.500 Watt-Staubsauger, der eine fremdländische Fachkraft hinter sich herschleppte – so schien es mir zumindest in dieser unwirklichen Welt – und dieser Staubsauger holte mich gegen meinen Willen in die Welt der

Lebenden zurück. Wozu das Ganze, hatte ich mich gefragt. Worin genau besteht der Sinn unseres ganzen Tuns auf dieser Welt.

Ein Krankenhaus kann eine sonderbar beklemmende Aura verströmen. Eine Aura, die die Psyche der Menschen, welche sich nicht ständig dort aufhalten, drastisch beeinflussen kann. Der erste und deshalb intensive Kontakt mit dieser Einflusssphäre entsteht bereits im Vorraum zum Wartezimmer. Bevor man dort Platz nimmt – „Sie dürfen sich setzen" –, hat man nicht selten Befindlichkeiten des darin herrschenden Personals zur geflissentlichen Kenntnis zu nehmen. Es ist riskant, das nicht in angemessener Form zu tun.

Wenn man dann endlich im Wartezimmer der Anstalt angelangt ist, hat man stundenlang Zeit intensiv über die eigene Zukunft nachzudenken. Vermeintlich gesunde Patienten können ihre Gedanken schweifen lassen zwischen der Hoffnung, als gesund diagnostiziert zu werden und der Befürchtung, alsbald die schlimmste aller denkbaren Diagnosen zu erhalten. Zur Abrundung ihrer Gefühle dürfen sie in Zeitschriften blättern, in denen auf Glanzdruck unbekannte Varianten verschiedener Krankheiten und ebenso attraktive wie kostspielige Möglichkeiten ihrer Ausschaltung dargeboten werden. Exquisite Medikamente. Hochwirksame Naturprodukte. Ärzte mit gebleachten Zähnen. Seeparks von Luxuskliniken, in denen Sie schöne Momente auf dem garantierten Weg zur Heilung verbringen können.

Der abgebrühte Patient vergleicht jetzt seine Situation mit jener, die er als Passagier in der Business Class verbracht hat. Was, wenn dort mittels Konstruktionszeichnungen das Versagen verschiedener Bauteile mit dem Ziel der Umsatzsteigerung präsentiert würde. Undenkbar. In den modernen medizinischen Wartezimmern aber offensichtlich unverzichtbar.

Die Wartezeiten, während du solcherart Bilder lustvoll inhalieren kannst, betragen nicht selten einige Stunden. Inzwischen kannst du dich auch gleich fragen, weshalb sich der Wert jener Zeit, die dir der Arzt zur Verfügung stellt, von deiner so deutlich unterscheidet. Und bei dieser Gelegenheit auch gleich, welche Termin- und Zeitplanung manche Ärzte haben.

Wenn du dann endlich im Allerheiligsten angekommen bist, kriegst du alten Wein in neuen Schläuchen. Es werden dir Standardsätze und oberflächliche Erklärungen unterbreitet, du erhältst Rezepte für Medikamente, die du bereits besitzt, von denen dir schon beim letzten Mal nur ein Bruchteil oder nichts von der Krankenkasse bezahlt wurde und die zudem bisher keine Wirkung hatten. Sie werden dir auch jetzt wieder verschrieben. Mit der Begründung, das Ablaufdatum wäre überschritten. Hiermit erfährst du, dass offiziell auch Aspirin nach sechs Monaten kaputtgeht. Erwähnst du unvorsichtigerweise den Umstand der bisherigen Nutzlosigkeit, so wirst du auf Medikamente hingewiesen, die möglicherweise besser helfen könnten. Du erhältst wieder ein Rezept, das du wieder voll bezahlen musst. Zudem wirst du in der 24-Stunden-Apotheke auf homöopathische Präparate hingewiesen, die ohnedies alle Krankheiten heilen. Wozu überhaupt ein Arzt, bedeutet dir die freundliche Apothekerin, du stimmst ihr zu, bezahlst dein Rezept und gehst frohgemut über den Parkplatz zu deinem eAuto.

Wenn Techniker derart vorgingen, sagst du dir, dann wäre die Autobahn voll mit teuren und defekten Fahrzeugen, von denen niemand wüsste, wie man sie in Gang bringt.

Ich möchte hier ausdrücklich und unmissverständlich betonen, dass ich von 2004 bis jetzt im Universitätsklinikum Erlangen von alldem nichts erlebt habe. Vielleicht habe ich ein Mordsglück gehabt, aber das glaube ich nicht. Aus meiner Sicht als Patient waren es wohl die Erfahrung und die Kompetenz in den zahlreichen Behandlungen, die den Erfolg ausmachten.

Der Chirurg. Dass Arzt, sprich Chirurg und Patienten in zwei Welten leben, war mir schon aus dem Buch von Herrn Moldaschl klargeworden, in dem er seine Krebserkrankung verarbeitet hat. Wirkliche Hausärzte haben möglicherweise diese Probleme nicht, sofern sie den Patienten und seine Familie schon seit Jahrzehnten kennen, die gleiche Sprache sprechen und keine Geheimnisse mehr voreinander haben. Diese Spezies gibt es aber nicht mehr so oft. Außerdem, und das hat Herr Moldaschl auch klargestellt, sind Hausärzte in Grenzsituationen überfordert, so dass wir auch dann wieder bei dem Problem der Sprachlosigkeit sind.

Er hat nun eine lange Liste der Unzufriedenheit, der Missverständnisse, von Kommunikationsproblemen, von unzureichender Wissensvermittlung und von Sprachlosigkeit eines Klinikbinnenlebens aufgemacht. Die Angst resultiert vielleicht erst aus dieser Gemengelage, unbesehen der Urangst, die in Grenzsituationen wohl ohnehin auftritt und nicht fassbar ist. Sie ist einfach da. Aus meiner Sicht gehört auch noch das Perzeptionsproblem dazu, nämlich all das wahrzunehmen und richtig zu erfassen, was gesagt worden ist. Als die Befindlichkeiten unserer Patienten könnte man vielleicht alles zusammenfassen.

Beim Lesen der unterschiedlichen Sichtweisen, kam mir der „Krankenhausgeruch" als Schüler in die Erinnerung zurück. Krankenbesuche – ein Schulkamerad war an einem durchgebrochenen Blinddarm operiert worden; in den fünfziger Jahren noch ein lebensbedrohliches Ereignis. Ein anderer hatte sich beim Fußballtraining den Oberschenkelknochen gebrochen und schließlich meine Schwester, bei der man in überzogener Weise den rechten Dickdarm entfernt hat, obwohl die alleinige Entfernung der Appendix mit dem kleinen gutartigen Tumor (Karzinoid) ausgereicht hätte. Auch damals hat alleine dieser besondere Geruch am Haupteingang des Krankenhauses bei mir reflektorisch ein unwohles Gefühl herbeigeführt, Verunsicherung und Beklommenheit, verbunden damit, dass man leiser auftrat und sich nach allen Seiten umschaute, als fürchte man irgendetwas, ohne es in Worte fassen zu können. Als ich meinen ersten Arbeitstag im Krankenhaus begann, war dieser Geruch noch da, wenige Wochen später verschwunden.

Zurück zu den unterschiedlichen Sichtweisen. Der Patient will einfach alles wissen, so sagt Herr Moldaschl, wahrscheinlich auch diejenigen, die vorgeblich gar nichts wissen wollen. Und wir erzählen zu wenig, geben zu wenig auch von dem Wissen weiter, das den Patienten unmittelbar beträfe. Und wenn wir Patienten „aufklären", erfassen sie meistens so gut wie gar nichts, nehmen aber auch definitiv einiges gar nicht zur Kenntnis, vergessen wieder einiges und fühlen sich dann nicht ausreichend informiert. Selbst Ärzte sind davon nicht ausgenommen, wenn sie zu Patienten werden.

Zum Grundsätzlichen bin ich mir sicher, dass die Breite der individuellen Informationsbedürfnisse von Patienten groß ist. Nicht alle sind gleich an dem interessiert, was „mit ihnen los ist" und was mit ihnen alles passiert. Und nicht wenige haben Hemmungen, überhaupt das Wort an den Arzt zu richten, obwohl sie gerne das eine oder andere erfahren würden. Ich kann das gut verstehen: Als Kind kostete es mich große Überwindung, selbst im Lebensmittelladen die Einkaufsliste meiner Mutter vorzulesen. Und steh dann erst einmal einem womöglich berühmten Professor gegenüber! Da ist Deine Frageliste schnell dahin und vergessen. Auch wenn der sich womöglich freuen würde, mit Dir zu reden. Dabei wissen wir, dass der informierte Patient, der möglichst sachlich seine Behandlung angeht auch der „einfachste" Patient ist. Und dann gibt es natürlich schon einige, die einem mit ihrem ständigen Nachfragen auf den Geist gehen, weil einen irgendwann die Fragen nicht mehr plausibel erscheinen. Klugscheißerei gibt es auch unter Patienten, sich bedeutender machen zu wollen, als man ist. Und das äußert sich nicht so selten durch entsprechendes Frageverhalten. Da macht dann auch ein Arzt schon einmal „zu".

Gehen wir denn die Defizitliste von Herrn Moldaschl einfach einmal durch.

Unstrittig haben Arzt und Patient ein gemeinsames Ziel, nämlich möglichst Heilung oder zumindest Linderung. Das stellt Herr Moldaschl bei *seinen* Bedürfnissen natürlich auch an erste Stelle. Wenn ich von mir ausgehe – und damit schließe ich wahrscheinlich die überwiegende Mehrzahl der Ärzte ein – ist unsere Zielsetzung dabei primär rein somatisch orientiert, den Körper betreffend. Wie also komme ich mit welchen diagnostischen Maßnahmen am schnellsten vom Symptom eines Patienten zu einer Diagnose. Möglicherweise trifft dies zunehmend auch auf die Psychiatrie zu, obwohl dort das Gespräch zumindest in der Vergangenheit im Vordergrund stand. Ist die Diagnose dann einmal festgemacht, kommt der nächste Schritt: welche Maßnahmen sind zu ergreifen, um den vor mir sitzenden Patienten am besten zu helfen. Der Patient ist ein reines Objekt in dieser Entscheidungskette. Die Basis der anstehenden diagnostischen und therapeutischen Maßnahmen sind Leitlinien. Nicht in allen Fällen sind sie anwendbar. Leitlinien entstehen aufgrund einer äußerst aufwändigen und ebenso teuren Recherche der aktuellen wissenschaftlichen Literatur zum gegebenen Thema. Sie wird von einem Expertengremium analysiert, interpretiert und bezüglich ihrer Aussagekraft gewertet. Die Erstellung einer Leitlinie zu einer Diagnose kostet einige 100.000 Euro. In etwa einem Drittel aller Kranken sind sie nicht anwendbar, wenn nämlich die Ausgangssituation zu komplex ist. Dann kommt die ärztliche Kunst ins Spiel, die viel zu wenig geschätzt wird. Nichtsdestotrotz, zunehmend werden in diesen Leitlinien auch Patientenvertreter und Fragen zur Lebensqualität einbezogen. Die Befindlichkeiten des Patienten wie Angst und ungenügende Information werden auch bei der Erstellung von Leitlinien ignoriert. Sie nehmen, nachdem was nun ich erst jetzt so klar aus unserem Zwiegespräch gelernt habe, keinen großen Raum in unseren Überlegungen ein. Dabei ist „Ganzheitlichkeit" in den letzten Jahren geradezu ein Modewort geworden.

Diese individuelle Befindlichkeit eines Patienten beginnt wahrscheinlich schon mit den ersten Beschwerden einer Erkrankung, dürfte mit der Formulierung einer Diagnose verstärkt zu Tage treten und wohl bis zur endgültigen Heilung und womöglich noch darüber hinaus andauern. Das heißt bei Tumorerkrankungen bis an das Ende der Nachsorge, was durchaus zehn Jahre bedeuten kann. Auch bei „gutartigen" Erkrankungen ist mit der Erstbehandlung nicht stets alles für immer gelöst. Das wird zwar so gut wie nie angesprochen, gilt aber natürlich stillschweigend trotzdem. Wer an einer Aussackung eines Gefäßes erfolgreich operiert wurde (Aneurysma), hat ein erhöhtes Risiko, dass weitere Aussackungen auftreten, nicht nur an den gesetzten Nahtverbindungen des Gefäßes. Das spüren oder wissen sogar manche Patienten – und der Grund für „Befindlichkeiten" besteht fort.

Mein oberstes Ziel in all den vielen Jahren, in denen ich große chirurgische Universitätskliniken geleitet habe, war stets Patientensicherheit, das heißt weitestgehende Vermeidung postoperativer Komplikationen und größtmögliche Heilungschancen aller unserer Patienten. Dem wurde alles andere untergeordnet, auch „Befindlichkeiten" aller Mitarbeiter. Ein bis heute sicherlich vorbildliches eigenes Klinikregister mit umfangreicher Dokumentation wie auch mindestens jährlicher Analyse aller relevanten Daten – und das bezogen auf jeden einzelnen Chirurgen – war die Basis der objektiven und damit messbaren Qualität. Meine persönlichen Ergebnisse waren allen Mitarbeitern zugänglich (Wolfsrudelprinzip: solange der Leitwolf die besten Ergebnisse erzielt, ist es schwer, ihn zu attackieren; wer trotzdem revoltiert, riskiert den Kehlbiss) – Prinzipien der freien Wildbahn gelten auch in Kliniken und sonstigen Institutionen. Die Ergebnisse der einzelnen Chirurgen waren nur mir und der Leiterin des Registers bekannt. Jeder erhielt jedoch Einsicht in seine persönlichen Daten. Wenn ein Chirurg negativ auffällig wurde, folgte ein persönliches Gespräch unter vier Augen. Ihm wurde Hilfe angeboten. Wenn die Einsicht fehlte oder Hilfsmaßnahmen fehlschlugen, schied er zukünftig aus der betreffenden Behandlung aus und wurde in anderen Bereichen der Chirurgie eingesetzt. Das war manchmal schmerzhaft. Aber im Dienste des Patienten unausweichlich. Davon erfahren Patienten natürlich nichts. Das Thema ist zu sensibel.

Über die Erfüllung dieser Zielsetzung optimaler somatischer Behandlung geht zugegebener Maßen die seelische Seite unter oder gerät zumindest in den Hintergrund. Da nehme ich mich keineswegs aus und würde mich sogar als typischen Vertreter dieser Medizin outen. Trotzdem, die Erfüllung bestmöglicher Krankheitsbehandlung auf der Grundlage evidenzbasierter Medizin muss im Vordergrund und primäres Behandlungsziel bleiben. Selbst Herr Moldaschl hat offenbar so sein Problem mit der Homöopathie, der anderen Variante des Umganges mit Krankheiten, wobei ich zugestehe, dass sie manchmal sogar sinnvollerweise eine Lücke in den Bedürfnissen der Behandlung von Patienten schließt. Sie geht auf die Seele des Patienten ein, bewirkt somatisch aber natürlich gar nichts, es sei denn, dass die homöopathischen Dosen der üblicherweise verwendeten Mittel überschritten werden, da einige durchaus auch schwerwiegende Nebenwirkungen herbeiführen können, bis hin zu Todesfällen. Eine Alternative zur Schulmedizin sind solche Maßnahmen auf keinen Fall. Man kann aber über komplementäre Verabreichungen reden. Auch darüber gibt es übrigens entsprechende gute Bücher. Wenn mich Patienten um meine Meinung zu solchen komplementären Maßnahmen fragten, habe ich unter folgenden Bedingungen sogar dazu geraten:

– das Spritzen von Mistelextrakt, einem häufig verwendeten Mittel bei Krebs ist keine „Alternative". Der noch öfter verwendete Begriff „alternativ" ist definitiv falsch. Es gibt eben keine Alternative zu der „Schulmedizin". Der bedingungslose Glaube an solche „Alternativen" endet so gut wie immer fatal. Wenn Sie sich aber mit Mistelextrakt besser fühlen und es Sie nicht viel kostet, lassen Sie sich einfach spritzen. Wenn Ihnen aber jemand in einer letztlich sehr schwierigen Situation das Blaue vom Himmel verspricht und dafür auch noch viel Geld abverlangt, so haben Sie es mit einem Kriminellen zu tun.

– „Wenn Sie sich also im Wissen um diese Umstände mit Mistelextraktinjektionen besser fühlen, so machen Sie das doch. Trotzdem sollten Sie den Empfehlungen Ihrer Ärzte folgen".

Wir im Krankenhaus wissen nicht, was Patienten eigentlich wollen. Sie fühlen sich uns ausgeliefert, sagt Herr Moldaschl.

„Wie geht es Ihnen", die ersten Worte an unsere Patienten bei der morgendlichen Visite erreicht unsere Patienten anscheinend nicht wirklich. Sie schweigen sich aus. Anderseits, wenn wir Sie mit „Was wollen Sie eigentlich heute wissen" begrüßen würden, kämen wir auch nicht weiter.

Andererseits überrascht es, dass Patienten anscheinend akzeptieren, dass der Chirurg sich nicht beliebig viel Zeit für ein Gespräch nehmen kann und sogar darf, da er nicht nur einen Patienten zu betreuen hat, manche Patienten aber beliebig viel oder übermäßig viel Gesprächszeit verlangen, weil sie diese für ihre Krankheitsbewältigung zu brauchen meinen, so schreibt Herr Moldaschl. Wahrscheinlich wollen aber alle Patienten, dass man angemessen auf ihre Anliegen eingeht, was sie bewegt. Nur, wir erfassen oft nicht, was eben jetzt einen Patienten wirklich bewegt, über den postoperativen Schmerz hinaus oder das Fieber, das letzte Nacht aufgetreten ist und ihn „nur" beunruhigt. Die Checklisten in unserem Hinterkopf hinterlegt, fragen wir harte Kriterien ab, ob alles in Ordnung ist oder sich eine Komplikation anbahnt. Als nächster Schritt werden die zwischenzeitlich eingetroffenen Befunde von Gewebeproben oder entnommenen Organen mit einem Tumor beispielsweise mit dem Patienten besprochen und die sich hieraus ergebenden Konsequenzen erläutert, wobei schon das Befindlichkeitsdilemma größer wird. Missverständnisse, Fehlinterpretationen, unzureichende Erläuterungen. Verstärkung der Sprachlosigkeit. Ob schriftliches Informationsmaterial all das verbessern würde, bezweifle ich.

Erstaunlicherweise greift Herr Dr. Moldaschl das uns Ärzte sehr beschäftigende Thema der ausreichenden und angemessenen Aufklärung über diagnostische Maßnahmen und Operationen überhaupt nicht auf. Über eines hat er sich aber dafür Gedanken gemacht, was mich erstaunt hat, gleichwohl aber einen wichtigen Kern meiner Arbeitsphilosophie berührt, nämlich der abrupte Tempo- und Szenenwechsel. Eine Operation ist tatsächlich eine schnelle Taktung von präzisen Arbeitsschritten, welche über längere Phasen hohe Konzentration erfordern können. Trotzdem ist für einen „Vollblut"-Chirurgen der Operationssaal ein Refugium, ein Ort, in dem er gerne ist und sich wohlfühlt. Nie langweilig, eher spannend in Erwartung der Ungewissheit, die sich nach Eröffnung der Bauchhöhle im Detail auflöst. Dem muss man sich gelegentlich bewusst entziehen, um mehr über den chirurgischen Alltag hinaus aufgreifen und erledigen zu können, was eben über den Tellerrand dieses Faches hinausreicht und auch getan werden muss (akademische Gremienarbeit, Forschungsideen umsetzen und auch Verpflichtungen gegenüber wissenschaftlichen Gesellschaften und Förderungseinrichtungen nachkommen). Dieser Zwiespalt zwischen dem Wohlbefinden im OP und der mentale Kärrnerarbeit am Schreibtisch kann gefährlich werden, da man nämlich immer irgendwo an einem der OP-Tische gebraucht werden kann und damit stets Gelegenheit findet, in eine Operation „einsteigen zu müssen" und somit Ausreden findet, den anderen Aufgaben auszuweichen. Der Punkt ist aber Tempo- und Szenenwechsel.

Nach einer langen Operation ist man meistens ausgepumpt und neigt nicht mehr zu überfallsartigen Ansprachen. Man hört viel lieber eine Zeit lang zu. Aber, diesen Szene- und Tempowechsel muss man auch bewusst erfassen und ihm gerecht werden. Nicht immer ist man ausgepumpt und kommt aus einer Rage nicht sofort zur Ruhe zurück. Ein Schlüsselerlebnis hat mir dies vor Augen geführt: Sehr früh in meiner Laufbahn operierte ich gerade eine junge Frau mit einer Colitis ulcerosa, einer entzündlichen Dickdarmerkrankung. Diese Entzündung kann bei schweren Verläufen nur geheilt werden, wenn jegliche Dickdarmschleimhaut entfernt wird, eine Proktokolektomie erfolgt. Es kann manchmal notwendig werden, auch an allertiefster Stelle im Mastdarm durch den After hindurch die letzten Schleimhautreste abzutragen. Auch das erfordert Präzisionsarbeit, da bei der Frau der Abstand nach vorne zur Scheide sehr gering ist und Verletzungen durch den Mastdarm hindurch zu bleibenden Fisteln führen können. Genau das ist mir in einer Rage passiert: Ein Oberarzt hatte im Nebensaal bei einer Operation Mist gebaut; durch nichts zu entschuldigen. Es war zu korrigieren, dennoch hatte ich keinerlei Verständnis für einen solchen Fehler. Es ging heftig und sehr laut zu und nach getaner Korrektur ging ich in meinen Saal zurück, um die Proktokolektomie fortzuführen, noch auf 180! Noch in Wut entglitt mir eine Aktion mit der Scherenspitze – und es geschah genau das, was es zu vermeiden galt; ich perforierte das Septum rectovaginale – die dünne Trennschicht in Höhe des Beckenbodens. Es ging ohne bleibende Folgen aus; aber so etwas sollte mir nie mehr unterkommen, das schwor ich mir. Von jetzt auf nanu muss immer aus voller Fahrt heraus eine Vollbremsung gelingen. Sei es, dass es als nächstes um ein Gespräch geht oder einen weiteren Schritt bei einer Operation. Entspanntheit erzwingen, manchmal auch nur vortäuschen.

Im Kanon von Herrn Moldaschl der zu erledigenden Defizite taucht dann noch ein weiteres auf: die Einsilbigkeit. Auch darauf will ich eingehen. Ich war öfter einsilbig. Am ausgeprägtesten in der Zeit meiner Habilitation, vollendet mit entsprechendem Datum im Juni 1984. Die Jahre davor waren hart. Relativ geringes Gehalt als Assistenzarzt, volle klinische Tätigkeit, regelmäßig mit durchgehendem Dienst in der Klinik von Samstag früh bis Montagabends, manchmal tatsächlich ohne eine Minute Schlaf. Fortsetzung der Arbeit selbstverständlich am Dienstag früh um 6.45 Uhr. Dazwischen „Forschung" und Publikationen, ohne Vernachlässigung der anvertrauten Patienten. Dazu zur Aufbesserung des Gehaltes Erstellung von Gutachten. Zwangsläufig: über mehrere Jahre durchschnittlich vier Stunden Schlaf. Nicht all zu viel. Da geht dann nach dem erzwungenen Aufstehen regelmäßig der Blutdruck in den Keller. Man schleppt sich halt so durch den Tag. Auf Patienten bei der Morgenvisite gerecht einzugehen, ist nicht drin. Man wird eben einsilbig und funktioniert im Übrigen trotzdem ganz gut. Sachlich im Sinne von Patientenbehandlung keinerlei Defizite. Mein Chef hat mich damals nach einer Wachsaalvisite (auf der Intensivstation) einmal zur Seite genommen. „Geht es Ihnen gut? Sie sehen so blass aus?" Welche Fürsorge! Dann auch noch im Gang zur Intensivstation die Häme eines Koassistenten: „Jetzt hat es ihn erwischt". Den Satz habe ich noch im Ohr. Was hat er gemeint? Bald ein Konkurrent weniger? Letztendlich, ein weiterer Grund für Einsilbigkeit.

Viele Jahre später. Ich besuche in einem Zweibettzimmer einen meiner Patienten. Er wird am folgenden Tag von mir operiert werden. Ich gehe auf ihn zu und erkläre ihm alles, was mir wichtig erscheint. Den Patienten im Nebenbett nehme ich wahr, aber eben nur am Rande. So drei Wochen später spricht mich ein langjähriger Freund an. Er sei kürzlich in „meiner Klinik" zur Behandlung einer Achillessehnenruptur gewesen. Die habe er sich beim Tennisspielen zugezogen. Ich sei auch in seinem Zimmer gewesen, habe ihn aber völlig ignoriert. Er war der Patient im Nebenbett. Das war mir sehr peinlich. Wie kann so etwas passieren? Er hingegen war beeindruckt, wie sich nämlich ein Arzt auf einen Patienten so konzentrieren kann, dass er alles drum herum ignoriert, nicht erfasst, nicht wahrnimmt. Auch ein Aspekt von Konzentration, der allerdings eben auch als Einsilbigkeit, vielleicht sogar als Arroganz hinüberkommen kann. Das Gefühl von Strenge und Unzugänglichkeit folgt diesen Eindrücken dann ebenfalls sehr schnell.

Die abschließende Antwort auf die „Dissonanzliste" meines Patienten, die auch mit Fragen meinerseits verbunden ist.

Wir, Patienten und Ärzte gehen mit programmierten Defiziten unsere Schicksalsgemeinschaft ein. Beide wollen wir vor allem ein bestmögliches Behandlungsergebnis, nämlich Heilung oder Linderung von Beschwerden, so gut es geht, manchmal auch nur Beratung oder Erledigung anstehender Vorsorgeuntersuchungen. Die Details im Hintergrund erfassen wir aus dem Metier des anderen nur unzulänglich.

Die Befindlichkeiten von Patienten, so nenne ich die Summe aller weitergehenden Anliegen unserer Patienten, sind uns Ärzten zu wenig bewusst. Sie schließen Angst, Vorenthalten ausreichender Informationen, das Gefühl des Ausgeliefertseins, ungenügende Kommunikation ein. Sie resultieren aber auch daraus, dass Patienten das Hinhören und auf das Wortachten hintanstellen, aus welchen Gründen auch immer. Sie hören nicht, was sie aus unserer Sicht, der Ärzte, eigentlich hören sollten. Es gibt also nicht nur Sprachlosigkeit, sondern auch Taubheit im klinischen Alltag.

Wie kann das alles besser werden? Als erstes, dass sich *beide* Seiten der Schwierigkeiten des anderen besser bewusstwerden. Dass solche Zwiegespräche häufiger geführt werden, und zwar offen. Das setzt große Aufgeschlossenheit und auch Stärke voraus, eigene Unzulänglichkeiten zuzugeben. Formale Forderungen, gar Verpflichtungen zu schriftlichen Äußerungen („schwarz auf weiß belegt") helfen nicht weiter.

12 Auf welcher Basis interagieren Ärzte und Patienten

Werner Hohenberger, Helmut Moldaschl

Ausgangssituation ist die Diagnose der Krankheit des Patienten. Ärzte und Patienten interagieren also notwendigerweise miteinander, zumindest auf Basis der Krankheit des Patienten, der Diagnose, ihres möglichen Behandlungsmusters und unter anderem auch der Krankenversicherung, die das alles bezahlt oder bezahlen soll.

Der Patient. Wenn ich krank bin oder mich krank fühle, gehe ich zum Arzt. Mittlerweile sagt mir meine Erfahrung, welchen Arzt ich für zuständig einschätze. Der Hausarzt überweist in der Regel, aber es geht schneller, wenn ich direkt zum Facharzt gehe. Vor Ort beschreibe ich ihm möglichst präzise meine Beschwerden. Das hat bisher immer recht gut geklappt. Vielleicht auch deswegen, weil ich bis auf relative Kleinigkeiten niemals richtig krank war.

Beim Magenkrebs – und diese Erkrankung war die relevante für mich – sah die Sache freilich völlig anders aus. Ich war mir über lange Zeit hindurch sicher, ich hätte eine Gastritis und man könnte diese mit ein paar Tabletten zurechtbiegen, war folglich erst nach einigen Monaten beim Hausarzt gewesen. Er hatte einige Tage die Gabe von Pantoprazol und Mistelzweigsaft probiert, Ultraschalluntersuchungen ohne definitives Ergebnis vorgenommen, mich dann ganz entschieden darauf hingewiesen, nach maximal 2 bis 3 Tagen wieder zu erscheinen und zu berichten, ob mit seinen Medikamenten eine Verbesserung aufgetreten sei. Das hatte ich getan, darauf überwies er mich sofort zum Internisten, der in erster Linie *über die in seiner Praxis unübliche Vorrückung des Termins erstaunt* war. Seine Gastroskopie brachte das Problem instantan und eindeutig ans Licht. Die Biopsiepräparate hatte er nachfolgend mit der Standardpost an sein Vertragslabor geschickt.

Dessen Ergebnisse wurden allerdings nach meiner Erinnerung in der Erlanger Uniklinik nicht mehr gebraucht, da das Klinikum schon vorher verbindlich die entscheidende Diagnose gestellt hatte.

Der Chirurg. Was tut der Arzt, wenn er einen Patienten zugewiesen erhält? Das ist die Frage des Patienten. Wenn einen ein Patient aufsucht, freut man sich. Es ist ein Zeichen von Vertrauen und Anerkennung. Und man lernt eine Menge interessanter Menschen kennen. Aus der ganzen Breite unserer Gesellschaft. Das bereichert den persönlichen Blickwinkel durchaus. Und jeder „Fall" ist eine gewisse Herausforderung, unter diagnostischen und therapeutischen Gesichtspunkten wie auch unter denen des individuellen Umganges mit dem betroffenen Menschen. Dass man damit auch Geld verdient, ist der Sache weder abträglich noch ist es anrüchig. Es ist auch nicht das primummovens. Ich habe nie nach dem Versicherungsstatus gefragt („Sind

https://doi.org/10.1515/9783110611441-012

Sie überhaupt privat versichert?") und stets einen Patienten operiert, wenn er mich darum gebeten hatte. Maxime sollte immer sein: gerne helfen wollen.

Wie gerne und wie intensiv man sich mit einem Patienten auseinandersetzt, wird vom jeweiligem Grad an Altruismus des Arztes bestimmt, ob er von Haus aus eher ein Kümmerer oder ein Autist ist, der eigentlich am liebsten alleine in seinem Arbeitszimmer säße. Zu viel Altruismus kann allerdings der Sache und vor allem dem System Klinik abträglich sein. Entweder man kümmert sich zu sehr um Details eines Einzelfalles, obwohl man sowieso an einem Punkt durch noch so viel Herumtelefonieren nicht weiterkommt. Oder man nimmt den Mitarbeitern zu viel Arbeit ab und fordert sie zu wenig, vergibt ihnen damit die Chance, sich selbst zu beweisen und hemmt damit letztendlich deren persönliche Entwicklung. Darwinismus gilt auch in diesem System.

Zwangsläufig ergibt sich übrigens im Umgang mit Patienten ein sehr privilegiertes Netzwerk, eine Quelle von Informationen, die vielen anderen verschlossen bleibt. Man erhält Einblicke in das Binnenleben der Politik, von Konzernen, selbst von Staaten, Geheimdiensten, vom Hintergrund von Kriegen, von Aufmarschplänen in vorgeblich friedlicher Absicht, von der Insuffizienz des CIA und, und, und. Unter dieser Prämisse fallen mir viele Patienten ein. Von allen habe ich gelernt. Auch eine Art von Gegenleistung.

Darüber hinaus gibt es noch ein weiteres Netzwerk, ein internationales unter befreundeten Kollegen, über die ganze Welt verstreut. Nicht allzu viele und nicht nur aus der Chirurgie. Stets gegenseitige Wertschätzung. Alle haben sie richtungweisende Beiträge in der Medizin geleistet. Zusammen genommen wissen sie viel, „mehr als die CIA" habe ich gelegentlich amerikanischen Kollegen gegenüber geäußert, „was aber keine große Kunst zu sein scheint". Sie haben die halbe Welt an bedeutenden Persönlichkeiten operiert, um es überspitzt zu formulieren und wissen, warum Diana wirklich starb, dass Anna Lindh, Innenministerin von Schweden nicht hätte sterben dürfen, dass es vielleicht schwachsinnig war, Saddam Hussein umzubringen, da er sowieso nicht mehr allzu lange zu leben hatte und vieles andere mehr.

Dabei gilt natürlich immer, Verschwiegenheit – bis über den Tod hinaus. Das gilt auch für anonym zu bleibende, weitere Patienten, und deshalb schweige ich mich jetzt aus, obwohl noch viele interessante Geschichten zu erzählen wären.

Der Unterschied. In manchen Belangen besteht ein deutliches Bias zu Ungunsten des Patienten. Seine Lage ist anders als jene der Ärzte, denn der Patient ist nicht organisiert, die Ärzte hingegen sind es. Aus der Sicht mancher Patienten treten sie als *Geschwader* auf. Hierin und aufgrund seiner schlechten medizinischen Kenntnis der Sachlage hat der Patient deutliche Schwächen. Diese Schwächen wird er neben seiner gesundheitlichen Angeschlagenheit mit sich herumtragen, was für ihn eine schwere Bürde sein kann.

Werner Hohenberger, Helmut Moldaschl

Der Patient. Was erwarte ich von einem Arzt: Kompetenz. Klare Ansage. Offenheit. Souveränität. Vertrauen.

Was ich nicht von einem Arzt erwarte: überzogene Freundlichkeit. Empathie.

Wenn mir jemand das Blaue vom Himmel herunter erzählt, werde ich grantig und vergesse dabei sogar die medizinische Bedeutung der Krankheit. Das ist vielleicht nicht besonders schlau, aber zumindest authentisch.

Offenheit, Vertrauen, Empathie sind nützliche Beigaben. Bei einer Magenblutung sind sie bedeutungslos, und eine solche hatte ich definitiv. Als Patient erwarte ich objektive Hilfe, aber auch Offenheit und Vertrauen im Umgang. Offenheit ist gelegentlich schonungslos, doch ist die Alternative weit schlimmer.

Der Chirurg. Was erwartet der Chirurg / der Arzt von einem Patienten?

Wenn ich einen Patienten zum ersten Mal sehe, habe ich zunächst einmal keinerlei Erwartungen oder Anforderungen. Ich nehme ihn einfach einmal so hin, wie er ist. Keinerlei Vorurteile, alle werden gleich behandelt, ob Katholik, Protestant oder Muslim, exaltiert oder normal, schwul oder hetero, aggressiv oder verhalten, schwarz oder weiß, wie es mehrheitlich hierzulande so ist. Das heißt nicht, dass ich Verletzungen der allgemeinen in Mitteleuropa geltenden Umgangsformen einfach hinnehme, was nebenbei selten passiert. Im Gegenteil. Dann startet auch schon einmal der meist vergebliche Versuch, bisher fehlgeschlagene Erziehungsmaßnahmen nachzuholen. So viel Anstand muss schon eingefordert werden! Letztlich nur, um einfach eine gemeinsame Basis der Kommunikation zu finden.

Der Wille, dem gegenüber sitzenden Patienten gerecht zu werden, ist immer stärker als irgendwelche Erwartungen an ihn. Man will mit ihm ins Gespräch kommen, um sein Anliegen richtig zu erfassen. Das geschieht meist mit wenigen Sätzen und ziemlich schnell kommt man auf den Punkt. Nur ganz wenigen geht das zu schnell. Dann muss man sich öfter auf ein längeres Gespräch einstellen, das auch zudem mit einem erhöhten Risiko behaftet ist, dass man letztlich nicht zusammenkommt. Gelegentlich vorprogrammierte Dissonanz, aus welchen Gründen auch immer. Es ist halt manchmal so. Da kann man wenig machen.

Wenn zu spüren ist, dass Dissonanzen mitschwingen, muss man besonders umsichtig werden. Mittelfristig ist dann weiteres Ungemach zu erwarten, vor allem, wenn nicht alles so glatt läuft, wie es der Patient erwartet. Das geht vom kalten Kaffee am Morgen bis zu der Einziehung am unteren Wundpol, die keiner außer dem Patienten sieht.

In den meisten Fällen läuft alles glatt, getragen von den üblichen Umgangsformen und Respekt voreinander.

https://doi.org/10.1515/9783110611441-013

14 Was sind ihre Zielsetzungen

Werner Hohenberger, Helmut Moldaschl

Der Patient. Als Patient ist meine Heilung natürlich meine primäre Zielsetzung. Der Weg dorthin kann mich allerdings unsicher machen, weil ich keine Ahnung habe, wie weit und steinig er sein wird, was die Hindernisse sein werden, welche Schmerzen eine Behandlung bereiten und welches Risiko mit ihr verbunden sein kann. Jede Behandlung kann Angst auslösen, insbesondere die Vorbereitung darauf. Ich habe umso weniger Angst, je kompetenter der Arzt ist oder mir scheint.

Aus purer Angst springen manche Patienten von einer Behandlung ab. Einige wenige von ihnen kommen dennoch geheilt wieder. Dann machen Märchen über Spontanheilungen die Runde: *Wie gut es angeblich war, dass sie die Stätte des Unheils, nämlich das Krankenhaus, verlassen hatten.*

Der Arzt. Was sind die Zielsetzungen eines Arztes? Sicher ebenfalls Heilung, Linderung und gute Ratschläge für seine Patienten. Das dürfte für die allermeisten in diesem Beruf zutreffen. Um aber der Sache ganz auf den Grund zu gehen, muss man wohl ein paar Jahre im Lebenslauf von Ärzten zurückgehen. Wenn einer bei dem Notendurchschnitt von 1,00 ganz zwangsläufig Medizin studieren musste, weil er sonst ja ein Idiot gewesen wäre, obwohl er nie sonderlich an seinen Mitmenschen interessiert war, warum sollten dem dann plötzlich seine Patienten zur Herzensangelegenheit werden. Oder wenn einer von seinen Eltern zu diesem Studium „motiviert" wurde, damit er später einmal die väterliche Praxis übernimmt, darf es nicht wundern, dass der täglich auf die Uhr schaut und Punkt zwölf seine Praxis dichtmacht. Warum driften einige in die „alternative" Medizin ab? Zielsetzung: Abwenden von der etablierten Medizin. Ich behaupte, ihre Kenntnisse in der „Schulmedizin" sind so bescheiden, dass ihnen gar nichts anderes übrigbleibt. Einige Psychiater verbinden sicherlich mit ihrer Berufswahl die Hoffnung auf Hilfe auch für ihre eigene Seele. Und wenn sich mehrere Defizite in der eigenen Kariere häufen, so konzentriert sich das Interesse auf Nischen und weniger anspruchsvolle Spezialitäten, soweit es die Chirurgen betrifft, damit wenigstens die Kasse stimmt. Orthopäden und plastische Chirurgen im niedergelassenen Bereich, letztere möglichst mit Belegbetten fallen mir dabei vor allem ein.

https://doi.org/10.1515/9783110611441-014

15 Aufgrund welcher Überlegungen treffen Ärzte und Patienten ihre Entscheidungen

Werner Hohenberger, Helmut Moldaschl

Der Patient. Ich komme in die Klinik, weil ich krank bin. Ich suche die besten Ärzte auf, so ich sie kenne und ich wählen kann. Geld ist keine Entscheidungsgrundlage für mich, denn ich möchte sicher sein. Schwierige Fälle verlangen nach Spezialisten, das ist auch in der Technik so. Ich kenne solche Bedingungen aus der Kerntechnik. Das war auch die Haltung meines sehr geschätzten Schwiegervaters. Damit wurde er fast 100 Jahre alt. Er hat übrigens niemals Sport getrieben, ist aber viel gewandert.

Der Chirurg. Spezialistentum macht sich auch in der Medizin breit. Wenn ich in den USA ein Gespräch mit einem Kollegen nicht so prickelnd fand, konnte ich sicher sein, bald meine Ruhe zu haben, wenn ich nämlich einstreute, dass ich Allgemeinchirurg bin. So groß ist dort der Glaube an die Spezialisten. Konsequenterweise gibt es in der Schweiz auch keine Fach-, sondern Spezialärzte. Dabei ist es doch eine allgemein akzeptierte Weisheit, dass der Blick über den Tellerrand hinaus noch niemandem geschadet hat. Und so verhält es sich nach meinem Dafürhalten auch in der Medizin. Der allzu frühe Weg in die Spezialisierung führt zum Tunnelblick und in der Chirurgie zusätzlich zur technischen Einschränkung. Eine breite Ausbildung hinterlässt zudem eine breite Wissensbasis und erlaubt auch bei späterer Spezialisierung mehr Handlungsoptionen. Natürlich geht man immer von sich aus, wenn man meint, dass das eigene Konzept zum Erfolg geführt hat. Aber wer erfolgreich geworden ist, hat immer die Argumente auf seiner Seite.

Ein gutes Beispiel ist die kolorektale Karzinomchirurgie, die Operation von Darmkrebs. Strategisch gesehen muss man den Dickdarm- vom Mastdarmkrebs unterscheiden. Viele Jahrzehnte glaubte man, der Dickdarmkrebs, das Kolonkarzinom sei leicht zu operieren, ein Eingriff für Anfänger bis man merkte, dass es erhebliche Unterschiede der Heilungsraten in Abhängigkeit vom Operateur gab. Vor allem bei den anspruchsvolleren Fällen, nämlich solchen mit Lymphknotenmetastasen, bei Tumoren, die bereits in angrenzende Organe eingewachsen waren und bei den Patienten, deren Karzinom zum Notfall geworden war, weil der Tumor zum Darmverschluss oder Darmdurchbruch geführt hatte. In diesen Situationen können die guten Chirurgen doppelt so viele Patienten heilen wie die anderen. In den Ländern mit weitgehender und bereits frühzeitig erfolgter Spezialisierung sind die Ergebnisse in solchen Fällen besonders schlecht, nämlich in den angloamerikanischen Ländern und in Skandinavien. Der Grund ist, dass sich der Dickdarm dummerweise im ganzen Bauch ausdehnt und in engen Kontakt zu allen anderen Organen tritt. Überschreitet ein Tumor die Darmwand, so wächst er eben potentiell auch in alle diese Organe ein. Wer sich in seiner chirurgischen Tätigkeit früh auf ein kleines Feld festgelegt hat, nie eine Bauchspeicheldrüse operiert hat, ist dann in der Situation, wenn dieses Pankreas infiltriert,

https://doi.org/10.1515/9783110611441-015

eingewachsen ist, chancenlos. Entweder erklärt er dann den Tumor für inoperabel oder er geht Kompromisse bei der Tumorentfernung ein und hinterlässt Tumorreste an dieser Bauchspeicheldrüse. Dieser Patient hat dann keine Heilungschancen mehr.

Damit ist es aber noch nicht getan. Die zweite Maßnahme in der Tumorchirurgie ist die Entfernung der sogenannten regionären Lymphknoten. Deren Befall folgt immer wiederkehrenden Regeln und er läuft immer entlang der ein Organ versorgenden Arterien bis zu deren Abgang aus den großen Gefäßen. Man muss also auch im Umgang mit den Gefäßen vertraut sein. Dies erfordert erhöhte technische Fähigkeiten und daran mangelt es bei vielen „Spezialisten". Im Norden Europas hat man diese Defizite erkannt und erfolgreich dagegen gesteuert. Schwierige Fälle verlangen also nach hoher Kompetenz, ausreichender Erfahrung, viel Wissen und nachgewiesenermaßen gute Behandlungsergebnisse von dem, der sich darauf einlässt.

Der Titel dieses Kapitels fragt nach den *Überlegungen* die zu den Entscheidungen von Ärzten führen. Dies weist schon darauf hin, wo diese Entscheidungen ihren Ausgang nehmen müssen, nämlich vom Kopf! Auch in der Chirurgie ist zwar Handeln viel, aber eben nicht alles. Die Entscheidung über die Qualität der Akteure fällt letztendlich auch in diesem Fach oberhalb des Schultergürtels, auch wenn dies alleine ohne manuelles Talent und Entscheidungsfreudigkeit nicht sehr weit führt.

Immer mehr ist in den letzten Jahrzehnten die Grundlage für diagnostische und therapeutische Entscheidungen die Evidenz für deren Richtigkeit geworden. Die Summe dieser Erkenntnisse wird in Leitlinien zusammengefasst, die inzwischen für die meisten häufigen Erkrankungen vorliegen. Sie werden durch Expertengremien erstellt, welche die gesamte, zu einer bestimmten Krankheit veröffentlichte wissenschaftliche Literatur systematisch durchsuchen und die dort publizierten Studien bewerten. Die höchste Evidenz ergibt sich aus den Resultaten randomisierter Studien, das heißt dass durch ein Zufallsprinzip die vorab für den betreffenden Patienten vorgegebenen Behandlungsmöglichkeiten zugeordnet werden. Nicht für alle Fälle liegen solche Studien vor. Es gibt aber weitere Orientierungsmöglichkeiten, zum Beispiel aus großen Fallserien einer Klinik mit einem besonderen Behandlungsverfahren. In manchen Fällen muss die Entscheidung über die bestmögliche Behandlung durch reines Expertenwissen festgelegt werden, häufig auf der Basis von Analogieschlüssen. Viel Wissen ist also die Grundlage für therapeutische Entscheidungen.

Dann ist da noch gelegentlich die Rede vom „Bauchgefühl" oder großer Erfahrung oder dem „häufigen Treffer" eines Kollegen. Letztlich ist auch dies eine auf Wissen beruhende „Rechnerleistung des Zentralcomputers" des betreffenden Arztes. Zufall spielt dabei auf keinen Fall mit.

Und dann gibt es selbstverständlich noch eine weitere Stufe, nämlich die Überprüfung der Richtigkeit der eigenen Entscheidungen und deren Fortentwicklung. Wenn man sich mit seinen Entscheidungen nur auf die Literatur bezieht, heißt dies, dass man der Innovation an der Front möglicherweise bis zu zehn Jahre hinterher ist, weil es so lange dauern kann, bis eine Studie konzipiert, umgesetzt und dann auch noch publiziert worden ist. Dies bedeutet, nur wer auch an Studien teilnimmt, ist einen Schritt voraus. Der zweite Gesichtspunkt ist der, dass die in der Literatur genannten Ergebnisse nicht zwangsläufig von jedem erreicht werden. Das weiß man aber nur, wenn man seine eigenen Behandlungsergebnisse regelmäßig überprüft. Dazu braucht man aber in der Onkologie ein Krebsregister, in dem die notwendigen Daten der eigenen Patienten, postoperativer Verlauf und Tumorstatus über die folgenden Jahre eingeschlossen, dokumentiert und analysiert werden. In dem Punkt bestehen noch deutliche Mängel.

16 Was stört beide am meisten am anderen

Werner Hohenberger, Helmut Moldaschl

Was mich als Patient stört. Conditiones sine qua non sind für mich die Kompetenz und die Erfahrung des Arztes. Diese kann ich als Laie natürlich nicht bewerten, sondern muss mich auf den Rumor verlassen. Hier beißt sich aber die Katze in den Schwanz, denn die Verbreiter der Gerüchte sind in den meisten Fällen Laien, und ich weiß, was dabei herauskommt. Ich nehme beispielsweise einen Fall her, von dem ich etwas verstehe: die Energiewende.

Wenn ein Professor ein Institut gründet, das auf dem Konzept der Erneuerbarkeit von Energie beruht, dann weiß ich, dass er seine Professur nicht auf dem Gebiet der Physik erlangt haben kann oder ein Gauner sein muss. Denn auf den ersten zwanzig Seiten des ersten Bandes eines physikalischen Standardwerks wird unter anderem der Erste Hauptsatz der Thermodynamik zitiert, welcher besagt, dass Energie nicht erneuerbar ist. Wenn also in der Presse von Erneuerbaren Energien gesprochen wird, so ist das der gleiche Unfug, wie die Energieversorgung eines Landes auf der Basis von Perpetua Mobiles errichten zu wollen.

Auch steht in den Lehrbüchern der Physik, dass Dampf und Rauch nicht dasselbe sind, ein Kühlturm also nicht raucht. Studiert man Kernphysik und Reaktorphysik, so lernt man dabei, dass Druckwasserreaktoren keine Atombomben sind, sich also aus physikalischen Gründen bei Störfällen anders verhalten müssen.

Ist man dann länger in der Reaktortechnik tätig, weiß man, dass die Reaktortypen von Tschernobyl im Westen nicht gebaut werden, weil sie extrem gefährliches physikalisches Verhalten zeigen, auf das hier einzugehen nicht der Platz ist. Ebenso weiß man, dass die Dosis aus radioaktivem Material, das beim Unfall von Fukushima ins Freie gelangt ist, keinesfalls den Pazifik verstrahlen konnte, wie das die Presse erzählt hat, schon weil *Verstrahlung* kein realer physikalischer Prozess ist. Zudem sollte man wissen, dass Meerwasser per se so viel Uran enthält, dass es sich fast jetzt schon lohnte, es aus ihm zu gewinnen.

Zum Thema *Fukushima* das folgende Interessante: Dort hatte keine Kernexplosion stattgefunden, sondern eine klassische Knallgasexplosion, indem Kühlwasser bei den hohen Temperaturen aufgrund der ausgefallenen Nachkühlung in Wasserstoff und Sauerstoff zerlegt wurde, also schlichtweg Knallgas entstand. Um dieses bei ähnlichen unterstellten Vorgängen in westlichen Reaktoren vor einer möglichen Explosionskonzentration unscharf zu machen, gibt es hier katalytische Rekombinatoren. Eine gefährliche Konzentration würde also erst gar nicht entstehen. Abgesehen davon, dass es auf dem Festland keine Tsunamis gibt, die die Notstromdiesel meterhoch unter Wasser setzen. TEPCO hatte sich allerdings geweigert, solche auf unsere mehrfachen Vorschläge in ihre Containments einzubauen. Zudem ist hier aber anzumerken, dass bei Knallgasexplosionen nur Wasser entsteht und keine radioaktive Wolke, schon gar kein radioaktiver Feinstaub. Im Gegensatz zum Tschernobylreaktor, der

https://doi.org/10.1515/9783110611441-016

Graphit als Moderator enthält, was in westlichen Reaktoren nicht der Fall ist. Dieser Graphit ist damals klassisch abgebrannt, womit der gesamte Dreck in die Atmosphäre geschleudert wurde. Dennoch war das Verbot, Maronenröhrlinge und Wildfleisch zu essen, irrwitzig. Wenn man nach dem Unfall von Fukushima zur Demonstration der Gefährlichkeit der Kernenergie 85-jährige Japaner umgesiedelt hatte, damit sie nicht verstrahlt würden und nicht nach vielleicht 20 oder 30 Jahren strahleninduzierten Krebs kriegten, dann ist das als zynisch zu bezeichnen.

Wenn man nun so tut, also ob alle bewährten Energiekonzepte schlicht durch Wind und Sonne ersetzt werden könnten, also auch die Versorgung mit Grundlast, dann ist das so naiv wie die Hoffnung, Krebs durch Mistelinjektionen eindämmen zu können. Diese Naivität drückt sich bei Diskussionen in offensichtlichem Fehlen der Grundkenntnisse aus. Ähnlich wie das in der Energietechnik der Fall ist. Man könnte hier stundenlang weitermachen, es würde aber nichts nutzen, da die Leute, die sich auf diesen Unsinn spezialisiert haben, nicht Kilowatt von Kilowattstunden unterscheiden können, vielleicht nicht einmal Kilometer von Kilometern pro Stunde.

Und weil ich ein medizinischer Laie bin, kann mir jeder aus der Medizin das Blaue vom Himmel herunter erzählen, ich muss es ihm wohl oder übel glauben. Wenn er mir erzählt, dass ich mir jedes Mal mit dem Blutdruck den PSA-Wert messen lassen soll, um nicht am Prostatakarzinom zu sterben, dann werde ich ihm aber sagen, dass mich das Wissen um diesen Wert mehr belastet, als der Wert selbst. Und damit Schluss. Was hat mein armer Freund Willi vor der Diagnose des Prostatakarzinoms alles getan, um ewig leben zu können, und wie sehr haben sie ihm zu regelmäßigen PSA-Kontrollen geraten. Vor kurzem ist er an Knochenmetastasen seines Prostatakarzinoms gestorben, obwohl er mir felsenfest versprochen hat, hundert Jahre alt zu werden. Es war ein Irrtum, basierend auf Omega3-Lügen, Nahrungsergänzungsmitteln, permanenten Spiegelungen von irgendwelchen Durchgängen mit toller negativer Diagnose.

Ich mag mich nicht einem Arzt stellen, dem ich seine Absichten an den Augen ablesen kann, nicht aber seine Fähigkeiten.

Was mich stört, sind die Randbedingungen in Wartezimmern und Krankenhäusern, auf die man sich als Patient einstellen muss: extreme Wartezeiten ohne Begründung, schlechte Warteraumbedingungen, Sitze auf einem zugigen Gang oder kein Sitzplatz, schlechte Luft, Lärm, Unsauberkeit. Besucher im Krankenhaus, die meinen, sie könnten sich und ihren Angehörigen die Zeit vertreiben. In Massen im Zimmer, um nur einige zu nennen. Dazu kommen noch andere Randbedingungen, die dem Ganzen überlagert werden, also Empathie, Freundlichkeit, Kosten, Laborkapazität, Lage, Medikamente, Ordinationszeiten, Parkplatz, Technik, Terminplan, Verkehrsmittel, Zimmerausstattung etc.

Behandlungszeit und Schmerzmanagement können im Spätstadium einer Krankheit eine große Rolle spielen. Wenn einem mittlerweile Leute in der Straßenbahn einen Sitzplatz anbieten, dann achtet man auch auf solche Dinge.

Was mich als Chirurg stört. Da muss ich erst länger nachdenken, was mich so alles stört. Eigentlich nicht der Umgang mit Patienten. Gut, die Klugscheißer und Besserwisser, um es mit Verlaub so deutlich zu sagen, meistens schon. Wenn sie in ihren eigenen Vorstellungen von Diagnostik und Therapie unnachgiebig sind, hierbei jedoch weit weg von jeglichen rationalen Überlegungen liegen, helfen das Kopfsenken und die Augen kurz schließen nicht mehr. Da ist dann schon Aufklärung mit deutlichen Worten angesagt. Aber besser wissen sie es hinterher sowieso immer noch, trotz der vorausgegangenen Einlassungen. Sie glauben zu sehr an sich selbst und lassen kein gutes Haar mehr an einem. Das ist aber nicht so schlimm, denn so viele Haare habe ich für mich besehen nun auch nicht mehr auf dem Kopf.

Die „Hoppla, jetzt komm ich"-Menschen mag ich allesamt nicht besonders. Sich mit ihnen im eigenen Revier auseinanderzusetzen ist nicht sehr schwer. Es gibt genug Strategien, sie zur Ruhe zu zwingen. Auch sie reihen sich dann bald in die allgemeinen Umgangsformen ein. Sie haben fast alle so ihre Schwächen. Diese einmal erkannt und ihnen vor Augen geführt, halten sie meistens ihre Klappe.

Auch Borniertheit begegnet einem gelegentlich, eine der schlimmsten menschlichen Eigenschaften: dumm sein, ohne es auch nur zu ahnen. Solchen Menschen etwas erläutern oder sie gar korrigieren zu wollen, schlägt meistens fehl. Gelegentlich muss man ihnen ihre Dummheit in eben diesem Wort gefasst an den Kopf werfen. Es geht dann halt nicht anders. Sie mögen einen anschließend hassen. Man kann sich aber ziemlich sicher sein: Was immer die jetzt über einen von nun an Schlimmes erzählen mögen, die anderen Menschen werden sie auch richtig einzuschätzen wissen.

Wirklich gestört haben mich in meinem Beruf in den letzten Jahren die anderen Seiten der vielfältigen Aufgaben, vor allem das, was man gemeinhin mit Administration bezeichnet. Dieser Begriff gibt die Problematik recht unvollständig wieder. Es sind nicht nur Verwaltungsaufgaben – die gehören unbedingt zum „Job". Auch die Beachtung der Wirtschaftlichkeit im Klinikbetrieb. Vielmehr ist es die Oberflächlichkeit der Betrachtungsweise der Gesamtbilanz von übergeordneter Seite, des Beitrags jedes einzelnen Leistungsträgers zu Krankenversorgung, Forschung und Lehre. Die Zielsetzung in einer Universitätsklinik ist an erster Stelle nicht die Forschung und schon gar nicht die Lehre, wie es allgemein vorgegaukelt wird, um politische Korrektheit vortäuschen zu wollen, sondern die optimale Versorgung von Patienten auf höchst möglichem Niveau. Das bestimmt letztlich die Reputation eines Universitätsklinikums. Dass dabei Forschung und Lehre selbstredend ebenfalls zu den verantwortungsvollen Aufgaben eines „Ordinarius" gehören, bleibt unstrittig. Wenn aber zunehmend Zweifel an strategischen Entscheidungen aufkommen, die „Fehlervermeidungsmentalität" offensichtlich die Oberhand gewinnt und Aktionismus an Stelle von längerfristigen Planungen tritt, fällt es schwer, den Mund zu halten.

Das ist es, was mich gestört hat. Dabei war mir sehr wohl bewusst, dass auch mich der Altersstarrsinn überkommen kann und vielleicht nicht alles so ist, wie unterstellt. Wie auch immer, wenn man erkennt, dass man ohne Flurschaden nichts mehr bewirken kann, zieht man sich besser zurück, sucht ein anderes Feld und ergreift die Flucht nach vorne. Die eigene Erfahrung auch außerhalb der eigenen Klinik zu vermitteln, auch in vielen anderen Ländern war sehr viel befriedigender. Trotzdem glaube ich, meine Patienten dabei nie vernachlässigt zu haben, eher noch die eigene Familie.

Wie dabei trotzdem – oder vielleicht sogar dadurch erst richtig die Forschung gefördert und sogar besser wegkam, lässt sich leicht am Hirsch-Index ablesen und mit ihm habe ich persönlich keine Probleme; keine Scheu vor Vergleichen mit anderen. Er drückt aus, wie häufig man zitiert wird, nicht wieviel man publiziert hat und spiegelt damit sehr viel objektiver die wissenschaftliche Leistung wieder. Und selbst die Lehre scheint nicht so schlecht gewesen zu sein, wenn man unvermittelt auftauchenden Briefen früherer Studenten Glauben schenken darf.

Letztendlich hat mich als Chirurg und Arzt in meinem Berufsleben sehr wenig an meiner Aufgabenstellung und meinem Umfeld gestört. Im Gegenteil, ich würde diesen Beruf sofort wieder ergreifen und den gleichen Weg erneut einschlagen. Es war ganz überwiegend eine sehr erfüllende und befriedigende Tätigkeit. Von Passion zu reden, würde ich strikt ablehnen. Dass dabei einige Paradigmenwechsel in der onkologischen Chirurgie herbeigeführt wurden, so zumindest die Aussage von Editorials in der Literatur, war ein besonderes Glück. Wahrscheinlich hätte ich übrigens auch gar nichts anderes machen können!

Helmut Moldaschl

Wie ich zur Krebsdiagnose gelangte und die Folgen daraus zu rekapitulieren ist für mich einfach, denn vieles habe ich in den Jahren nach der Operation in einem Buch niedergeschrieben. Also kann ich Fragen dazu sehr genau und vollständig beantworten. Doch wenn ich dem Ganzen intensiver nachgehe, verbinde ich damit fast zwangsläufig Erlebnisse aus meiner frühesten Jugend, obwohl sie scheinbar nichts miteinander zu tun haben. Seit ich denken kann, wollte ich Physiker werden. Ich war etwa 3 Jahre alt, als ich öfters meinen Großvater in dessen Gartenhaus begleitete – er war Werkmeister in einer Lokomotivfabrik in Wien. Großvater war ein ganz lieber Mensch und faszinierend, denn in diesem Haus hatte er einige Hufeisenmagnete aufgehängt, und genau wie diese Magnete Eisennägel anzogen, so zog mich schon damals dieser geheimnisvolle Effekt an, magnetisierte mich förmlich. Ich wollte wissen, warum das so war, wie das funktionierte.

Einige Jahre später, es war in Niederösterreich, saßen mein Vater und einer meiner Onkel vor dem Eingang eines Weinkellers und diskutierten über die *Otto Hahn*, ein Schiff, das in einigen Jahren mit wenigen Kilogramm einer geheimnisvollen Materie, *Uran*, einige Male um den Erdball fahren sollte. Nicht so lange vorher waren die Atombomben auf Hiroshima und Nagasaki gefallen, wo die gleiche Menge an Uran Tausende Menschen vernichtete. So höre ich noch heute meinen Vater und seinen Bruder.

Ein Kilogramm, stellte ich mir vor, so schwer wie ein Brot und dann so viele Tote und andererseits eine so lange Strecke mit diesem Schiff. Ich wollte damals schon wissen, wie das ging. Was die Physik dazu tat, auch was die Ursache der Schwerkraft war, was die *Zeit* war, der *Raum*, die *Masse*. Das alles wollte ich wissen, und mit diesem drängenden Wunsch besuchte ich ein Realgymnasium und acht Jahre darauf die Universität in Wien. 1968 wurde ich in Physik und Mathematik promoviert und war dann knapp ein Jahr an der Uni, wechselte aber schon im Mai 1969 nach Deutschland. Eine verpasste Straßenbahn war es gewesen, eine FAZ und da drin der Job fürs Leben.

Mein Studium der Violine am Konservatorium in Wien, über fast zehn Jahre hindurch, hatte ich schon zu Beginn des Studiums der Physik aus Zeitgründen zunächst eher ad acta gelegt. Besser ein mittelmäßiger Physiker, meinte ich, als ein mittelmäßiger Musiker und das, obwohl ich später in der ersten Violine viele der großen Streichquartette von Mozart, Schubert und Beethoven spielte. Mit der Geigerei war es zu Beginn der Krebserkrankung dann völlig zu Ende gewesen, und ich habe sie bis heute nicht wiederbelebt, kann nicht einmal sagen weshalb. Es ist keineswegs der linkspektorale Port, den ich sogar jetzt noch habe. By the way: Der Geiger Einstein hat mich stets belustigt, denn aus dem Bild, das es von ihm gibt, ist für den Fachmann klar zu erkennen, dass er mit dieser Bogenhaltung dem Instrument nur mickrige Töne

https://doi.org/10.1515/9783110611441-017

entlocken konnte. Wenn man ihn als Geiger bezeichnete, war das eher eine musikalische Verbeugung vor seinen Leistungen zu den Relativitätstheorien.

Als 2004 die Katastrophe mit dem Krebs geschah, hatte ich bereits mehr als 3 Jahrzehnte in der deutschen Industrie zugebracht. Es waren anspruchsvolle Jobs gewesen. Sehr interessant, anstrengend, fordernd, verantwortungsvoll, bestens bezahlt und mit Freiräumen wissenschaftlicher und industrieller Art. Genau genommen war ich 2002 dort ausgeschieden und hatte mich mit einem Büro über Prozessanalyse selbständig gemacht, also mit der Analyse industrieller Abläufe.

Er hat, so könnte man über mich sagen, überall viel Erfolg und Glück gehabt. Nicht ganz so war es, denn alles in der Welt hat auch seinen Makel. Da war in der Endzeit der Firma ihre Übernahme durch eine französische angestanden. Die Franzosen waren aufgetreten wie Napoleon nach der Schlacht von Austerlitz: stolz, selbstbewusst, fordernd. Obwohl kein Deutscher, war ich mit der Haltung der Franzosen gegenüber den gutmütigen Deutschen keinesfalls einverstanden. Das allerdings konnte nicht der Grund für einen Magenkrebs gewesen sein, zumindest nicht der primäre, auch wenn in dieser prekären Situation der saure Magen mehrmals am Tag aufstieß.

Der wahre Grund muss schon sehr viel früher und tiefer gelegen haben. Wohl auch an meinen Zähnen, einer Zahnstellung, verschränkt, zum Drücken verdammt, kein Mahlen war möglich, nur ein Quetschen, was mir zeitlebens arge Probleme bereitet hatte. Die Nahrung hatte ich also eher schlecht zerkaut heruntergeschluckt, ähnlich wie die Probleme in meinem Beruf. Heute nennt man Mobbing was in diesem Umkreis allgegenwärtig gewesen war, auch wenn man es stets geleugnet hatte. Da waren natürlich auch Freunde, fähige und loyale Mitarbeiter, doch hatten viele Vorgesetzte in ihren fachlichen Fähigkeiten und in ihrer Empathie sehr zu wünschen übriggelassen. Erst recht in ihrer Fähigkeit zur Führung, und meine unwillkürlichen Beobachtungen hatten das Übrige getan.

Irgendwann war ich Abteilungsleiter der Kernauslegung geworden, fachlich und strategisch verantwortlich für die Auslegung der Reaktorkerne der weltweit größten Druckwasserkernenergieanlagen. Dann Projektleiter in der Entwicklung eines neuen Reaktortyps in Kooperation mit renommierten Forschungsinstituten in aller Welt mit interessanten Konferenzen und Reisen.

Etwa um 2000 gab es nach und nach bisher unbekannte und merkwürdige Erscheinungen in meinem Körper. Trotz Sports waren da erhöhter Blutdruck und Extrasystolen. Stress als Ursache vielleicht. Vielleicht etwas anders. Einmal dann eine Synkope in einem Lokal in Nürnberg während des Abendessens, wo der Wirt euphemistisch beteuerte, ich wäre gar nicht der Erste hier in dieser Woche. Die Sanitäter wollten mich mitnehmen, doch gelang es mir einen Wechsel in eine andere Kneipe auszuhandeln.

Meine alte und kluge Schwiegermutter hingegen hatte einige Wochen nachher gemeint, ich wäre *sehr krank*. „Der Helmut", so hatte sie gemeint, „hat einen kranken Magen ..."

Lächerlich. Ich, einen kranken Magen, hatte ich sie ausgelacht. Doch was Schwiegermütter so alles wissen ...

Da waren schließlich auch Schweißausbrüche. Sie kamen immer öfter, während des Tages, gelegentlich auch nachts. Meine Frau wollte mich zum Arzt schicken. Lieber sterben als zum Arzt, wo ich doch niemals auch nur eine Tablette genommen hatte, nicht einmal ein Aspirin. Wo käme ich da hin! Ich war nicht wirklich krank. Ich selbst musste es am besten wissen. Es wäre maximal eine Gastritis, die man erwiesenermaßen mit Palatschinken kurierte. Palatschinken waren die geniale Alternative zu diesem schrecklichen imaginären Arzt, der da irgendwo auf mich lauerte.

In der Tat war damals die Angst vor dem Arzt größer als die vor dem Sterben und das ist kein Witz. Absurd? Aber es muss doch einen Grund geben, weshalb Homöopathen solchen Zulauf haben. Sie heilen zwar nicht, aber sie zerstören auch nichts. „Ärzte zerstören", sagen die Leute.

„Die Schulmedizin weiß im Grunde genommen doch gar nichts, sagen die Leute."

„Wäre er nicht zum Arzt gegangen, so würde er heute noch leben", sagen die Leute.

„Je größer die Verdünnung eines Medikaments", sagen manche Leute, „umso größer seine Wirkung."

„Schweizer Hexenmeister versprechen ewiges Leben für 250 Euro in drei Monaten." Das sagen die Leute. So oder ähnlich schreiben die Zeitungen, und alle Leute glauben alles und sind dankbar für gute Ratschläge.

Für mich jedenfalls war alles klar. Kein Arzt.

Meine Frau bat und drängte mich inständig, ich aber schwor weiterhin auf die Heilkraft von Palatschinken. Auch noch auf dem Dachstein im Juli 2004. Eine Tageswanderung von der Hofpürgelhütte um den Gosaukamm. 14 Stunden, mit Baden im Gosausee und Trinken aus den dreckigsten Gewässern – oben die Kühe, unten ein durstiger Wanderer.

Die Hüttenwirtin erzählte etwas über ihre Gäste. Schauspielerinnen. Könige. Bergsteiger. Auch ein netter Amerikaner.

„Was war dein interessantestes Erlebnis", hatte sie an diesem Tag jeden gefragt, auch ihn.

„May be the first landing on the moon."

„Ja du meine Güte", sie war fast ohnmächtig vor Aufregung, „is this true, you are Armstrong?"

„No. I am Aldrin."

Was wäre ich damals gerne dabei gewesen.

Ein paar Wochen später dann, im August 2004 ein Konzert meiner Tochter Caroline, Cellistin, im Schloss Goldegg im Salzburger Land. Wunderbar. Doch in der Pause musste ich mich auf dem Parkplatz hinter dem Schloss übergeben. Ohne vorher etwas gegessen zu haben.

Es waren diese kleinen und immer deutlicher werdenden Warnzeichen, die man aus Angst vor dem Krankenhaus missachtet, ja missachten möchte. So vergingen wieder einige Wochen. Hitzewallungen. Extremer Speichelfluss. Dann hatte mich meine Frau ohne mich nochmals zu fragen bei unserem Hausarzt angemeldet. Er hörte sich alles an, telefonierte geheimnisvoll mit seinem Freund, einem Internisten, schilderte ihm die Symptome. Ich saß daneben.

„Das wollen wir denn doch nicht hoffen", hatte er gesagt, und ich dachte, er meine die Börsenkurse. Dabei hatte er verschlüsselt über seinen Verdacht auf ein Magenkarzinom gesprochen. Und der andere antwortete wohl darauf, und keiner von beiden hatte mir gegenüber die geringste Andeutung über ihre Vermutung gemacht. Aber es war ohnedies völlig egal.

„In zwei Tagen müsste es besser sein", hatte der Arzt dann gesagt und mir Pantoprazol Tabletten oder ähnliches gegeben, und nach zwei Tagen war es eindeutig besser. Das fühlte ich zumindest so oder glaubte eher, es fühlen zu müssen. Meine Frau hatte diesbezüglich nichts gemerkt, und damit war er dann endlich da, der Termin für die von mir grundlos gefürchtete Magenspiegelung. Fast jeder meiner Bekannten hatte sie bereits erlebt und stolz darüber erzählt, eine sensationelle Form von sportlichem Erfolg offenbar im modernen medizinischen Wettbewerb, nur ich Weichei kannte sie bisher nicht. Entsetzlich würde der Eingriff vermutlich sein. Später machten sie ihn bei mir wie zum Zeitvertreib, so schien es mir zumindest in der Klinik. Natürlich immer aus besonderem Grund, und es war letztlich weniger eindrucksvoll als eine Zahnfüllung.

Er zieht den Schlauch. Ich wache auf. Nahezu. Bin noch betäubt. Gleichgültig.

„Nehmen Sie Platz."

Wir nehmen Platz.

„Ein Magen CA."

So also lautet das Kürzel für ein Todesurteil, denke ich mir. Immer noch gleichgültig benebelt. Meine Frau ist kreidebleich, dreht den Kopf nach hinten, um dem Empfänger dieser grausigen Botschaft ihr Beileid auszusprechen.

Hinter uns ist die Wand.

Damit wir es nicht vergessen, schreibt die Schwester es auf einen Zettel, wie Butter für den Tageseinkauf. Man verlässt das Haus bei herrlich strahlendem Wetter um 13.30 Uhr und nichts ist mehr so an diesem Freitag, dem 10. September 2004, wie es vorher war. Die Bediensteten der Praxis blicken einem Todgeweihten nach. Eindrucksvoll. Unvergesslich bis ans Lebensende.

„Du verkaufst das Haus. Du brauchst es nicht mehr. Auch meine Geigen. Ich brauche sie nicht mehr." Eine Bilanz in ihrer gnadenlosesten Form. Eine Form, die nur derjenige kennt, der einmal an dieser Schwelle gestanden ist zu einer anderen Welt.

„Hatten Sie nicht fürchterliche Angst?" Die übliche Frage.

„Nein, keineswegs."

Weshalb auch. Ich hatte sie gerade betreten, diese andere Welt. Diese Welt ohne Angst. Um sie betreten zu dürfen, muss man nur richtig krank werden.

Es wäre arrogant zu behaupten, ich hätte in der weiteren Folge der nächsten Monate niemals so etwas wie Beklemmung erlebt und mir niemals Fragen gestellt, wie es denn jetzt weitergehen soll. Aber da kommen wir noch hin, wenn wir das Schauspiel etwas genauer betrachten.

Die Realität würde nun unerbittlich vorschreiben, was zu tun war, und sie würde Erfolg von Misserfolg trennen, ohne sich im Geringsten um die Konsequenzen zu kümmern. Jacques Monod hatte das ehemals in seinem Buch „Zufall und Notwendigkeit" beklemmend ausgedrückt:

> *Der Alte Bund ist zerbrochen; der Mensch weiß endlich, dass er in der teilnahmslosen Unermesslichkeit des Universums allein ist, aus dem er zufällig hervortrat. Weder sein Los, noch seine Pflicht steht irgendwo geschrieben. Wenn er diese Botschaft einmal in ihrer vollen Bedeutung aufnehmen wird, dann wird der Mensch endlich aus seinem tausendjährigen Traum erwachen und seine totale Verlassenheit, seine radikale Fremdheit erkennen. Er wird dann wissen, dass er seinen Platz wie ein Zigeuner am Rande des Universums hat, das für seine Musik taub ist und gleichgültig gegen seine Hoffnungen, Leiden oder Verbrechen.*

Auch diese Zeilen haben mich in der schweren unsicheren Zeit begleitet und mir über manche Hürden hinweggeholfen.

18 Meine hilfreichen Hausärzte

Helmut Moldaschl

Nachdem meine Frau und ich als Wiener aus unserer Millionenstadt, in der wir beide studiert hatten, zunächst nach Nürnberg und dann in das kleine Dorf in Oberfranken umgesiedelt waren – das war Ende 1976 –, hatten uns irgendwann Husten und Fieber getroffen, und wir wurden in der Praxis des ortsansässigen allgemeinen Arztes vorstellig. Er war glaube ich ein Südtiroler, nicht unbedingt erkennbar verwandt oder verschwägert mit Andreas Hofer, dem Sandwirt, einem Napoleon Hasser, wie es auch die Wiener sind. Er war ein intuitiver Arzt, genial, das konnte man so sagen. Soweit man einem biederen Hausarzt Genialität zugestehen möchte.

Wortlos hatte er sich unsere Probleme angehört, uns nicht gleich – wie das viele zielstrebige Ärzte heute tun – eine Ladung brutaler Antibiotika verpasst, um damit auf der sicheren Seite zu sein, sondern einen Besuch bei uns zu Hause angekündigt:

„Ich komme Euch morgen besuchen, wenn's recht ist."

Uns war es recht und er war da.

In einem langen und ruhigen Gespräch hatte er sich alles angehört. Alle diese Geschichten über uns, in der Gegenwart, der Vergangenheit, unsere Kinderkrankheiten, die verschiedenen Malaisen von Müttern, Vätern, Großmüttern, Großvätern, Hypertonien, Diabetes, Krampfadern, Rachenentzündungen, Keuchhusten, Gallensteine, Schlaganfälle, Tumore. Er machte keine Notizen, sondern inhalierte all diese Dinge ein mit dem Selbstverständnis eines ausgebufften Staatsanwalts. Im Zweiten Weltkrieg war er Militärarzt gewesen und nichts Menschliches war ihm dabei fremd geblieben, wie er sagte.

Als wir uns wenige Jahre später eine ziemlich heftige Vergiftung zuzogen – war es ein Spargelsalat im Glas gewesen oder Fische aus einer Portugiesischen Dose, wir wussten es nicht und es war auch gleichgültig –, fuhr ich in einer der immer kürzer werdenden Phasen geringerer Wirkung des Giftes, zwischen denen sich die Vergiftung aber so bedrohlich bemerkbar machte, dass man glaubte, in den nächsten Minuten ohnmächtig zu werden, zur nahe gelegenen Praxis, erhielt dort von ihm gleich eine riesige Menge Tierkohletabletten und das Kommando an uns beide, sofort je 20 davon in Kohlensäurewasser aufzulösen und das pechschwarze Gebräu hinunter zu stürzen.

„Ihr müsst wissen, dass beim Heer Durchfall und Vergiftungen Standardprobleme sind", hatte er mir noch aufmunternd über den dunklen Parkplatz nachgerufen.

Am nächsten Tag war der Spuk vorbei und wir waren wieder fit.

Er betreute uns lange Jahre kompetent und erfolgreich, irgendwann ging er in Pension, um noch bis zu seinem Tod im 95. Lebensjahr Tennis zu spielen und, wenn wir ihn um Rat fragten, Kommentare zu verschiedenen medizinischen Auffälligkeiten oder Problemen abzugeben, er war immer bereit.

Sein Sohn war ihm nachgefolgt.

https://doi.org/10.1515/9783110611441-018

Die Zeiten hatten sich inzwischen freilich geändert und damit die Häufigkeiten und Ausprägungen vieler Krankheiten. Es traten welche auf, die man vorher nicht gekannt hatte, man hatte neue Medikamente entwickelt, neue Behandlungsmethoden, hatte nun moderne Ansichten über eine Behandlung. Während der Alte mit der Erfahrung aus seinem konventionellen medizinischen Bereich zurechtgekommen war, war der Junge nun ganz anders gefordert. Weil viele Patienten danach fragten und es zudem modern war, hatte er sich über sein Studienwissen hinaus viele Praktiken der modernen alternativen Medizin erarbeitet. Aber als reifer Patient konnte man es sehen wie man wollte, er war nicht der Alte, was nicht bedeutete, dass seine Leistung schlechter war. Seine Praxisräume hatte er supermodern ausgestaltet, und man wurde jedes Mal freudestrahlend von einer Gruppe junger Damen begrüßt. Auch derart wurde das Kranksein erleichtert.

Es gab inzwischen aber auch andere Elemente zur Behandlung und Beratung, die wohl vielen Patienten mindestens ebenso wichtig schienen. Doch bedeuten moderne Praxisräume nicht automatisch auch eine bessere Behandlung. Es sind und bleiben in höchstem Maß die Fähigkeiten des Arztes und seine Erfahrung, die das Ergebnis bringen werden.

Auf einer meiner vielen Wanderungen im Gasteinertal hatte mich einmal etwas, ohne dass ich es bemerkt hatte, in den Oberschenkel gestochen. Es gibt viele Weiden und darauf viel Vieh. Nach einigen Tagen waren Schmerzen aufgetreten, und ich hatte auf meinem linken Oberschenkel zwanzig Zentimeter unterhalb des Hüftgelenks eine eitrige Entzündung bemerkt. Einen Abszess, ein Furunkel oder ähnliches. Woher, wieso, keine Ahnung. Meine Mutter hatte mir als wichtiges Element ihrer medizinischen Erziehung einige Tipps bei derlei Erkrankungen und auffälligen Erscheinungsbildern gegeben. Eine davon war der Abszess, und zur Desinfektion hatte ich deshalb immer eine kleine Flasche mit Isopropyl-Alkohol 70 % in meinem Reisegepäck, insbesondere auf den späteren Radreisen. Zudem auch eine Jellin-Salbe.

So desinfizierte ich das Ding Tag um Tag mit Alkohol, gab etwas von der Wundersalbe drauf, doch es wurde größer und größer und nach einigen Tagen schmerzte der gesamte Oberschenkel. Ich erinnerte mich natürlich auch an den medizinischen Zeigefinger meiner Mutter. „Sepsis! Daran kannst du schnell sterben!"

Also ging ich nach einigen Wochen, so lange hatte es inzwischen gedauert, bis wir wieder in die Zivilisation Frankens zurückgekehrt waren, zu meinem Arzt. Das Ding sah mittlerweile schrecklich aus. Dick. Rot. Blau. Mit einem riesigen Hof.

„In diesem Zustand kann ich es nicht mehr öffnen", sagte der Hausarzt. „Bitte hinlegen."

Er holte einen Zuckerstreuer und zuckerte die Wunde wie Demel Wien seine leckeren Malakofftorten, und die liebe Assistentin Heike leistete dabei so etwas wie Sterbehilfe, denn er drückte mit Daumen und Zeigefinger den Eiter aus der Wunde, und das tat höllisch weh. Mein fragender Blick nach dem Grund dieser Art von Behandlung beirrte ihn nicht. Meine Suche im Internet ließ sogar einen gewissen Sinn in diesem biedermeierlichen Heilungsansatz erkennen. Vermutlich war es die Änderung des Osmotischen Drucks und der Flüssigkeitsentzug in den Bakterienzellen gewesen, was mich letztlich gesunden ließ. Etwa zur Halbzeit dieser Tortur war der alte Vater des jungen Arztes bei einer der Sitzungen dabei gewesen. Möglicherweise um den medizinischen Erfolg des Versuchs zu begutachten. „Antibiotika?!", hatte er leise gefragt, was der Junge selbstsicher ignorierte. Nach etwa 14 Behandlungen und 4 Wochen strich mich Heike als geheilt von der Liste. „Tod oder Leben", so war mir das vorgekommen, aber ich hatte überlebt und war gesund.

„Wer heilt hat recht", meinte meine Frau, und „keiner ist besser", setzte sie noch hinzu, denn er hatte ihr schon mehrmals geholfen, beispielsweise vor einigen Jahren, da gelang es ihm eine deftige Lungenentzündung niederzuschlagen. Das kann ich bestätigen. Allerdings nicht mit Zucker, sondern mit Antibiotika. Die tolle Narbe auf meinem linken Oberschenkel bezeichnet sie heute noch stolz als Schusswunde, obwohl ich damals nicht im Mindesten an solcherart Auseinandersetzungen gedacht hatte.

Es war dann einiges Wasser die Regnitz hinuntergeflossen, und der Magenkrebs hatte mich quasi zu einer medizinischen Respektsperson gemacht. Immer wenn ich nach einer der Chemotherapien in seine Praxis gekommen war, um dort die Portnadel entfernen zu lassen, meinte ich eine kleine Veränderung seines Verhaltens zu bemerken. Nach angemessener Wartezeit hatte er stets grußlos und mit ernster Miene das Behandlungszimmer betreten, sich wortlos auf den Stuhl direkt neben mich gesetzt, dann minutenlang starr-schweigend-versunken in seinen Bildschirm geblickt, der unmittelbar neben mir stand, immer wieder etwas eingetippt und letztlich irgendwann in bedeutungsvollem Ton gefragt:

„Was kann ich für Sie tun?"

Von dieser Frage war ich stets so überrascht, dass ich die einzig passende Antwort „Praktisch nichts!" nur mit Mühe unterdrücken konnte. Ich wollte es mir nicht mit ihm verderben, denn eigentlich war er ja auch ganz nett, und eine solche Antwort hatte ein großes Potential an Missverständnismöglichkeiten.

Ich erinnerte mich an die Beteuerung meiner Frau, er hätte ihr immer geholfen, und so antwortete ich verbindlich: „Eigentlich geht es mir gut, doch ich muss wieder einmal zur Kontrolle in die Klinik." CT, Rektoskopie und Sprechstunde bei Professor Hohenberger.

„Können Sie mir bitte eine Überweisung ausstellen!"

Rasend schnell tippte er mit zwei Fingern und der uralte Nadeldrucker – er war wohl bei der Renovierung übersehen worden – stach unerbittlich laut auf das jungfräulich rosarote Rezeptformular ein, das er mir dann wortlos übergab.

Ich hauchte ein „Danke!" und rannte damit ein letztes vergebliches Mal gegen sein Schweigen an, verbeugte mich sicherheitshalber in japanischer Manier und verließ das Zimmer, wobei ich das Papier ähnlich krampfhaft festhielt, wie ehemals das Zeugnis meiner gymnasialen Geographieprüfung, wo mir zum x-ten Mal nicht eingefallen war, welche der beiden Bundesländer der Katschberg verband.

„Was wollen Sie damit?" weckte mich am Empfang eine der Assistentinnen mit strengem Blick auf das Rosarote in meiner Hand. „Ich möchte bitte eine Überweisung."

„Wollen Sie eine ‚Einweisung' oder eine ‚Überweisung'?"

Wollen? Ich wollte nichts, ich musste immer etwas mitbringen, in die Chirurgie zur Untersuchung, zur Sprechstunde. Siedend heiß durchdrang es mich auch diesmal wieder. Was ist nur gleich der Unterschied. Über Jahre hindurch hatten meine Überlegungen dazu keine definitive Erkenntnis gegeben. Also wieder ein glatter Durchfall. Nachdem mir das immer öfter passierte, eigentlich immer passierte, hatte ich mich daran gewöhnt, muss aber zugeben, dass es mir niemals angenehm war.

„Wohl eine ‚Einweisung', vielleicht, diesmal … Oder doch eine ‚Überweisung'…", sagte ich.

Beim Münzwurf ist die Trefferquote 50 %. Meine Vermutung hingegen war immer falsch. Das lag wohl an einem der zahllosen verborgenen Parameter in der bedingten Statistik der Grundgesamtheit von „Eingewiesenen" und „Überwiesenen", oder es hatte völlig andere, mir unbekannte Gründe. Was verdammt sollte schon der Unterschied meines Zustandes in einer Klinik sein, wenn ich als „Eingewiesen" oder „Überwiesen" erkannt und eingestuft und behandelt würde? Vermutlich „Kein Unterschied", war das Ergebnis meiner leichtfertigen Analyse. Vermutlich auch falsch. Ich erhielt eine Einweisung oder eine Überweisung.

Die lässige Dame in der Registratur der Chirurgischen Klinik entschärfte die formale Katastrophe stets mit Bravour. „Schön, Sie zu sehen, Herr Moldaschl. Wie geht es Ihnen? Was machen die Kinder?"

„Mir geht es gut, danke, und die Kinder wachsen. Und Sie sehen wieder fesch aus! Wie geht es Ihnen?"

Das kleine „Ein" oder „Über" im Dokument schien an diesem Ort, wo unausgesetzt gegen den Tod gekämpft wurde, unwichtig zu sein. Kein Kriterium jedenfalls bei der Weiterleitung in den Behandlungsbereich Professor Hohenberger.

19 Der Patient aus der Sicht des Arztes

Werner Hohenberger

„Der Patient steht bei uns im Mittelpunkt" ist ein häufig verwendeter Slogan, mit dem Kliniken auf sich aufmerksam machen wollen. Werbung ist ja seit vielen Jahren auch in der Medizin erlaubt; seit 2012 sogar mit „Vorher-Nachher-Darstellungen und Krankengeschichten" – allerdings nur, wenn „sie nicht missbräuchlich, abstoßend oder irreführend" sind.

Insofern befinden wir uns mit diesem schriftlich niedergelegten Zwiegespräch unumstößlich auf legalem Boden.

Die Literatur zu dem Arzt-Patienten-Verhältnis und der wechselseitig unterschiedlichen Sichtweise ist unerschöpflich. Diese sei im Wandel, sie ist asymmetrisch, soziale Ungleichheit, und vieles andere mehr. Selbst unter „Koryphäen-Killer-Syndrom" taucht der Begriff auf, wenn es nämlich zur „pathologischen" Arztbeziehung kommt, dass nämlich die anfängliche Idealisierung des Arztes durch den Patienten in Aggression umschlägt. Patienten mit einem Münchhausen-Syndrom können in diese Kategorie von Patienten fallen.

Sie kommen meist aus Berufen des medizinischen Umfeldes. Eine Wunde nach einer Blinddarmoperation heilt zum Beispiel nicht ab. Alles Erprobte ist versucht worden und trotzdem kein Heilungsfortschritt. Zeigt sich dem Patienten ein Arzt gegenüber skeptisch, wird zum nächsten gewechselt. Die mitgebrachten Krankenunterlagen sind lückenhaft; Arztbriefe mit Hinweis auf ein Münchhausen-Syndrom werden unterschlagen. Kommt eine solche Patientin in eine Klinik (fast immer handelt es sich um Frauen), wird polarisiert. Der „gute" Arzt wird schnell identifiziert und er kann in unglaublicher Manier von einer solchen Patientin manipuliert werden. Der „auserwählte" Arzt kann es nicht glauben, dass diese arme Patientin eigenen Kot oder Straßendreck in die Wunde manipuliert, so dass sie überhaupt nicht abheilen kann. Wird dieser Vorwurf der Patientin quasi ins Gesicht gesagt, schlägt die Stimmung schlagartig um. Der „böse" Arzt kommt ins Spiel.

Solche Patienten sind sehr selten. Etwas häufiger begegnet man schon denjenigen, die glauben, nur durch eine Operation von ihren Beschwerden oder Missempfindungen im weitesten Sinne geheilt zu werden. Sie sind aber nicht primär „somatisch" krank. Kein seines Faches kundiger Chirurg wird sie je operieren. Er identifiziert die psychosomatischen Zusammenhänge schnell – oder sollte es zumindest. Da spielt viel hinein: wohl am häufigsten eine durch Eltern oder weiteres Umfeld „verdorbene" oder „zerstörte" Kindheit. Oft schreckliche Abgründe, die sich da auftun! Durch eine Operation hilft man ihnen nur sehr kurzzeitig – nämlich in der erwartungsvollen Phase der erhofften Besserung, in der die gelegentlich negativen Folgen einer Operation noch nicht erkennbar sind, ebenso wie der nicht eingetretene, jedoch erhoffte Gewinn (keine Bauchschmerzen mehr, die gesteigerte Attraktivität im sozialen Umfeld nach Beseitigung der Höckernase oder der Haarimplantation zur Kaschierung

https://doi.org/10.1515/9783110611441-019

der Haarglatze, von Brustimplantaten ganz zu schweigen.) Solche Operationen sind nur kurzzeitige Ablenkungen vom zu Grunde liegenden Seelenschaden. Wenn es aber zu „negativen" Folgen einer dann doch durchgeführten Operation kommt, so fallen diese armen Menschen natürlich schlagartig in die Kategorie der tatsächlich somatisch Kranken.

In der klinischen Praxis ist es meistens der „Verwachsungsbauch", der schon zu zahlreichen Arztbesuchen geführt hat. Nicht, dass Verwachsungen nach einer Bauchoperation nicht zu anhaltenden Beschwerden führen können oder es sogar zu einem Darmverschluss kommen kann (Bridenileus). Wenn ein Patient mehrere Male wegen einer schweren Bauchspeicheldrüsenentzündung operiert worden war, wobei es möglicherweise noch zu einem Platzbauch gekommen ist und alle Nähte quasi gerissen sind, wenn dieser Mann dann auch noch wegen eines nachfolgenden riesigen Narbenbruches operiert werden musste mit der Notwendigkeit, die Bauchdecke mit einem größeren Kunststoffnetz zu stabilisieren, so wird er nahezu unweigerlich immer wieder einmal von Episoden eines tatsächlichen Verwachsungsbauches geplagt werden. Wiederholte Bauchschmerzen und auch nachfolgender Gewichtsverlust stehen im Vordergrund. Diese „Episoden" sind durch entsprechende abnormale Luftansammlungen im Dünndarm röntgenologisch zumindest angedeutet nachweisbar. Anders verhält es sich aber mit dem „psychosomatischen" Verwachsungsbauch. Wohl nicht zu selten hatte schließlich irgendwann einmal ein Arzt im Erschöpfungszustand (sein ganzes Wissen am Ende und quasi ausgeschöpft) die Diagnose „Verwachsungsbauch" in den Raum gestellt, weil er sich eben nicht mehr weiter zu helfen wusste und dem Kind damit endlich einen fassbaren Namen geben konnte. Seelische Ursachen anzudeuten, scheuen sich die meisten Ärzte, weil dies eben sehr oft eine Ausschlussdiagnose ist und eines gut fundierten Wissens und schon ordentlicher klinischer Erfahrung bedarf. Letztlich müssten sich diese Patienten einem psychosomatisch erfahrenen Arzt vorstellen und nicht in den OP. Nicht nur für den Patienten ist besser, wenn man ihn nicht operiert, sondern ebenso für den Chirurgen. Unzufriedenheit auf beiden Seiten mit allen möglichen Konsequenzen ist nämlich vorprogrammiert.

Nun zu den „tatsächlich" Kranken, die einen Chirurgen aufsuchen. Sie stellen die ganz überwiegende Mehrzahl, welche sich einem zu Rat und Tat anvertraut. Das gesamte Spektrum unserer Gesellschaft spiegelt sich auch in unseren Patienten wieder. Keine zwei Menschen sind gleich, selbst eineiige Zwillinge nicht. So ist es auch mit den Patienten. Zum einen in Bezug auf ihre Persönlichkeit und natürlich dann um ein weiteres unter Berücksichtigung ihrer Erkrankung. Und dann kann natürlich noch die besondere Situation einer schweren Erkrankung mit ungewissem Ausgang hinzukommen – Ängste, Unsicherheit, Hoffnung, Verzweiflung, gefährdete Existenz und was es sonst noch alles gibt, das einen Menschen durchaus aus der Bahn werfen und ihn plötzlich in ein ganz anderes Licht stellen kann, dass er sich selbst kaum wiedererkennt.

Trotzdem, die meisten Patienten sind gefasst. Je gefestigter ihre Persönlichkeit ist, desto leichter sind sie zu führen. Natürlich kommt bei einer solchen Wortwahl

(„führen") unweigerlich die „Asymmetrie des Arzt-Patienten-Verhältnisses" auf, patriarchalische Abhängigkeit, keine partnerschaftliche Beziehung, kein Mitspracherecht. Es hilft dennoch alles nichts, die Vorschläge zur Entscheidungsbildung kommen immer vom Fachmann, ob es nun um Krankheiten geht, um einen Autokauf oder eine Investition. Immer ist die Sachlage so darzustellen, dass sich der Kunde (ein fürchterliches Wort im Arzt-Patienten-Verhältnis, das zwischenzeitlich auch im Gesundheitswesen hochgehalten wurde) eine Meinung bilden und sich entscheiden kann. Dabei wird es immer eine Abhängigkeit geben, insofern als eben die Wissensdominanz beim Arzt liegt, das letztendliche Entscheidungsrecht aber beim Patienten bleibt. Der Umgang miteinander ist dabei entscheidend und der sollte immer von Respekt geprägt sein, von gegenseitigem Respekt, wohl gemerkt.

Mir fällt ein Mittelständler ein, der regional bekannt war und ebenfalls ein Magenkarzinom hatte. Ich war damals erst kurz an meiner neuen „Wirkstätte". Auf Empfehlung seines Hausarztes sollte er sich auch noch bei mir vorstellen, obwohl er bereits einen Termin bei dem damals noch prominenteren Kollegen in der Landeshauptstadt hatte. Er ließ mich seine persönliche Bekanntheit und mutmaßliche Überlegenheit spüren und vermittelte, dass er sich natürlich nicht in die Nachwuchssparte zur Behandlung begeben werde. Ich muss zugeben, dass ich nicht ganz frei von Emotionen blieb. Zwei Jahre später ist er an einem Rezidiv des (primär sehr frühen) Tumors verstorben.

Dann gibt es gelegentlich noch die Patienten, die schon alles wissen und jede Anmerkung prinzipiell auch noch kritisch hinterfragen. Sie können einen ganzen Betrieb durcheinander wirbeln – nachhaltig. Sie muss man nun wirklich straff führen, darf keine Widerrede dulden und ihnen aber auch keine Angriffspunkte bieten. Wenn eine Untersuchung am Mittwoch um 8.17 Uhr angesetzt wurde, so muss sie genau zu dieser Zeit stattfinden, keine Sekunde später, aber auch nicht früher. Und es muss alles glatt laufen, was ja in der Chirurgie leider nicht immer gelingt, auch wenn dieses Risiko zwischen verschiedenen Chirurgen erheblich schwankt.

Auch eine Frau Zahnarztgemahlin kann aus den Rahmen fallen, wenn sie einen wegen ihres Sohnes nach einer sehr komplikationsträchtigen Operation heimsucht – bei einem, allen in ihren Kreisen bekannten Spezialisten am Bodensee. Keiner der Insider kennt jedoch diesen Chirurgen. Sie selbst glaubt aber nach wie vor an seine Kompetenz. Sie wohnt zwar in einem der unmittelbar benachbarten Dörfer, aber wieder in die dortige Klinik zurückfahren will sie nun auch nicht. Vielleicht will sie auch nur nicht den unmittelbar anstehenden Termin zur durchaus angebrachten Gesichtspackung verpassen. Sie hat klare Vorstellungen, was nun zu geschehen hat. Bei dem Versuch, ihr Borniertheit zu erklären (dumm sein, ohne es auch nur zu ahnen), gerät alles aus dem Lot. Nun mischt sich auch noch der Sohn ein, wobei man wissen muss, dass nach herkömmlicher Meinung Intelligenz (bekanntermaßen graduell unterschiedlich ausgeprägt) von Söhnen vor allem von ihren Müttern ererbt wird. Kein befriedigendes Ende für alle Beteiligten – auch wenn das auswärts verursachte Desaster wenigstens somatisch geregelt werden konnte.

Schließlich zu Dr. Helmut Moldaschl, wie war das denn mit ihm als Patienten. Eine ganze Reihe von Patienten oder Schicksalen vergisst man sein Leben lang nicht. Bemerkenswerte Behandlungserfolge, schlimme Nackenschläge, an die Nieren gehende Umstände, sonstige Ereignisse. Er gehört zu diesen Bildern. Wie bereits erwähnt, habe ich den Situs seiner ersten Operation noch vor Augen. Der Tumor wäre technisch gut entfernbar gewesen. Aber das Stippchen auf dem Omentum minus, der segelförmigen Verbindung der kleinen Magenkurvatur zur linken Leberunterfläche war nicht wegzudiskutieren. Eine der Situationen, die auch den besten Chirurgen der Tumorbiologie nicht entkommen lässt. Entfernt man zu diesem Zeitpunkt trotzdem den Tumor, dann ist zwar der Krebs entfernt, aber eben nur scheinbar. Die zu diesem Zeitpunkt schon in der Bauchhöhle verstreuten, aber noch nicht sichtbaren Tumornester fangen kurz über lang wieder zu wachsen an. Und bis sich der Patient einigermaßen von dem Eingriff erholt hat, ist er schon wieder todkrank. Nach spätestens neun Monaten ist auch mit einer nachgeschalteten Chemotherapie die Hälfte der Patienten ihrem Tumorleiden erlegen. Zudem erreicht einen Teil der Betroffenen auch gar nicht mehr eine solche adjuvante Behandlung mit verschiedensten Medikamenten, da sie eine postoperative Komplikation unmöglich macht.

Beim Patienten Moldaschl war die Intention eine neoadjuvante, wohl gemerkt nicht von vornherein eine palliative Chemotherapie. Durch die Blutung konnte das vordem geplante Regime allerdings zeitlich nicht umgesetzt werden. Obwohl die Chemotherapie sehr kurz war, hatte sie offenbar doch gewirkt. Es waren keine neuen Herde auf dem Peritoneum, also machte es Sinn, die Chemotherapie postoperativ fortzusetzen.

Dann ergab sich noch die Geschichte mit der Deutschen Krebsgesellschaft und Büchern über Krebs, die von allgemeinem Interesse sind und quasi das Siegel „Ein hervorragendes Buch zum Thema Krebs" erhalten, zu dem ein Freund von mir ein Vorwort geschrieben hatte. In diesem Buch beschrieb mich Helmut Moldaschl sehr genau, ohne auch nur irgendwo meinen Namen oder den Ort der Klinik zu nennen. Das für mich frappierende war, was er aus meinen Äußerungen herausgehört und wie er mein Verhalten interpretiert hat. Zwei komplett verschiedene Welten, die nebeneinander ohne scheinbar jegliche Verbindung bestehen und aneinander vorbeischweben. Das hätte ich vor dem Lesen seines Buches niemals so geglaubt. Und deshalb habe ich dieses Buch oft meinen Kollegen und Studenten zum Studium und Lernen empfohlen. Auch solche Verbindungen bleiben natürlich ein Leben lang in Erinnerung.

In den Jahren nach der Operation kam Herr Moldaschl regelmäßig zu mir. Es war stets eher der Besuch eines Bekannten. Die eigentlichen „Untersuchungen" fanden immer in der Medizinischen Klinik statt. Immer etwas angespannt saß er anfangs mir gegenüber. Wenn die „Nachuntersuchung" zum Gespräch wurde, über Wien oder vor allem das Fahrradfahren, musste nicht selten meine Sekretärin an ein anstehendes Telefonat oder die nächste OP erinnern. Die eigentlich wertvollsten Nachuntersuchungsergebnisse kamen mit der Post: Fotos und Postkarten von Fahrradtouren, aus Italien, Nizza und vor allem vom Erklimmen des Großglockners auf zwei Rädern. Das fand ich immer beeindruckend und öfter habe ich von dieser speziellen Art der onkologischen Nachuntersuchung erzählt.

20 Die Situation des Arztes

Werner Hohenberger, Helmut Moldaschl

Werner Hohenberger. Wenn ich viele Jahre später in Gesprächsrunden den einen oder anderen Teilnehmer foppen wollte, weil er gelegentlich die Bodenhaftung zu verlieren drohte, dann erzählte ich von meiner Schulzeit.

„Ich bin in einer Eliteschule groß geworden!"

Allgemeine Aufmerksamkeit und Respekt schlagartig gewiss!

Die Realität: In unserem Dorf mit seinen knapp zweihundert Einwohnern gab es in den fünfziger Jahren immer noch eine Schule. Achtundvierzig Kinder in einem großen Raum, mittendrin der Kanonenofen – und natürlich der Lehrer. Alle Klassen beieinander. Ein Jahrgang war nicht besetzt: Zum Ende des Krieges hin waren die potentiellen Erzeuger noch nicht daheim gewesen – und so dünnte die Schülerzahl pro Jahrgang zum Kriegsende hin allmählich aus. Erst mit dem Jahr 1947 sprang sie auf das erste Rekordhoch von zehn Schülern.

Unser Lehrer war sehr streng mit uns. Ohrfeigen und Schläge mit dem Rohrstock auf die Finger, alltäglich. Das folgende ist nun keine selbstgefällige Anmerkung; ich war – warum auch immer – der einzige, der nie in dieser Weise gezüchtigt wurde. In der zweiten Klasse angekommen, musste ich mit der ersten Klasse Lesen und Schreiben üben, obwohl ich selbst bereits nach einem Vierteljahr meine eigene Schiefertafel zerstört hatte. Von der feingliedrigen Hand eines später vielleicht ordentlichen Chirurgen noch keine Spur.

Gegen Ende der vierten Klasse sickerte durch, dass einer meiner Mitschüler, der Sohn eines Dessinateurs eines mittlerweile weltweit agierenden Schalherstellers im Nachbardorf auf die Oberrealschule in der Kreisstadt gehen sollte. Was eine Oberrealschule war, wusste ich nicht so genau. Nur war für mich klar, wenn der dorthin geht, dann ich erst recht! Gegen den Willen der Eltern und des Lehrers („Die Schande, wenn Du sitzen bleibst und wieder in die Dorfschule zurückmusst") setzte sich der neunjährige Pimpf durch – und bezahlte dafür mit dem Preis des „Schülertriathlons" – sechs Kilometer mit dem Fahrrad, acht Kilometer mit dem Zug und zwei Kilometer Fußweg zur Schule – und nachmittags wieder zurück – bei Sonne, Wind und leider auch bei Regen und Schnee. Das stählt durchaus.

Als ich so um die sechzehn Jahre alt war und nachmittags gegen halb drei von meiner Tagestour hungrig zu Hause angekommen war, saßen meine Eltern und mein Großvater in der Küche.

"Was willst Du eigentlich einmal werden?" fragte unvermittelt mein Großvater.

„Pilot".

Schnell fertig, gut Geld verdienen, die Welt kennen lernen.

Mein Großvater fing tatsächlich an zu heulen; vielleicht kamen Erinnerungen seiner Soldatenzeit aus den beiden Weltkriegen wieder auf. Ging also nicht.

„Dann studiere ich Medizin!"

https://doi.org/10.1515/9783110611441-020

Dauert zwar am längsten, aber Ihr wollt es ja nicht anders. Allgemeine Zustim-mung.

Es war nicht der Wunsch der Arzt zu werden, der allen Menschen zu ihrem See-lenheil verhilft. Solche Kandidaten haben wir Anfang der neunziger Jahre in Regens-burg, wo wir einen erklecklichen Anteil der Studienbewerber durch persönliche In-terviews ausgewählt haben, gnadenlos aussortiert. Sie werden nämlich keine guten Ärzte. Es war vielmehr das Kausalbedürfnis zu erfahren, wie der Mensch und seine Organe funktionieren, die Psyche durchaus mit inbegriffen. Arzt – und übrigens auch erwachsen – bin ich erst mit fünfunddreißig Jahren geworden. Erst dann hat man die erforderliche Lebenserfahrung und auch das Fachwissen, um kranke Menschen gut beraten zu können. Bis dahin war ich nur ein Mediziner. Das sollten auch junge Ärzte so akzeptieren und sich der Stimme enthalten, wenn sie an der Grenze ihrer Persönlichkeit gefordert werden. Die allermeisten von ihnen machen nämlich die gleiche Entwicklung durch – und das ist durchaus kein Makel noch eine Schande. Das Schlimmste was sie dann tun können, ist einfach irgendwelche Dummheiten von sich zu geben, nur damit ihre Bedeutung, die sie eben in der Regel noch nicht haben, nicht unterschätzt werden könnte. Die folgenden Konfusionen sind oft erheb-lich – mit Schaden für wirklich alle betroffenen Parteien.

Die Güte des Arztes, die mein alter Lehrer Hegemann oft apostrophiert hat, der seine Patienten mitnimmt, ihnen wieder Kraft und Mut gibt, sie auch mit passenden Worten in den Tod hinein begleiten kann, ist eine weitere Dimension. Sie besitzen und vermitteln zu können, ist eine zusätzliche Herausforderung. Sofern ich sie überhaupt Patienten offenbaren konnte, so war dies erst noch einmal zwanzig Jahre später.

Ich war von jeher von der naturwissenschaftlich basierten Medizin überzeugt. Es war mit Anlass, nach dem Physikum, der damals zweiten Prüfung im Medizinstudium vor dem klinischen Teil, in der Biochemie promovieren zu wollen. Kausalbedürfnis, die Prinzipien des Lebens und seiner Mechanismen verstehen. Von der DNA, dem Grundbaustein jeglichen Lebens hatte uns schon unser Biologielehrer im Gymnasium das Wesentliche beigebracht. Watson und Crick hatten dafür 1962 den Nobelpreis er-halten. Biochemie war in. Ich klapperte alle Professoren im Biochemischen Institut ab. Keiner wollte sich meiner annehmen. Alle waren mit anderen Dingen beschäftigt, den Lehrstuhlinhaber eingeschlossen. Ohnehin wäre ich wahrscheinlich auch so Chirurg geworden.

Fünfundzwanzig Jahre später begegneten wir uns beide wieder, mein ehemals von mir ins Auge gefasster Doktorvater, damals frischer Inhaber des Lehrstuhles für Biochemie und ich. *Beide* nunmehr Lehrstuhlinhaber, inzwischen beide auch Deka-ne ihrer Fakultäten – Begegnung auf Augenhöhe, der Biochemiker und ein Chirurg. Es ergab sich, dass ich irgendwann einmal bei den häufigeren Zusammentreffen in dieser Zeit in unserer Dekanfunktion unser erstes Zusammentreffen viele Jahre zu-vor ansprechen konnte. Er war tief betroffen – bis zu seinem Tod anhaltend. Auch er wurde zu meinem Patienten. Am Ende war er vom Leiden erschöpft und wollte nur noch sterben.

Die allermeisten Patienten, die einen Arzt aufsuchen, wollen Hilfe und Rat und dass man sich ihrer annimmt. Und sonst gar nichts. Kein langes Drumherum, korrekt und anständig behandelt. Ein paar nette Worte. Kommunikation herstellen. So, wie man halt auch selbst gerne behandelt werden möchte. Ich wollte zudem immer wissen, mit wem ich es „genau" zu tun hatte. Mit drei Fragen ist man meisten schnell am Ziel. Meiner Frau ist dies gelegentlich peinlich, weil man natürlich auch im privaten Leben diese Neugierde beibehält; dabei ist sie eher „angeboren" und dann halt hilfreich in diesem Beruf. Dieses Interesse an anderen ist sicherlich auch die Voraussetzung für Empathie. Sich in andere hineinversetzen zu können – und dann auch noch zu wollen. Auf der anderen Seite, der nicht wirklich am Patienten interessierte Arzt stößt mich bis heute ab. Ich habe dies immer sehr negativ zur Kenntnis genommen, wenn ich Patienten oder auch Bekannte bei Kollegen anmeldete, weil ihr Problem in ein anderes Fachgebiet fiel und als erstes nach dem Versicherungsstatus gefragt, ein Termin in vier Monaten in Aussicht gestellt wurde oder der versprochene Rückruf auch noch nach fünf Tagen nicht erfolgt war. Dann konnte ich recht harsch und direkt werden.

Dass einen Patienten aufsuchen freut die meisten Ärzte. Es drückt auch Anerkennung aus. Dem will man gerecht werden. Zugegebenermaßen erfasst man bei dem ersten Gespräch bei weitem nicht den gesamten Hintergrund des vor einem sitzenden Menschen, seine Ängste, seine eigene Vorstellung von Krankheitsentstehung, seinen bisherigen Leidensweg und so fort. Allerdings, inwieweit der eigene Eindruck mit dem stimmig ist, was so mit den ersten Sätzen herüberkommt, erfasst man doch sehr schnell. Das ist der Beginn der Diagnosestellung. Wie weit jedoch die Welten von Arzt und seinem Patienten auseinanderliegen können, dass der Patient vor allem das gesprochene Wort des Arztes und dessen „Benehmen" komplett anders versteht und vor allem auch interpretiert, habe ich erst aus dem Buch „meines" Patienten über seine Erkrankung erfasst (Helmut Moldaschl, erstes Buch).

Helmut Moldaschl, Zwischenbemerkung. Dies liegt an der Sensibilisierung des Patienten. Er hört anders zu als „normale" Menschen. Der Arzt hingegen verbleibt in seiner Rolle als „normaler" Mensch.

Werner Hohenberger. Das könnte durchaus so sein. Wir realisieren das jedoch nicht, es wird uns nicht bewusst. Das sachliche Ziel eines Arztes ist es zunächst einmal, bestmöglich zu helfen. Dazu braucht man erst einmal eine Diagnose und dann kommt der Behandlungsvorschlag.

Diagnose beginnt mit Betrachtung des Gegenübers, nicht mit der Anamnese, der Befragung zur Erkrankung, wie es immer in den Lehrbüchern zu lesen ist. Es dauert nur zwei Augenblicke, zu erfassen, wie der Patient zur Tür hereinkommt, vor einem dann steht, sich hinsetzt. Auf die Begrüßung reagiert und so fort. Meinen Studenten habe ich in der ersten Vorlesungsstunde eines jeden Semesters empfohlen, sie sollten sich einmal eine halbe Stunde lang vor das Cafe Mengin in der Innenstadt setzen und einfach einmal die Menschen wirklich anschauen, die da so vorbeilaufen. Aus den Gesichtszügen zu lesen versuchen, was in dem Betreffenden gerade so vorgehen mag. Man wird plötzlich sehen, dass da einer ein kleines bisschen sein linkes Bein nach-zieht. Oder dass einer mehr gebeugt geht, als die meisten. Und manchmal kann man sogar eine Erbkrankheit im Gesicht ablesen – die sogenannten Café-au-lait-Flecken, kleine Pigmentflecken um die Lippen herum – das Peutz-Jeghers-Syndrom, das auf-grund eines „Webfehlers" im Erbgut zu einem hohen Risiko bösartiger Erkrankungen führt. Dies ist der Grundstein für die Erkennung von Mustern, dem Grundstock des Erfahrungsschatzes. Dahinter steckt aber mehr. Es ist nicht die Berufserfahrung oder gar das Bauchgefühl. Es ist sehr viel mehr, nämlich der Abgleich eines „Augenbli-ckes" mit unserem gigantischen Computer, der im Laufe eines Lebens eine riesige Da-tenmenge abgespeichert hat. Ich behaupte trotz des Wissens, dass nichts unmöglich ist, dass aber kein Computer je die Leistung eines qualifizierten Hirns ersetzen kann.

Den kürzesten Weg von einem Symptom zur besten Therapie finden, ist das Ziel, unter Vermeidung unnötiger Diagnostik. Und der Behandlungsvorschlag vor allem in den operativen Fächern muss beileibe nicht immer „Operation" lauten: Manchmal ist es nämlich besser und zudem oft schwieriger zu entscheiden, gar nichts zu tun, vor allem nicht zu operieren.

21 Die Neugierde der Patienten

Werner Hohenberger, Helmut Moldaschl

Werner Hohenberger. Dr. Helmut Moldaschl, promovierter Physiker und Mathematiker, hat mehrfach anklingen lassen, dass Patienten alles wissen wollen. Als wissbegieriger Mensch von Haus aus will er wahrscheinlich noch mehr erfahren als die meisten anderen Patienten. Es klingt aber eindeutig auch Neugierde mit, jenseits von Neugier, der Base der Wissbegierde.

„Was denkt ein Chirurg bei der ersten Untersuchung eines Patienten (den er möglicherweise operieren wird)?", " Was denkt er bei einer Operation und wie läuft eine normale und eine anormale ab?" „Was war die beste, die schlechteste, die traurigste und die bemerkenswerteste Operation und was war die aufwendigste?"

Einen Blick in die Seele wie auch in die Werkstatt der Chirurgen wollen die Menschen gerne werfen. Die Aura miterleben. Es muss aufregend sein. Wie sonst wären die entsprechenden Fernsehserien so erfolgreich, „Die Schwarzwaldklinik" zum Beispiel, bis heute ein Renner, obwohl die „Urfassung" inzwischen Jahrzehnte zurückliegt. Um es vorweg zu nehmen, das damalige Schauspiel „des" Chefarztes war für uns Chirurgen Blasphemie und Beleidigung, völlig daneben. Übrigens, Humor ging ihm ebenfalls völlig ab. Mit einer Gruppe von Chirurgen, die auf dem Weg zu einem Kongress in der Bundeshauptstadt war, befand sich „Herr Professor Brinkmann" ebenfalls an Bord. Im Bus vom Flugzeug zur Ankunft frotzelten ihn einige von uns an (man muss es zu seiner Entschuldigung so formulieren).

„Herr Kollege, wie geht es Ihnen?"

Er war unwirsch, abweisend, keinerlei Zeichen auch nur einer Spur von Humor. So sind die allermeisten von uns schon einmal nicht!

Chirurgie ist nicht nur Handwerk, sondern für eine ganze Reihe zudem auch Wissenschaft und für manche sogar Ästhetik und Kunst.

Unbesehen davon, im Grundsatz sind sich die meisten Chirurgen ziemlich ähnlich. Es gibt einen gemeinsamen Nenner: Pragmatismus, schnelles Erfassungsvermögen und Analysieren, Entscheidungsfreudigkeit, schnelle Umsetzung. In der Regel ziemlich belastbar. Zauderer stehen in diesem Beruf auf verlorenem Posten. Die negativen Seiten: wortkarg – mehr denken als sagen, manchmal unwirsch, Neigung zu Überschusshandlung, insbesondere wenn die intellektuelle Kontrolle mäßig ausgeprägt ist. Extrovertiertheit dennoch selten, gelegentlich unzweifelhaft erkennbar, was von den meisten unserer Zunft nicht unbedingt positiv bewertet wird. Exzessives Feiern besonderer Erfolge und Maßnahmen zur ebensolchen Bewältigung von Frust gehören inzwischen wohl eher der Vergangenheit an, waren aber „früher" an der Tagesordnung.

Untersuchungen von Patienten bleiben meist darauf beschränkt, das unmittelbar anstehende Problem zu erfassen. Das heißt aber nicht, dass wir unabhängig davon unsere Ohren nicht aufstellen und die Gesamtsituation „scannen". Dafür ist das, was

https://doi.org/10.1515/9783110611441-021

unserer Diagnose meistens folgt zu gravierend, nämlich immer Körperverletzung, die nur durch das Erreichen des festzulegenden Zieles gerechtfertigt ist. Das heißt dann „Indikationsstellung". Unser Handeln muss gut begründet sein. Wir sind ergebnisorientiert und wollen in erster Linie Heilung. Dies wird auf rein sachlicher Basis abgearbeitet. Viel mehr denken wir dabei nicht, obwohl all diese Entscheidungen hohes Verantwortungsgefühl abverlangen. Darauf sind wir programmiert.

Bei der Operation ändert sich daran nichts Grundlegendes. Es braucht einige Zeit, bis man ohne äußerlich erkennbare Emotionen scheinbar regungslos funktioniert. Das Schwitzen, das Zittern, der feinschlägige Tremor, die innere Aufregung müssen schnell abgelegt werden; bei einigen allerdings ein bleibendes Dilemma. Ich glaube, sie sind ein Berufsleben lang von Ängsten eingenommen und können bis an die Grenze zur Selbstzerstörung leiden. Die Angst vor dem Versagen, einer Situation nicht gewachsen zu sein, schwingt immer bei allen von uns mit, bei einem weniger und bei anderen mehr. Das Ausmaß hängt nicht von der Berufserfahrung ab; gute Chirurgen werden geboren. Chirurgen die als Choleriker gelten, bei einer Operation Assistenten oder das Pflegepersonal beschimpfen oder sogar mit Instrumenten um sich werfen, gehören eindeutig in die Kategorie der permanent Überforderten.

In diesem Beruf muss man hineinwachsen mit einer ziemlich langen Lehrzeit. Am Anfang einer Chirurgenausbildung stehen das Überwinden der Orientierungslosigkeit in der Bauchhöhle und das schrittweise Erlernen der Operationsabläufe. Das in der Anatomie Gelernte in die Praxis umzusetzen, ist gar nicht so leicht. Und manche erfassen die letzten Feinheiten der Organverklebungen aus der embryonalen Entwicklungsphase eines jeden Menschen (embryonale Adhäsionen) auch am Ende ihrer Tätigkeit noch nicht vollständig. Kein „Situs" gleicht nämlich einem anderen. Alle Menschen sind unterschiedlich und weisen zahlreiche Varianten auf.

Meistens beginnt die praktische Ausbildung eines Chirurgen mit einer Blinddarmoperation, wobei ja eigentlich nur der Wurmfortsatz entfernt wird, die Appendix. Durch Assistieren und Operieren unter Anleitung eines Erfahreneren wächst man allmählich in diesen Beruf hinein und kennt sich schließlich im Operationsgebiet aus. Dann folgt das Erlernen der technisch schwierigeren Eingriffe an der Leber, der Bauchspeicheldrüse, an der Speiseröhre und in der Tiefe des kleinen Beckens am Mastdarm. Jetzt will der Umgang mit den größeren Gefäßen ebenfalls gelernt sein. Sie sind schließlich Leitschiene, zum Beispiel bei der Lymphknotenausräumung, die fester Bestandteil fast jeder Krebsoperation ist und sie sind auch die letzte Hürde, um die Grenzen des Machbaren auszuloten. Auf diesem Niveau gibt es keine fest planbaren Operationsabläufe mehr. Nur die Zielsetzung steht fest. Der Weg dorthin muss sich den Unwägbarkeiten anpassen; häufig muss improvisiert werden. Mit dem Ende der Hautnaht, die inzwischen fast ganz durch Klammergeräte oder Gewebekleber ersetzt ist, hat man dann schon ein gewisses Gefühl, ob alles gut gelaufen ist und keine postoperative Störung des normalen Heilverlaufes zu erwarten ist, obwohl man gelegentlich dann allerdings doch negativ überrascht wird. Wenn nicht alles so zur eigenen Zufriedenheit abgelaufen ist, bleibt nichts anderes als zu hoffen, dass an der einen oder anderen Schwachstelle einer Naht oder Rekonstruktion doch alles gut werden wird. Unerwarteter Weise treffen einen trotzdem gelegentlich die Nackenschläge durch nicht vorhersehbare Komplikationen. Deshalb sollte man sich auch nie in diesem Beruf zufrieden zurücklehnen. Immer auf der Hut bleiben, sonst kommt die nächste Niederlage prompt.

Bei einer Operation herrscht keineswegs permanent andächtige Stille. Es wird durchaus viel geredet; auch Späße werden gemacht. Dennoch wird die ganze Zeit zudem auch nonverbal kommuniziert. Blindes Verständnis zwischen Operateur, Assistenten, Instrumentierschwester (obwohl politisch inkorrekt, spare ich mir den Instrumentierpfleger auch noch zu erwähnen). Ohne ein Wort zu verlieren, weiß jeder, was jetzt passieren wird und zu tun ist. Auch diese Sprache versteht nicht jeder.

Mit den Jahren kommt eine sehr große Zahl von Operationen zusammen. An eine ganze Reihe kann man sich auch noch nach langer Zeit gut erinnern. Besondere Umstände die Person des Patienten betreffend, anfänglich nicht absehbare Lösung einer herausfordernden Situation, postoperative Komplikationen. Nach vielen Jahren trifft man auf der Straße unerwartet einen früheren Patienten und erinnert sich auch jetzt noch an besondere Umstände seines „Falls".

Das Wort „schwierig" habe ich nie in den Mund genommen. Für mich signalisiert es immer „dem bin ich nicht gewachsen".

Man nimmt all dies mit nach Hause und sinniert auch noch in der Nacht darüber weiter. Aber das gibt es wohl in allen Berufen.

Nach Superlativen in einem Berufsleben zu suchen macht keinen Sinn. Sie sind ohnehin relativ und es gibt sie eigentlich nicht. Alles und jede Situation kann noch „getoppt" werden, auch die scheinbar beste Leistung und leider auch die schlimmste Niederlage. Es gibt nicht den besten Chirurgen, auch nicht den besten Maler oder Schauspieler, ebenso wenig den besten Politiker oder Manager.

Natürlich kommt nach einer Operation, die rund gelaufen ist ein gewisses Gefühl der Zufriedenheit auf. Es gibt aber kein Erreicht-Haben des Optimums. Die Grenzen des Machbaren muss man sich immer wieder erkämpfen. Sie sind nicht irgendwann für immer erreicht. Die Zusammenhänge mit dem Leistungssport sind offensichtlich. Selbst ein Jahrhunderttalent wie der Fußballer Messi vom FC Barcelona musste sich den Zenit hart erarbeiten; immer wieder die gleichen Trainingseinheiten und zwar regelmäßig. Das Limit immer weiter hinausschieben. Die „stupiden" Ochsentouren gibt es in jedem Beruf. Wer sie ignoriert, wird nie zur Spitze gehören! Nach Pausen, im Profisport meistens durch Verletzungen bedingt, gilt es wieder weit vorne anzufangen. Dabei machen die Sportler wie auch wir Chirurgen Leistungsschwankungen durch, die übrigens für Außenstehende nicht zu bemerken sind, die man aber selbst spürt. Das weiß ich von meiner Frau, die als OP-Schwester oft mit mir operiert hat und durchaus ein feines Gespür für nonverbale Kommunikation und die Wellenschläge der Gefühle hat. Man ist also nicht immer gleich gut „drauf". Am besten war ich in Form, wenn man ein ganzes Wochenende durchoperiert hatte. Nach einem Urlaub galt es erneut, sich an das Leistungsvermögen zuvor heranzuarbeiten. Auch das nimmt das Umfeld nicht war. Am besten also, Tag und Nacht arbeiten und keinen Urlaub machen. Dann läuft man zur Höchstform auf. Dass manche der Jüngeren dieses Niveau nie erreichen werden, ist auch dem Arbeitszeitgesetz geschuldet. Sie dürfen gesetzlich verordnet nicht so viel trainieren, wie sie es eigentlich müssten und manche es wohl auch gerne täten.

Werner Hohenberger, Helmut Moldaschl. Auch Ärzte sind neugierig in dem Sinne, dass sie gerne bestimmte Hintergründe erfahren würden, die ihnen die Patienten aber auch nicht auf die Nase binden. Wenn sie selbst zu Patienten werden, könnten sie sich in dieser Rolle ja wiederfinden und dann ihre Fragen quasi selbst beantworten. Es sind aber andere Antworten, die sie suchen, nämlich die eines Nichtmediziners, die von Laien.

Uns beschäftigt zum Beispiel die *Aufklärung von Patienten* sehr. Seit zwanzig Jahren bin ich als Fachherausgeber von Aufklärungsbögen tätig und kenne damit die Hintergründe dieser „Dokumente". Bis zu acht Seiten nimmt ein solcher Vordruck ein. Ein Laie soll darin die wesentlichen Schritte einer Operation und vor allem die typischen Komplikationen erfassen können. Das Ziel dieser Bögen ist aber primär nicht die dem Patienten hilfreiche Information, damit er sich auf das vorbereiten kann, was so auf ihn zukommt, sondern rein rechtliche Absicherung für den Fall eines nachfolgenden Vorwurfs der fehlerhaften Behandlung! Wenn es zu einer Komplikation nach jedweder Behandlung kommt und es liegt keine ausreichende Aufklärung vor, der Patient möglicherweise also gar nicht wissen konnte, was da so alles an Negativen möglich ist, hat der angeschuldigte Arzt keine Chance, falls der Patient ihm Vorwürfe macht. Um dem vorzubeugen, gibt es die Aufklärungsbögen. Sie erleichtern den Beleg der erfolgten – „lückenlosen" – Aufklärung.

Vor diesem Hintergrund gibt es in der Redaktion und bei den beteiligten Juristen eine permanente Diskussion über den Umfang der Aufklärung, um ja keine Lücken entstehen zu lassen. Hinter den Kulissen natürlich. Bundesgerichtshofurteile werden angeführt, das Arzneimittelgesetz ins Spiel gebracht, so dass selbst Komplikationen, die mit einer Wahrscheinlichkeit von 1 : 1.000.000 auftreten könnten, ebenfalls erwähnt werden müssten. Ein Ereignis also, von dem selbst ein sehr, sehr erfahrener Chirurg nicht einmal erahnen kann, dass es so etwas gibt. Wenn einmal wirklich etwas so Seltenes passiert, wäre dies eher ein Fall für einen „Case Report" (Fallbericht) in einer wissenschaftlichen Zeitschrift, aber nicht für einen Aufklärungsbogen. Zukünftig würden sonst die bisherigen Aufklärungsbögen zu mehrbändigen Vertragswerken ausufern, mit denen kein Mensch mehr umgehen kann. Sie werden ohnehin immer länger und länger.

Deshalb insgeheim immer wieder die Frage, wie wichtig ist eigentlich dem Patienten die Aufklärung überhaupt? Was erfasst er vom Gespräch und auch von den ja sehr umfangreichen Aufklärungsbögen?

Helmut Moldaschl. Aufklärung war für mich nicht wichtig. Ich kriegte so viele Bögen, von denen ich jeden unterschrieb, ohne ihn genau zu lesen. Es war immer dasselbe. Das einzige Problem vor der Magen OP war die Herausnahme meiner Unterkieferprothese, was ich verweigerte. Der arme Anästhesist beteuerte mir, dass er massiv intubieren müsse und ich dann ersticken könnte. Darauf sagte ich ihm, er könne diesbezüglich einen Vermerk zu seiner Absicherung machen, aber die Prothese bliebe auf jeden Fall drinnen. Der Grund waren die lockeren Zähne, an denen das Ding hing, allerdings nur auf Adhäsionszug. Wir waren einig und zufrieden.

Werner Hohenberger. *Resümee:* Alles Mögliche fällt dem Patienten vor einer Operation auf und er nimmt alles sehr ernst. Die Aufklärung gehört nicht dazu. Sie wird offenbar als unwichtiger Verwaltungsakt abgetan. Ich hatte mir mehr Unterstützung erhofft, die Aufklärungsbögen zukünftig entrümpeln zu können. Das scheint aber nicht möglich zu sein.

Zweite Frage: Welche Rolle spielen mögliche Komplikationen der anstehenden Operation im Bewusstsein von Patienten? Weiß er, dass solche Eingriffe auch tödlich ausgehen können?

Der Hintergrund ist die Patientensicherheit, die im Bewusstsein der Chirurgen stets präsent sein sollte mit dem Ziel, möglichst immer einen regelrechten Heilverlauf zu erzielen. Trotz aller Aufmerksamkeit, Erfahrung und Kunst geht aber nicht jede Operation glatt aus – Komplikationen treten leider immer wieder ein, auch bei den wirklichen Könnern in diesem Fach. Ein Horror für alle Beteiligten. Wenn es sich dabei um eine Wundeiterung handelt, ist es nicht all zu schlimm. Die Behandlung wird etwas länger dauern und die Narbe kann sich verbreitern und eingezogen sein. Auch das Risiko eines Narbenbruches erhöht sich. Letztlich aber doch überschaubarer Schaden.

Die nächsthäufige Komplikation sind Nachblutungen, von denen es verschiedene Erscheinungsformen gibt. Schließlich wird ja bei einer Operation „geschnitten" und jeder kennt von dem versehentlichen Schnitt in den Finger, dass es ordentlich bluten kann. Dabei fließt selbst bei einer großen Operation, wenn sie beherrscht wird, wenig Blut und am Ende des Eingriffes sollte alles „trocken" sein. Trotzdem sind umschriebene Einblutungen (Blutergüsse) in die Haut nicht ganz zu vermeiden. Sie sind keine eigentliche Komplikation, eher ein Schönheitsfehler, auch wenn in den folgenden zwei oder drei Wochen die Haut alle möglichen Verfärbungen zwischen blau und gelb annimmt. Am Ende verschwindet alles folgenlos.

Anders sieht es schon mit dem Koagel aus, einer Ansammlung geronnenen Blutes unterschiedlichen Ausmaßes in der Wunde selbst. Es bereitet Schmerzen, kann recht groß werden und muss unter Umständen unter nochmaliger Eröffnung der Hautnaht entfernt werden, eventuell sogar in Narkose. Zudem erhöht sich das Risiko einer Wundinfektion. Eine länger anhaltende Vereiterung könnte den Klinikaufenthalt beträchtlich verlängern. Das Wundheilungsproblem hat außerdem auch noch Nachwirkungen. Die Entwicklung einer festen Narbe, die es sogar Gewichtshebern erlaubt, ihren Sport wiederaufzunehmen, ist stark gefährdet. Narbenbrüche treten viel häufiger auf.

Insgesamt ebenfalls noch hinnehmbare, wenn auch unangenehme Nebenwirkungen einer Operation. Kritischer wird es schon, wenn es zu größeren Nachblutungen in die Bauchhöhle oder den Brustkorb kommt. Der Blutverlust kann beträchtlich werden und dann ist zügiges Handeln geboten, damit es nicht zum Verbluten kommt.

Schließlich sei noch eine typische Komplikation in der Bauchchirurgie erwähnt – der Nahtbruch am Magen oder Darm, auch Naht- oder Anastomoseninsuffizienz in der Fachsprache genannt. Nach Abtragung des erkranken Anteiles der Speiseröhre, des Magens oder des Darmes entsteht ein Defekt, der wieder durch Naht geschlossen werden muss. Wird ein größerer Anteil dieser Organe entfernt, wie in der überwiegenden Mehrzahl der Fälle, so muss die Lücke wieder überbrückt und Dünndarm mit Speiseröhre oder Magen und Dünndarm mit Dickdarm verbunden werden; dies erfordert dann besagte Anastomose. Von denen gibt es noch eine ganze Reihe weiterer Optionen, je nachdem welche Magen-Darm-Abschnitte entfernt werden mussten. Unglücklicherweise halten diese Nähte nicht immer und es kommt zu einem Leck, einer Anastomoseninsuffizienz. Letztlich liegt dieser Komplikation in der überwiegenden Mehrzahl ein technischer oder strategischer Fehler des Chirurgen zugrunde. Nur so sind die großen Häufigkeitsunterschiede zu erklären: Bei Dickdarmverbindungen schwankt die Rate zwischen null und 30 %; gerüchteweise tritt in einer Klinik, die gar nicht so schlecht beleumundet ist, nach einer Speiseröhrenentfernung sogar in 70 % eine Undichtigkeit der Nahtverbindung auf. Das Entstehen einer Anastomoseninsuffizienz ist jedoch keine Kleinigkeit. Es kann eine schwere eitrige Bauchfellentzündung entstehen, die bei entsprechender Ausprägung nur jeder dritte Patient überlebt.

Das alles gehört zum Hintergrund der Frage nach dem Wissen der Patienten um die Risiken, die sie auf sich nehmen.

Helmut Moldaschl zu Komplikationen. Ich kann mich in den Wochen vom 10.9.2004, dem Zeitpunkt der Diagnose durch den Internisten bis 04.11. 2004, dem Zeitpunkt meiner Entlassung aus dem Krankenhaus nicht einen Augenblick an den Zustand der Angst erinnern. Vielleicht jenen der Resignation, aber sonst war ich immer nur im Zustand des Interesses oder gelegentlich des Gedankens an den recht baldigen Tod. Aber das in aller Ruhe. Nicht einmal, als mein Sohn in der Internen beim Ärztestützpunkt Information über meinen Zustand einholte und dort wohl erfuhr („Du kannst dir nicht vorstellen, was die mir gesagt haben ..."), dass es wohl nur noch einige Wochen dauern würde, was ich aber nicht geglaubt habe. Objektiv nicht geglaubt habe, nicht „nicht gehofft" habe. Auch nicht, als ich während der 1. Chemo mit einem Hämoglobinwert von ca. 5,5 daheim im Schlafzimmer zusammengeklappt bin und am nächsten Tag in der Internen keine 20 Meter mehr gehen konnte. Ich interessierte mich immer für diese Zustände, die für mich merkwürdig fremd waren. Vielleicht war es der Versuch der Bewältigung eines Angstzustands.

Nicht fremd waren mir die Untersuchungen, was die Technik, die Physik, die Auswertung etc. betraf. Das Interesse an der praktischen Umsetzung technischer Zusammenhänge haben mich derart interessiert, dass die Untersuchungen in ihrer Wirkung auf mich zurücktraten. Beim Palliativansatz allerdings habe ich den erklärenden Arzt schon genau gefragt, was da gemacht werden soll. Doch ist das ja dank der Kunst von Prof. Hohenberger anders gelaufen, als es zunächst geplant war.

Ich habe nicht daran gedacht, dass ich bei der OP versterben könnte, das war mir offen gestanden auch ziemlich gleichgültig, denn so konnte es ohnedies nicht weitergehen, und ich habe der Narkoseärztin eine Minute vor Eintritt der Narkose noch gesagt, dass ich jetzt noch mit dem Rad auf den Hetzles fahren könnte, einen Berg in unserer Nähe, was sie mit „Aber gleich nicht mehr" gekontert hatte. Als ich um 16:35 aufwachte, hatte ich sofort 4,5 Stunden berechnet, nach dem riesigen Pflaster auf meinen Bauch gegriffen und festgestellt, dass das eine vernünftige Sache gewesen sein konnte. Also kein Auf-Oje-Zu und keine Pankreas-OP.

Der Professor hatte aber einige Tage vorher, bei meiner Frage, warum keine OP möglich wäre, auch etwas über die Gefährlichkeit angedeutet und gefragt, was wohl meine Frau sagen würde, wenn ich dabei verstürbe, worauf ich ihm geantwortet hatte, dass sie gut versorgt wäre. Also auch da war nicht die geringste Angst.

Über Komplikationen der Operation hatte ich mir nie Sorgen gemacht, nicht einmal nachher, als ich mich als *Projekt* definiert hatte, die Ärzte verwundert geschaut hatten und ich ihnen den Projektfortschritt messbar als Anzahl der Anschlüsse definierte, was natürlich provokant barer Unsinn war. Da waren nämlich massenhaft Aszites in meinem Bauch und Schwester S. wurde von mir gedrängt, den Entwässerungsanschluss abzuziehen, was enormen Koagel-Output zur Folge hatte und ein komisches Pflaster als Ersatz für die gezogene Sonde. Meinen blödsinnigen Hinweis, man könnte sie ohnedies wieder aus dem Papierkorb herausholen und zurückstecken, hatte sie ernst genommen und aufgeschrieben.

Vielleicht bin ich ein merkwürdiger Patient, der sich nur von außen sieht. Kann das sein?

Werner Hohenberger mit dem Versuch einer Interpretation. Es ist erstaunlich, mit welchem Gottvertrauen sich Patienten hohen, bei größeren Operationen durchaus potentiell tödlichen Risiken unterwerfen. Offenbar ist die Angst vor dem mutmaßlich mehr oder minder „spontan" tödlichen Ausgang der Grundkrankheit so groß, dass sie alle weiteren Risiken wohl nicht einmal erfassen bzw. komplett ignorieren oder sogar bewusst auf sich nehmen. Dies alles zusammenfassend schreibt ja hierzu Herr Moldaschl: „Ich habe nicht daran gedacht, dass ich bei der OP versterben könnte, das war mir offen gestanden auch ziemlich gleichgültig, denn so konnte es ohnedies nicht weitergehen".

Die Welten von Ärzten und Patienten laufen doch häufiger konkordanter als man meinen möchte. Die Formulierung „So kann es ohnehin nicht weitergehen" habe ich wörtlich immer als Indikation für eine Operation mit diskussionswürdiger Notwendigkeit gesehen und diesen Satz oft benutzt. Also, wenn jemand wiederholte Entzündungsattacken von Ausstülpungen des Dickdarmes durchmacht – eine Sigmadivertikulitis zum Beispiel (der S-Darm – Colon sigmoideum – ist am häufigsten von einer solchen Entzündung betroffen), ohne dass es ihm je wirklich schlecht ging, muss man nicht operieren, wenn ein Darmdurchbruch im Bereich des Divertikels ausgeschlossen wurde. Zwei Tage lang ein passendes Antibiotikum und nur mehr Trinken ohne feste Nahrung führt in mehr als neunzig Prozent der Betroffenen zur weitestgehender Beschwerdefreiheit. Nur wer am dritten Tag keinen Appetit beim nunmehrigen Frühstück hat oder sich sogar erbricht, muss mit ziemlicher Sicherheit operiert werden. Die allermeisten Patienten aber eben nicht. Alle anderen haben ein deutlich niedrigeres Risiko, je operiert werden zu müssen. Selbst wenn solche Episoden immer wieder auftreten, kommt der Satz von Herrn Moldaschl zum Tragen: „So kann es nicht mehr weitergehen!" Erst dann sollte man als Chirurg eine Operation empfehlen.

Ich war oft enttäuscht, dass die allermeisten Patienten die teils beträchtlich unterschiedlichen Behandlungsergebnisse von Chirurgen nicht zur Kenntnis genommen haben. Dazu gehören die postoperativen Komplikationen wie auch Heilungsraten bei Krebsoperationen. Entsprechende Daten sind massenweise publiziert, Patienten aber nicht ohne weiteres zugänglich. Jetzt erst, nach dem Ende meiner aktiven chirurgischen Tätigkeit, fange ich an die Hintergründe zu erfassen. Die meisten Patienten wollen einfach ihr Problem gelöst haben, um jeden Preis und möglichst sofort. Scheuklappen verhindern mit dem Verstand, wie auf dem Reisbrett, das Problem zu analysieren, sich nach optimaler Lösung umzutun und gezielt die Person aufzusuchen, die nach sachlicher Analyse am besten in der Lage ist, ihr Problem zu lösen. Das schizophren Anmutende ist, dass sich inzwischen wohl die Mehrzahl der Menschen im Internet auf die Suche nach Schnäppchen macht, wenn sie einen Einkauf tätigen will. Bei der Behebung von Gesundheitsproblemen tun sie dies nicht – zumindest auf die richtige Art und Weise. Sie versuchen vielmehr Pseudowissen auf diesem Weg zu erwerben und überfordern sich dabei maßlos. Im Gegenteil, sie laufen dabei nur Gefahr, Scharlatanen auf den Leim zu gehen.

Helmut Moldaschl. Wenn ich mich an die Situation erinnere, in der ich damals war, als ich die Diagnose erhalten hatte, dann frage ich mich, ob ich imstande gewesen wäre nach einem besonders fähigen Chirurgen zu suchen. Die Antwort ist nein. Es war mir eigentlich ziemlich egal, wem ich da unters Messer kommen würde. Ich war nur daran interessiert, dass die Unsicherheit eines weiteren schrecklichen Ablaufs einer wie immer gearteten Gewissheit Platz machte – selbst mit dem Risiko des Todes.

Werner Hohenberger. Diese Antwort, dass es einem Patienten in seiner großen Not ziemlich gleichgültig ist, von wem er operiert wird und damit verbunden, wie es letztlich ausgeht, ist etwas frustrierend. Warum sollte sich da ein Chirurg ein Berufsleben lang um optimale Arbeit bemühen, es sei denn seines eigenen Selbstverständnisses von guter Leistung wegen. Es gibt denjenigen Recht, die gar nicht wissen wollen, wie viele ihrer Patienten nach fünf Jahren noch leben. Ihren Leistungsnachweis suchen sie gar nicht. Sie ködern Patienten stattdessen vor allem durch moderne Marketingstrategien – aufgesetzt freundlich, große Sprüche, gekonnte Selbstdarstellung.

Werner Hohenberger

Der Professor. Verantwortung und Sorgfalt sind Stichwörter, die durch die Presse gehen. Hier kann sie sich festbeißen, und mit ihr die Patienten. Zunehmend mehr Patienten sehen es als Selbstverständlichkeit an, dass eine Operation glatt verläuft. Sie sehen die Operation als reine *Serviceleistung* – und machen sich dabei übrigens zum Kunden! Vor allem, wenn es um nicht unbedingt notwendige Behandlungen geht. „Krumme" Zähne ohne funktionelle Relevanz, zu viel Fett am Bauch, die Brust zu klein, der Arsch zu flach und die Lippen faltig. Dies sind an sich keine Patienten mehr, mit allem was ein Arzt damit an Verpflichtungen und Verantwortlichkeiten ihnen entgegenzubringen hat. Keine Schicksalsgemeinschaft mehr, vielmehr „Die Transformation zur Dienstleistungsgesellschaft" wie es kürzlich ein Chirurg in einem Editorial formuliert hat (Bartholomäus Böhm, CHAZ 2017), einzig konsequenterweise einem Dienstleistungsvertrag verpflichtet, übrigens mit entsprechenden juristischen Folgen. Das angeforderte Ergebnis kann eingeklagt werden. US-amerikanische Praktiken; brauchen wir das wirklich?

Wie auch immer, entspricht der Service nicht den Erwartungen, so wurde auch sonst gepfuscht. Selbst eine unbedeutende Rötung der Haut, die womöglich auch noch juckt, wird als Anlass zum Meckern aufgegriffen. Solche Vorwürfe tauchen auch bei der Behandlung unstrittig notwendiger Eingriffe auf und sie sind nicht immer falsch. Erstaunlicherweise wird dann fast immer die *Klinik* als Ganzes beschuldigt. Kollektivschuld quasi. Wenn sich Pannen häufen oder gravierend erscheinen, es vielleicht sogar sind, oder alles anders als erhofft verläuft, dann wird auch im kultivierteren Europa schon gelegentlich der Rechtsweg beschritten und der Vorwurf der fehlerhaften Behandlung erhoben – die Parteien streiten sich schließlich vor Gericht.

Ein Gutachter aus dem betroffenen Fach wird hinzugezogen. *Hat doch sowieso keinen Sinn. Eine Krähe hackt der anderen kein Auge aus*, sind die gängigen Meinungen. Das stimmt aber keineswegs, denn wer einen gerichtlichen Gutachtenauftrag annimmt, verpflichtet sich zur objektiven Beantwortung der anstehenden Fragen nach bestem Wissen und Gewissen. Zuwiderhandlung seitens eines Gutachters kann ebenfalls bestraft werden. Das will doch keiner riskieren, und die schwarzen Schafe sollen ohnedies von jedem von uns aussortiert werden.

Nur der geringere Teil der Vorwürfe ist letztlich haltbar. Selbst wenn die schlimmsten Katastrophen nach einer Operation eintreten, muss noch lange nicht im Sinne des Gesetzes ein Fehler begangen worden sein. Wenn ein Patient umfänglich aufgeklärt wurde, ist schon einmal die erste Stufe eines möglichen Fehlers vom Tisch. Wobei die allermeisten Patienten die inhaltliche Kenntnisnahme des Aufklärungsbogens ablehnen, sie wollen gar nicht alle möglichen *Scheußlichkeiten* wissen. Für den Arzt ist ihre Erwähnung im Aufklärungsgespräch aber unter Umständen existentiell – wenn eben einmal etwas Gravierendes passiert.

https://doi.org/10.1515/9783110611441-022

Als nächstes gilt es zu klären, ob im gegebenen Fall von den üblichen Anforderungen an Diagnostik und Behandlung abgewichen wurde. Dazu ist eine lückenlose Dokumentation eine wichtige Voraussetzung, denn die Dokumentation dessen, was tatsächlich passiert ist, kann den Beschuldigten entlasten oder ihn auch in Kalamitäten bringen. Nicht selten mangelt es aber an ausreichender Dokumentation der erfolgten Anordnungen und Maßnahmen.

Die tatsächlich notwendigen Maßnahmen sind am besten in Leitlinien zusammengefasst, sofern es solche zur gegebenen Fragestellung gibt. Deren Sinnhaftigkeit betrifft eine der Kuriositäten, die der neue Gesundheitsminister Thomas Price aus dem Trump'schen Kabinett von sich gibt – er lehnt sie nämlich entgegen der Meinung des Restes dieser Welt ab. Ein weiterer Schritt zur zunehmenden Verwunderung über dieses Land. Nach weniger als einem Jahr ist auch er von seinem Amt zurückgetreten, ohne großen Schaden für die Menschheit verursacht zu haben.

Schließlich bleibt als Letztes zu klären, ob ein Übernahmeverschulden vorliegt. Dies bedeutet, dass im Falle einer Operation ein Chirurg einen Eingriff vorgenommen hat, dem er offensichtlich niemals gewachsen war. Solche Situationen gibt es nicht selten. Allerdings sind sie so gut wie nie nachweisbar. Wenn alle Papiere, sprich formale Weiterbildungszeugnisse stimmen, hat man kaum eine Chance des entsprechenden Nachweises, auch wenn alles danach riecht. Es ist eine der am meisten frustrierenden Situationen für Gutachter und Staatsanwalt, denn dann handelt es sich fast immer um die schwersten mutmaßlichen Vergehen – unter Umständen mit Todesfolge. Hierzu kommt mir ein Fall aus dem Nordwesten unserer Republik in Erinnerung. Ein Staatsanwalt ruft mich an. Ein Todesfall im Gefolge einer Operation beschäftigt ihn.

„Da ist Einiges schiefgelaufen. Sie müssen uns helfen".

Vorwurf der fahrlässigen Tötung.

„Schicken Sie mir doch die Unterlagen. Ich melde mich dann wieder bei Ihnen".

Der Sachverhalt: Ein Patient erleidet nach einer Operation eines Mastdarmkrebses ein lokales Rezidiv (Wiederauftreten des ehemals operierten Tumors an gleicher Stelle). So etwas kann kein Chirurg verhindern. Nur wiederum: Die Häufigkeit eines solchen Rezidivs kann unter Chirurgen erheblich schwanken. Wie auch immer, unser putativ zu Recht anzuklagender Chirurg hatte einen Patienten mit Rektumkarzinomrezidiv ohne jegliche Vorbehandlung, nämlich denkbarer Radiochemotherapie, also Bestrahlung plus simultaner Chemotherapie, operiert.

Es kamen nun allerdings einige Faktoren hinzu, welche die Sinnhaftigkeit dieser Maßnahme in Frage stellten. Der Patient war ein gehöriger Trinker, deutlich über das Maß eines regelmäßig Wein konsumierenden Bundesbürgers hinaus. Er hatte bereits eine Leberzirrhose mit gewaltigen Folgen: Pfortader-Hochdruck und zudem eine kritische Verminderung der Blutblättchen, die für die Blutgerinnung unabdingbar sind. Beide Faktoren erhöhen das Blutungsrisiko jedweder Ursache enorm: das kann das spontane Nasenbluten sein, das Ziehen eines Zahnes, aber auch die kleinste Operation. Der kleinste Schnitt kann zu nachhaltigen, kaum stillbaren Blutungen führen. Der portale Bluthochdruck als Folge der Leberzirrhose lässt jede Blutstillungsmaßnahme durchbrechen, denn im Zustromgebiet des Blutes zur Leber steigt der Strömungswiderstand enorm an, und trotz korrekter Unterbindung oder Umstechung eines Gefäßes in der Bauchhöhle spritzt das Blut aus jedem kleinsten Loch bei jedem Baucheingriff. Stichkanalblutungen nennen wir das: aus jedem Einstich des Gewebes mit der weniger als einem Millimeter dünnen Nadel sickert das Blut nachhaltig weiter.

Der mit der Leberzirrhose einhergehende Blutblättchenmangel verhindert zudem jedwede spontane Blutgerinnungsmöglichkeit des Körpers.

Wenn man in einem solchen Fall einer weit fortgeschrittenen Leberzirrhose überhaupt ans Operieren denken kann, so sollten dies nur die wirklich sehr erfahrenen Operateure versuchen. Vor allem bei einem Rezidiv eines Mastdarmkrebses mit zudem erheblichen weiteren Erschwernissen. Die anatomischen Verhältnisse in der Bauchhöhle sind durch die Voroperation verändert und die Entfernung eines Rezidivtumors ist technisch sehr viel herausfordernder als ein Primärtumor. Neben den besonderen Erschwernissen der Operation bedarf auch noch das perioperative „Management" eines sehr erfahrenen Teams von Anästhesisten, Gerinnungsspezialisten und Intensivmedizinern.

Nun, ein in solchen Fällen sehr erfahrener Operateur war unser „Anzuklagender" sicher nicht, obwohl er schon mehrere Jahre in dieser Klinik als Chefarzt tätig war. Und sein Krankenhaus bot wahrscheinlich auch nicht das erforderliche Spektrum an Experten für die intra- und postoperative Behandlung. Er selbst war mir bei Kongressen schon öfter negativ aufgefallen. Er erschien dabei zwar immer recht forsch, doch in seinem substantiellen Wissen eher eingeschränkt. Fast ausschließlich emotional. Angesichts der staatsanwaltlichen Anfrage erkundigte ich mich bei mir bekannten Kollegen aus seinem regionalen Umfeld, und die Antworten bestätigten meine Vorbehalte – *„Arrogant. Viele postoperative Komplikationen. Unkollegial. Oft überfordert."*

Allein, im gegebenen Fall hat er „auf dem Papier" alles richtiggemacht. Keine Chance also ihn zu bestrafen. *Übernahmeverschulden* wäre der einzige Punkt gewesen, jedoch nicht zu belegen. Der Staatsanwalt war frustriert wie ich auch. Keine Anklagemöglichkeit. Doch es gibt so etwas wie Gerechtigkeit, denn ein halbes Jahr später wurde er gefeuert!

Selbst wenn also schwerste Komplikationen aufgetreten sind, ist im rechtlichen Sinne bei der Mehrzahl der Vorwürfe kein Fehler gemacht worden, obwohl vielleicht einem anderen, routinierteren und erfahreneren Operateur *mit überwiegender Wahrscheinlichkeit* all dies nicht passiert wäre.

23 Angst als Grundprinzip

Werner Hohenberger, Helmut Moldaschl

Der Patient. In allen Kulturen finden sich Grundgefühle als wesentliche Bestandteile der menschlichen Existenz. Zu ihnen gehören Freude, Überraschung, Traurigkeit, Liebe, Hass und letztlich auch *Angst*. Angst ist verwandt mit Enge und Bedrängnis und unverzichtbares Element der Selbsterhaltung. Jeder von uns kennt sie, was nicht bedeutet, dass sie jedem in gleicher Weise begegnet. Sie äußert sich aber im Allgemeinen recht bestimmt, wenn die eigene körperliche Unversehrtheit gefährdet scheint. Insbesondere im Zustand einer schweren Erkrankung entsteht Angst bei Gedanken über entscheidende Veränderungen und letztlich über ein mögliches Ende des Lebens. In medizinischen Belangen und hier insbesondere bei bevorstehenden chirurgischen Eingriffen ist sie von eindrucksvoller Präsenz.

Obwohl Angst negativ belegt ist, löst sie nicht a priori negative Gefühlsregungen aus, sie wird sogar gelegentlich als lustvolle Erfahrung gesucht und erlebt, etwa in Form der Thrills, in denen Kontrasterfahrungen aufregender Gefahrensituationen und deren Bewältigung zu einer Steigerung des Lebensgefühls führen. Erwartet und erwünscht ist der sogenannte *Kick* bei der Wende zwischen der aktuellen Anspannung und der folgenden Befreiung aus der Angstphase.

Angst tritt oft schon beim ersten *Erlebnis Krankenhaus* zutage. Lange vor einer Einlieferung oder der unmittelbaren Vorstellung davon. Dabei ist sie an dieses Objekt und an geistig antizipierte Konstellationen gebunden, die als damit zusammenhängend interpretiert werden. Sogenannte Phobien. Schon beim Betreten des Gebäudes verstärkt sie sich als objektbezogene Furcht durch die absurde Vorstellung einer förmlich physischen Attacke durch das Haus selbst. Hinzu gesellt sich ein diffus assoziierter Angstanteil, der dem Objekt nicht direkt zugeordnet werden kann. Von dieser Assoziierung werden unkontrollierbare Gefühlsregungen ausgelöst, die aus Emotionen verschiedener Amplituden aus einem breiten Angstspektrum bestehen. Anstelle alltäglicher und damit beruhigender Emotionselemente wie *Erstaunen, Überraschung, Bewunderung, Vertrauen* und *Akzeptanz,* treten nun Elemente aus dem eher unerwünschten, unangenehmen Emotionsbereich Ehrfurcht und Fügsamkeit mit beherrschender Dramatik hervor:

Ängstlichkeit. Schrecken. Sorge. Und Angst.

Für uns ist Angst, jetzt ausgelöst durch den Vorausblick auf körperliche Beschädigung, eine neue und unbekannte Herausforderung, mit der wir fertig werden müssen. Wesentlichen Einfluss dabei werden die individuelle Risikoerfahrung und das Vertrauen in die eigene Kompetenz haben, sich dieser Angst erfolgreich zu stellen.

Zwar beschlich mich damals beim Gedanken an die Ergebnisse der bevorstehenden Untersuchungen und ihre möglicherweise dramatischen Konsequenzen Unruhe,

https://doi.org/10.1515/9783110611441-023

nicht jedoch Angst. Eigentlich weiß ich auch gar nicht genau, wie ich sie bewältigte. Vielleicht habe ich sie überdeckt durch mein Interesse an der mir bis dahin fremden räumlichen Situation, durch das Interesse an den eindrucksvollen Geräten mit ihren mir gut bekannten physikalischen Funktionalitäten und der Kompetenz des Personals, der perfekten Organisation und dem nahtlosen Ablauf, in dessen Zentrum ich stand. Möglicherweise auch durch die Beschäftigung mit der Psychologie während meines Studiums an der Universität Wien, die mir förmlich riet, mein Gehirn von meinem kranken Körper zu trennen. Psychologie hatte mich ebenso interessiert wie die Physik, und auch wenn ich mich mit ihr nicht in gleich intensiver Weise beschäftigt hatte, hatte ich das durchaus professionell getan, auch Prüfungen für diese Vorlesungen abgelegt.

Doch kann ich mir leider auch vorstellen, dass dieser Kalkül beim nächsten Mal nicht mehr so gut funktioniert, möglicherweise auch nicht bei anderen Personen.

Meine Leistenbruch OP, zehn Jahre nach der Magenoperation und wieder vom Professor praktiziert, hatte mich emotional in keiner Weise belastet. Natürlich waren ihre Bedingungen und ihr Gefährdungsgrad völlig anders, als bei der schwierigen Magen OP. Trotzdem habe ich meine Gedanken und meine Erfahrungen aus der Magenoperation bei der gedanklichen Vorbereitung direkt auf diese Operation übertragen, und das hat einwandfrei funktioniert: Die zweite OP war für mich völlig stressfrei und ihre Belastung war vergleichsweise marginal. Ich habe auch hier in meinem Gehirn gelebt und nicht außerhalb, was mir ja schon bei der Magenoperation entscheidend geholfen hatte.

Solche und ähnliche Erfahrungen sollten uns bewegen, uns auf einen Krankenhausaufenthalt anders vorzubereiten oder vorbereiten zu lassen als bisher. Davon bin ich zutiefst überzeugt.

Der Professor. Das Angstgefühl vor ärztlichen Eingriffen ist mir sehr wohl präsent, vor allem die Angst vor dem Zahnarzt. Sie geht auf meine Kindheit zurück und ist bis heute geblieben. Das Maul voller kariöser Zähne mit entsprechendem Handlungsbedarf. Örtliche Betäubung vor dem „Eingriff" – kannst Du vergessen. Je nach Lage des Zielobjektes tiefgreifender Bohrungen bin ich im Sessel langsam aufgestanden oder noch tiefer in seiner Spartanerhaftigkeit versunken.

Im vorgerückten Alter frage ich mich öfter, was mich beschleichen würde, wenn ich zum Patienten würde, vor allem als Notfall zum Beispiel mit einem Darmverschluss in eine Chirurgische Klinik eingeliefert zu werden, wo ich zudem um die Fähigkeiten der in der nächsten Klinik tätigen Kollegen Bescheid weiß. Angst vor dem Ausgeliefertsein bar jeglicher Eingriffsmöglichkeit. Ich bekomme dann ganz einfach Angst – um mein Überleben. Diese Angst ist die eines Fachmannes, der die Situation hinter den Kulissen kennt, mit allen dortigen Unzulänglichkeiten. Diese Art von konkreter Angst ist offenbar anders als die unserer herkömmlichen Patienten. Ihre Angst ist der Urangst näher, nicht in konkrete Worte zu fassen, kaum objektivierbar.

Werner Hohenberger, Helmut Moldaschl

Wenn Menschen in Not sind, laufen sie am ehesten Gefahr, Scharlatanen in die Hände zu geraten. Das ist in Geldangelegenheiten so und in der Medizin nicht anders. Es ist sicher kein gigantisches Problem, aber unterschwellig vorhanden, keinesfalls zu verleugnen.

Der Patient. Unsere zutiefst gelangweilte Gesellschaft ist mittlerweile ausgerichtet auf 100 % Lifestyle und Lebensgenuss. Durch Unfall oder Krankheit haben wir also viel zu verlieren. Jede Art von Krankheit, und sei sie noch so marginal, ist gerade ob dieses Verlustrisikos mit Unsicherheit und Angst verbunden. Gesunde haben Angst krank zu werden und Kranke, nicht mehr gesund zu werden. Deshalb sind sie zunehmend bereit, sich auf einen trügerischen Weg in Richtung Gesundheit zu machen. Sie glauben an jeden Weg, auf dem der Erfolg risikolos, schnell, sicher und billig garantiert sein soll. Diesem Trugbild fallen Kranke anheim, da sie ebenso aufgeschlossen, wie unerfahren und hilflos sind.

Der Scharlatan nun weiß um die Befindlichkeiten dieser potentiellen Kunden, wie die Hyäne oder der Gepard in der Savanne um die Schwäche eines Kalbes oder eines kranken Tieres. Im Gegensatz zum tierischen Räuber aber täuscht der Scharlatan Wissen und Fähigkeiten vor, die er nicht hat, an die der Kranke aber bedingungslos glaubt, weil er ja gesund werden will, und deshalb bereit ist, sich bedingungslos irgendeinem Heiler hinzugeben, der ihm angeblich den sicheren Weg zur Gesundheit weist. So wird der Kranke dessen Opfer.

Die gesamte Homöopathie lebt von dieser Illusion. Beispielsweise von der Wirkung physikalisch unsinniger Verdünnung: Je stärker die Verdünnung, umso größer die Wirksamkeit. Das ist ihre unsinnige Botschaft. Ich spreche hier nicht als Mediziner der ich nicht bin. Mediziner mögen diese Dekadenz anders sehen.

Ich habe Bekannte (männliche und weibliche), die sich von der Schulmedizin abgewendet haben, weil diese ihres Erachtens nicht das kann, was beispielsweise die Homöopathie und die chinesische Medizin bieten. Und dabei kriege ich eine Mordswut, denn der Schulmedizin wenden sie sich immer dann gnadenhalber zu, wenn ihnen das Wasser bis zum Hals geht, stänkern aber auch dann noch gelegentlich herum und klagen nach erfolgreicher Operation nicht selten auf Schmerzensgeld.

Einer meiner Bekannten hatte während meiner Chemotherapie im Winter 2004/05 mir gegenüber bekannt, er sei froh, dass ihn dieses Schicksal nicht getroffen hätte. Mir war seine Bemerkung damals gleichgültig, aber meine Frau hat sie ihm übelgenommen. Einige Monate danach wurde bei ihm Parkinson festgestellt, an der er vor kurzem gestorben ist. Seine Frau hatte bis dahin nur vom rechtsdrehenden Zucker gelebt und von Kräutern, die sie bei Vollmond gepflückt hatte. Als seine Krankheit weiter fortschritt, war ihr letztlich kein Mittel von Bayer stark genug.

https://doi.org/10.1515/9783110611441-024

Bei einem weiteren Fall hatte eine Homöopathin diagnostiziert, sie könne schon an den Augen ihres Patienten erkennen, dass er keine Prostataprobleme hätte. Eine Biopsie hatte später das Gegenteil bestätigt.

Die Mediziner sind also quasi ein Spielball, dem man die lange Nase zeigt, solange es einem gut geht. Wenn es schlecht geht, wendet man sich an die Schulmedizin und wenn dort ernsthafte Probleme auftreten, ist man beim Anwalt. Das ist der Grund meines undifferenzierten Wutausbruchs.

Meines Erachtens müssten sich die Ärzte gegen solche Praktiken wehren. Es kann nicht sein, dass die Patienten in jedem Fall bestimmen können, was zu geschehen hat (Arztwahl, OP-Modus, Medikamente etc.), und wenn sie ihre Meinung durchsetzen, die Ärzte dann die ganze Verantwortung tragen. Ich will nicht schon wieder mit der Kernenergie anfangen, aber die Ähnlichkeit ist frappant.

Der Professor. Gegen die Zuflucht von Patienten zu Homöopathen bis hin zu Scharlatanen haben wir kaum Zugriffsmöglichkeiten. Als Präsident einer wissenschaftlichen Gesellschaft, kann man schon einmal öffentlich Ross und Reiter nennen, wenn solche Betrugsfälle in deren Zuständigkeitsbereich fallen. Das hat auch mir einmal die Androhung einer Verleumdungsklage eingebracht; erhoben wurde sie nie.

Solche Fälle sind besonders schlimm, wenn dabei schwere, dennoch potentiell heilbare Krankheiten verschleppt werden. Zu der Analyse von Ursachen, dass sich kranke Menschen an solche Heilsprediger wenden, müsste man systematisch die Hintergründe eruieren. So etwas ist bisher nie geschehen, zumindest weiß ich davon nichts. Angst vor „Eingriffen", deren negative Auswirkungen ohne deren eventuellen Vorteile zu erfassen, Unwissen und die Unfähigkeit, zu entsprechenden objektiven Informationen kommen zu können, spielen dabei wahrscheinlich die wesentliche Rolle. Je informierter, letztlich auch gebildeter ein Patient ist, desto weniger wird er an die Wirkung ineffektiver Substanzen glauben oder Scharlatanen in die Falle gehen.

Die Schulmediziner wissen natürlich zunächst einmal um dieses Phänomen und haben sich deshalb in der Vergangenheit auch damit auseinandergesetzt. Die Mehrzahl von Krebspatienten nimmt neben der schulmedizinischen Behandlung alle möglichen Substanzen, am häufigsten wohl Mistelextrakte. Dies ist aber auf keinen Fall eine alternative Behandlung, sondern eventuell eine komplementäre. Das heißt, sie bewirkt objektiv gar nichts, nimmt keinerlei Einfluss auf das Wachstum der Tumorzellen, gibt aber dem Patienten das Gefühl, dass er „alles" getan hat. Es beruhigt und hilft ihm letztlich doch irgendwie. Sie sind ein Placebo, wobei wir wissen, dass auch Placebos einen Einfluss auf ein Krankheitsgeschehen nehmen können, quasi aber eben nur scheinbar, vor allem eben der Seele helfend. Das alles könnte man als Schulmediziner hinnehmen. Helfen ist ja letztlich auch unser Motto. Kriminell wird es jedoch, wenn dafür Patienten abgezockt und ihnen unerfüllbare Heilungen in Aussicht gestellt werden. Dann gibt es kein Pardon mehr!

Ein prominenter Vertreter dieser Clique war auch Hackethal. Ursprünglich war er ein durchaus innovativer Knochenchirurg. In sich gespalten war er schon immer.

Irgendwann hat er sich in das halbseidene Milieu der Medizin begeben und sich dort zum selbsternannten Guru der Krebsmedizin und Julius zu seinem neuen Vornamen gemacht. Er hat sein Honorar an der Durchlaufzeit einer Sanduhr ausgemacht, eine recht skurrile Methode. Zwei Patienten von mir hat er in das Verderben geschickt. Einen jungen Mann mit einem großen Tumor im Zwischenfellraum (Mediastinum), dem er ohne Kenntnis irgendwelcher Röntgenbilder ein Asthma bescheinigt hat und dann einen engen Freund unserer Familie. Der war durch unseriöse pseudomedizinische Methoden gefährdet. Seine Eltern waren sehr früh verstorben und ihm in jungen Jahren die Verantwortungslast eines mittelständischen Unternehmens über Nacht auferlegt worden. Das alles kann Angst machen – und anfällig für „alternative" Medizin. Seine Symptome signalisierten ein Prostatakarzinom. Ich habe ihm eine baldige Operation nahegelegt. Da ich seine Skepsis erfasst habe, bin ich 150 km zu ihm nach Hause gefahren. Beide sind wir zwei Stunden lang auf der Kammhöhe unseres heimatlichen Bergwaldes spazieren gegangen. Er wusste von meinem Ressentiment gegenüber Hackethal. Trotzdem hat er ihn aufgesucht. Hackethal hat ihm diese falsche Diagnose eines jungen, unerfahrenen Kollegen ausgeredet und wohl durch Irisdiagnostik eine tuberkulöse Epidymiditis (Nebenhodenentzündung) diagnostiziert, eine exquisit seltene Diagnose. Richtig untersucht hat er ihn nicht. Nachdem sich auch nach einem Jahr die Symptome nicht gebessert hatten, ließ er sich schließlich doch operieren. Zwischenzeitlich waren nun bereits die Lymphknoten befallen und drei Jahre später ist er jämmerlich an den Lungenmetastasen des Prostatakarzinoms verstorben.

Hackethal hat im Zusammenhang mit dem Prostatakarzinom immer vom „Haustier-," und „Raubtierkrebs" gesprochen. Das war nicht so ganz falsch. Die überwiegende Mehrzahl der Männer stirbt wahrscheinlich tatsächlich *mit* einem Prostatakarzinom aber eben nicht *daran*. Aber sein Fanatismus war das Problem, nämlich die Realitäten korrekt darzustellen. Schließlich ist er selbst an einer Pleurakarzinose (Tumoraussaat auf dem Rippenfell) eines „Haustierkrebses" der Prostata verstorben – welche Häme des Schicksals für diesen streitsüchtigen Mann.

Aber es gibt auch noch andere Missetäter in unseren Reihen. Mir fällt ein junger Mann aus dem westlichen Teil des Regierungsbezirks ein. Vor Jahren will er in einer der großen Firmen der Metropole eine Lehre als Elektrotechniker beginnen. In dieser Zeit bildet sich an seinem linken Knie ein kleiner Knubbel der Haut, gerade mal reiskorngroß, vielleicht ein wenig größer. Er kratzt ihn mit dem Fingernagel ab. Es blutet ein bisschen, aber nach einiger Zeit ist alles abgeheilt. Nach drei Wochen allerdings fängt das Reiskorn wieder an zu wachsen und wird sogar noch größer.

Er ist nun doch ein wenig beunruhigt und beschließt einen Arzt aufzusuchen. Der Hausarzt der Familie aber ist weit weg und nur am Wochenende kommt der Mann gelegentlich nach Hause. Also sucht er im Telefonbuch nach einem Arzt in der Nähe seiner neuen Wohnung. Prima, da steht einer, gleich zwei Straßen weiter, tolle Anzeige – da gehe ich hin. Doch hinter der Anzeige steckt ein Krimineller, der wenig später wegen unerlaubter Abtreibungen zu mehreren Jahren Haft verurteilt wird und übrigens von Medizin keine Ahnung hat, zudem in schweren Finanznöten. Mit dem berühmten scharfen Löffel schabt er die Warze ab. Eine histologische Untersuchung kann unterbleiben. Und so geht es noch zwei Stationen weiter. Erst als Knochenmetastasen im Fersenbein das Laufen unmöglich machen, wird die Diagnose eines hoch malignen Weichteilsarkoms gestellt, eines bösartigen Tumors. Zudem haben sich zwischenzeitlich weitere Haut- und Muskelmetastasen am gesamten Bein eingestellt. Er hat Glück; mit einer Durchspülung des Beines unter Anwendung von Zytostatika und Überhitzung des Beines (hypertherme Chemoperfusion) kommt das Tumorwachstum zum Stillstand und schließlich sterben alle Tumore ab – und er lebt heute noch. Meistens geht es nicht so gut aus!

25 Divergenz in Gedankenwelten

Werner Hohenberger

Die Gedanken sind frei, hat kürzlich eine deutsche Kulturdelegation anlässlich eines Chinabesuches vor offiziellen Vertretern einer Provinzregierung gesungen. Sie sind aber genauso verborgen, zumindest in ihrer Gesamtheit. Dem Arzt die seines Patienten auch. Und das ist durchaus ein Dilemma. Vieles kann er ahnen und mutmaßen, bleibt aber gefangen in seiner persönlichen und damit subjektiven Welt und deren Wertung. Dass die Gedanken eines Patienten und seines Arztes jedoch komplett divergent verlaufen, dürfte sehr selten passieren. Was ein Patient alles so denken mag, dem Arzt aber gar nicht in den Sinn kommt, das scheint häufiger vorzukommen. Es geht eigentlich nicht nur um divergierende Gedankenwelten, sondern gelegentlich um *Welten* mit auseinanderliegenden Auffassungen, Wahrnehmungen und Wertungen des gleichen Sachverhaltes, gebahnt durch erworbene Denkweisen, von entsprechenden Verhaltensweisen gefolgt, individuellen Prägungen in der Kindheit und vielem mehr. Wohlgemerkt, auf beiden Seiten!

Dass sich Menschen anmaßend verhalten können, hat jeder schon einmal im Laufe seines Lebens erfasst. Da machen sie auch keinen Unterschied, wenn sie zu Patienten werden. Das hängt auch nicht damit zusammen, dass sie eventuell vermögend im weitesten Sinne sind, nicht nur etwas mehr Geld, sondern auch Einfluss, besondere Bekanntheit oder sonstige Tugenden besitzen. Scheinbar, nämlich – öfter nur aus ihrer persönlichen Sicht, muss man gelegentlich hinzufügen. Es gibt immer noch jemanden, der in jeder Beziehung noch einen „Zacken" drauflegen kann. Zu den wirklich „Besten" gehören sie also meistens nicht. Aber das ahnen diese „Typen" so gut wie nie. Eine gewisse Borniertheitsmanifestation ist meistens nicht übersehbar. Sie sind recht schnell durchschaut. Man muss jedoch durchaus vor ihnen auf der Hut sein; genauso schnell kann nämlich die gespielte Jovialität – durchaus auch ein Ausdruck von Unsicherheit – in Aggression umschlagen. Am besten, man behandelt sie wie jeden anderen Patienten auch und lässt ihre „Charmeoffensiven" oder auch „Wutanfälle" ins Leere laufen. Werden sie zum „fordernden" Patienten, der aus der Reihe tanzt und Ansprüche stellt, die mit korrekter Behandlung nichts mehr zu tun haben, erleichtert es sogar den Umgang mit ihnen. Letztmalige klare Ansage mit kurz gefasster Erläuterung des Regelwerkes im Klinikalltag, gelbe Karte sozusagen – mit Hinweis auf die rote in der Hosentasche. Dieses Schiedsrichteramt steht aber nur Führungspersonal zu. Die wirklich großen Persönlichkeiten zeigen all diese Attitüden nicht.

Dass jeder Patient auf sich bezogen seine Erkrankung für relevant hält und erst einmal das Schlimmste befürchtet, ist legitim und verständlich. Wie die objektive Relevanz aussieht, ist wieder eine andere Geschichte.

Da man eben viele Krankengeschichten im eigentlichen Sinne dieses Wortes nie vergisst (nebenbei: Im Klinikalltag wird unter Krankengeschichte oft die Krankenakte verstanden), kommt mir ein Ereignis in Erinnerung, das viele Jahrzehnte zurückliegt.

https://doi.org/10.1515/9783110611441-025

Ein junges Pärchen kommt nach einem Motorradunfall in die Notaufnahme. Die Frau schreit laut vor Schmerzen, auch Analgetika (Schmerzmittel) scheinen sie nicht zu lindern. Alle Schwestern und Ärzte stürzen sich quasi auf sie, um ihr zu helfen. Im Nebenraum liegt ihr Freund. Still, kein Jammern, gar nichts. Er schaut mit klaren Augen an die Decke. Äußerlich keinerlei Verletzung. Er scheint nichts Besonderes ab-bekommen zu haben und ist bei vollem Bewusstsein. An den Unfallhergang kann er sich noch gut erinnern.

Routinemäßig werden bei Notfällen bestimmte Laborwerte bestimmt. Nach zehn Minuten treffen die Ergebnisse ein. Bei der jungen Frau sind sie alle normal. Sie hatte schlussendlich außer Prellungen auch keinerlei relevante Verletzung. Der Hämo-globinwert bei dem Fahrer des Motorrades liegt bei 2,8 g% – Alarmstufe eins! Der Normalwert bei ihm wäre um vielleicht 14,0 g% zu erwarten gewesen. Bei dem nun gemessenen Wert ist jederzeit mit einem Herzstillstand zu rechnen, zum einen durch den zu erwartenden Volumenmangel im Kreislauf, aber auch durch die völlig ungenü-gende Sauerstoffversorgung aller Organe. Im Eilschritt geht es in den Operationssaal. Sofortige Eröffnung der Bauchhöhle. Sie ist voller Blut; die Milz ist regelrecht zerfetzt. Die Relevanz seiner Verletzung hat er nicht erfasst, obwohl auch er Schmerzen am linken Rippenbogen hatte. Wir aber auch nicht. Stille Wasser sind eben manchmal tiefer als vermutet und diejenigen, die gerne alle Aufmerksamkeit auf sich ziehen, brauchen sie oft nicht.

Verdrängungsbereitschaft ist uns allen bekannt. Und manchmal ist das auch ganz gut so. Es richten sich die Dinge schon immer wieder einmal spontan, obwohl sich Ungemach angebahnt hatte. Der gesunde Menschenverstand sagt einem eigent-lich meistens, wie es ausgehen könnte, wenn man sich in Ruhe die Sachlage vor Au-gen hält. Wenn sich aber auch nur scheinbare Ausweglosigkeit abzeichnet, braucht es Kraft, der augenblicklichen Wahrheit in die Augen zu sehen. Aber „scheinbar" und „augenblicklich" kann auch der Beginn des Lösungsweges sein. Um das anzugehen, braucht man fachmännischen Rat und die Hoffnung auf Besserung. Für Symptome, die auf eine ernste Erkrankung hinweisen, bedeutet es, nicht zu lange warten. Tat-sächlich können Minuten entscheidend sein, beim „Herz"-Infarkt, beim Schlaganfall. Die Symptome richtig einzuordnen, ist auch nicht immer einfach. Auch für einen Arzt nicht.

An einem Sonntagvormittag hatte mich ein Kollege per Telefon gebeten, einmal einen Patienten anzuschauen, der ihm „nicht gefalle". Er schicke ihn gleich vorbei. Klinisch ist mir nichts Besonderes aufgefallen. Es sollte eigentlich bis morgen Zeit sein, weitere Untersuchungen einzuleiten. Als er durch die Tür tritt, um das Zimmer zu verlassen, sagt er noch scherzhaft: „Da bin ich aber froh; ich hatte schon gedacht, das Herz sei mir in meine linke Hosentasche gerutscht". Hoppla, was soll das? Beim nunmehr nochmaligen und genaueren Hinsehen ist im linken Unterbauch ein puls-synchroner Tumor zu tasten. „Tumor" beschreibt" jegliche Formation, die „da" nicht hingehört. Er hatte eine Aussackung der Hauptschlagader und der linken Beckenarterie, die umschrieben schon geplatzt war, ein gedeckt rupturiertes Aortenaneurysma, das eine sofortige Operation bedingte, die er gut überstanden hat.

Wenn sich Symptome allmählich entwickeln, hat es in der Regel schon etwas Zeit, bis gehandelt werden muss. Als Faustregel sollte aber nie länger als vier Wochen gewartet werden.

Und dann gibt es natürlich noch eine Variante. Man nimmt sehenden Auges alles in Kauf, auch den schlimmsten Ausgang, ohne zu handeln. Wenn man weiß, dass es keine eigentliche Hilfe mehr gibt. Das ist dann allerdings keine Verdrängung mehr, sondern Herbeisehnen eines absehbaren Endes. Ein enger Freund hat vor nun schon einigen Jahren letztlich so gehandelt. Kein Tumor, sondern die Folgen eines lange bestehenden Diabetes. Leblos wurde er vor seinem Schreibtisch sitzend aufgefunden, das Nitrospray vor ihm auf der Tischplatte. Er wollte es so.

Die Internetrecherchen von Patienten gefallen uns Ärzten meistens gar nicht. Es ist nicht die Angst vor dem Verlust der Wissensdominanz. Es ist vielmehr die Sorge, es mit Schlaumeiern zu tun zu haben, die öfter auch nicht der Logik einer Sachlage und deren Konsequenzen folgen wollen („Implikationen" – was dies alles an unmittelbar zu ergreifenden Maßnahmen bedingt), sondern zudem auch noch das Hörensagen mit ins Spiel bringen. Wenn eben nach einem Kniegelenksersatz vor vier Jahren mit nachfolgendem „Ziehen" über die nächsten Monate nunmehr plötzlich der Unterschenkel dick und die gesamte Haut um das Knie herum derb und rot wird, so hat sich die Kniegelenksprothese infiziert. Da helfen keine Erklärungen wie die, dass der diesjährige Sommer besonders heiß und der kürzliche Fahrradausflug zu lang gewesen seien. Dass bei einem Bekannten Anisblütenumschläge in einer ähnlichen Situation geholfen hätten, wird diesen Patienten auch nicht sehr viel weiterbringen. Die Prothese wird entfernt werden müssen, „basta" – Schluss der Diskussionen! Da hilft leider kein Deuteln. Es geht um den Erhalt des Beines überhaupt!

Verdrängung der Wahrheit spielt eben immer wieder mit hinein. Manche Patienten wollen das vom Experten hören, was sie ohnehin schon im Internet gefunden haben. Der weitere Aspekt ist die Internetsuche nach *dem* Experten und die angewandten Suchkriterien (sieht nett aus, ausreichend Parkplatz, grüne Wiese vor der Kliniktür). Dabei sollte jeder wissen, dass die tatsächlichen medizinischen „Koryphäen", sofern man diesen Begriff überhaupt verwenden will, keinerlei Internetwerbung bedürfen.

„Was wird mit mir geschehen" hatte sich der Patient Helmut Moldaschl gefragt und gedacht, dass „dies der letzte Blick auf das Hier sein könnte", als die Narkose eingeleitet wurde. Dabei gibt ein Patient natürlich von Anfang an einen gewissen Teil der Hoheit über seinen Körper auf, wenn er sich in die Hand von Ärzten begibt. Spätestens mit Beginn der Narkose ist die völlige Willenlosigkeit eingetreten. Für den Chirurgen ist es wichtig, dass Narkoseführung, wie in diesen Zeiten der Regelfall, sehr gefahrlos ist, dass keine unerwarteten Bewegungen des Patienten seine Arbeit stören und er seinen Patienten in den sicheren Händen „seines" Anästhesisten weiß. Er hat eine klare Zielsetzung vor Augen, die er mit seinem Können, Wissen und seiner Erfahrung angeht. Eine sehr sachliche Zuwendung. Und es muss alles gutgehen. Diese Zielsetzung wird leider nicht immer erreicht, aber in der Summe doch sehr oft. Das sind die Gedanken des Chirurgen. Das meiste andere wird ausgeblendet, dass man gestern abends bei der Heimfahrt von der Klinik geblitzt wurde, die Tochter heute Geburtstag hat, sich der Enkel mit Latein schwertut und selbst die Schmerzen im Hüftgelenk durch die permanente Fehlstellung beim Operieren. All das existiert während des Ablaufes einer Operation nicht. Und natürlich wird einem vor einem Eingriff die besondere Verantwortung bewusst oder besondere „Umstände" in Verbindung mit dem vor einem liegenden Patienten (junge Frau, kleine Kinder zu Hause; großer Betrieb, hohe Verantwortung; bekannte Persönlichkeit, schlechter Ausgang katastrophal). All dies ist jedoch längst viele Male wahrgenommen, durchdacht, geordnet und im eigenen Katechismus archiviert worden.

Und dann scheint es die Menschen noch zu interessieren, was denn da alles so passiert, wenn sie in Narkose auf dem Tisch liegen und operiert werden. Hören „die" sich Musik an? Um es vorweg zu nehmen, so erhaben wie in den Fernsehserien geht es in der Realität nicht zu. Und noch seltener so dramatisch. Eine Operation ist wie ein Gleitflug von A nach B auf dem kürzesten Weg, ohne Turbulenzen. Konzentriert, ohne Hast, aber zügig, Zug um Zug eben. Dabei wird gelegentlich auch einmal abgeschweift. Es gibt ja unterschiedliche Phasen einer Operation, die mehr oder weniger Konzentration erfordern. Es wird dann Studenten oder jüngeren Assistenten am Tisch der Operationsablauf erklärt, Anatomie erläutert, auf potentielle Fallstricke hingewiesen. Natürlich auch vom letzten Gerichtstermin als Sachverständiger erzählt, über Fußball diskutiert oder über einen unverbesserlichen Kollegen hergezogen. Es menschelt auch am OP-Tisch. Manche hören tatsächlich während der gesamten Operation Musik. Zu denen habe ich nur gelegentlich als passiver Teilnehmer gehört, der nicht auskommen konnte.

Der „technische" Vorgang einer Operation ist komplex, über viele Jahre erarbeitet. Lernen kann man dies ohne angemessenes Talent nicht. Die individuelle „Computerleistung", die man auch Intellekt oder Bauchgefühl nennen könnte, macht letztlich den guten Chirurgen aus. Mustererkennung, schnell Situationen erfassen, die sich zudem ja permanent während einer Operation ändern, dann unmittelbar für die nächsten Schritte entscheiden und sie sofort umsetzen. Zudem ein ständiger Abgleich mit dem „persönlichen Archiv" unseres Hirnstübchens, in dem zurückliegende Operationen und jeweilige Erfolgsaussichten abgespeichert sind. „Erfahrung" wird dies dann genannt. Für diese Anforderungen sind junge Menschen unterschiedlich gut prädestiniert. Und im Laufe des Berufslebens werden bei den besonders Geeigneten diese Eigenschaften durch das ständige Trainieren auch noch einmal verstärkt. Dies wirkt sich auch auf das alltägliche Leben aus. Folgerichtig neigen viele Chirurgen eher zu handeln als zu reden, zu kurz gefassten Formulierungen und zu scheinbaren Gedankensprüngen. Sie erscheinen kurz angebunden und hören anscheinend nie zu. Alldem zu widersprechen ist sinnlos. Ohnehin trifft ein Teil der Anschuldigungen zu.

Dabei sind wir Chirurgen viel aufmerksamer, als dies manche nur ahnen. Wir machen halt nur nicht viel Aufhebens darum.

Nach einer Operation sollten die Angehörigen informiert werden, wenn es der Patient so gewünscht hat. In den USA gibt es dafür mehr oder weniger aufwendig hergerichtete Lounges. Am Ende des Tages kommt dann der große Meister vorbei und liest von einem Zettel die Namen seiner Patienten vor und ruft damit die Angehörigen auf, auch wenn er eine ganze Menge der Aufgerufenen nicht wirklich persönlich operiert hat.

Wenn man Patienten informiert, sollte man die Laiensprache verwenden. Nicht nur Herr Moldaschl möchte nicht auf seine alten Tage gezwungen sein, noch mehr Latein zu lernen, als er im Gymnasium schon gegen seinen erklärten Willen lernen musste, um uns Ärzte zu verstehen. Die Verwendung von Fachausdrücken im Gespräch mit Patienten steigert nicht unbedingt die Kommunikation. Es gibt andere Möglichkeiten, seine Kompetenz unter Beweis zu stellen. Zugegebenermaßen, fast alle von uns haben Defizite im Gespräch mit unseren Patienten. Übrigens, vor Gericht ist die Sprache ebenfalls deutsch. Wer also weitergehende Ambitionen hat und als Gutachter bei Gerichten tätig werden will, kann sich im korrekten Umgang mit Patienten zudem auch noch auf höhere Aufgaben vorbereiten!

26 Über die Asymmetrie der Beziehung Arzt und Patient

Werner Hohenberger, Helmut Moldaschl

Helmut Moldaschl. Bei der Behandlung eines Patienten P durch einen Arzt A entsteht eine partnerschaftliche Beziehung A-P, deren maßgebliches Ziel der Heilungserfolg ist. A-P wird bestimmt durch alle objektiven und subjektiven, direkten und indirekten, internen und externen Einflüsse. Man stelle sich A-P vor als Interaktion in allen diesen Einflüssen, Parametern, Wirkungen, Orten und Zeiten.

Ein Beispiel: Misst der Arzt den Blutdruck des Patienten, so erhält er drei Parameter über das Gerät, nämlich den Systolischen und den Diastolischen Blutdruck sowie die Herzfrequenz. Die Herzfrequenz könnte er auch ohne das Gerät bestimmen, indem er den Puls sucht und die Anzahl der Schläge pro Minute zählt. Diese drei Parameter kann er in eine Tabelle eintragen, damit sind sie prinzipiell dauerhaft festgehalten. Sorgsam wie er ist, notiert der Arzt auch noch Ort und Datum, vielleicht auch noch die Tageszeit, denn der Blutdruck hängt auch von ihr ab. Zumal der Blutdruck objektiv arbeitenden Geräten zugeordnet wird, nämlich dem Blutdruckmessgerät, der Uhr, dem Kalender und dem Meldezettel des Arztes, könnte man der Meinung sein, er wäre eine objektive Größe. Ähnlich dem Wasserdruck in einem Rohr, der abhängig ist vom Druck einer Pumpe die an dieses Rohr angeschlossen ist, oder von der geodätischen Höhe, auf der sich das Rohr befindet.

Wären alle Vergleiche dieser Art qualitativ und quantitativ zutreffend, dann wäre die Medizin eine Naturwissenschaft. Das ist sie nicht, und man spricht deshalb von *Ärztlicher Kunst* und nicht von Medizinischer Physik. Denn schon beim Blutdruck kann man bei näherer und nur oberflächlicher Betrachtung weitere Einflussgrößen auf ihn erkennen, beispielsweise die Anstrengung, die der Patient kurz vorher auf sich genommen hatte, um die Arztpraxis zu erreichen, die Mahlzeit, die er kurz vorher gegessen hat, die Außentemperatur, die Aufregung, die er vielleicht bei der Herfahrt in einer Polizeikontrolle erlebt hat. Von eventuellen Krankheiten ganz zu schweigen, wobei *Schweigen* hier völlig fehl am Platz wäre, denn genau um diese Krankheiten geht es. Sie will man entdecken, und hier ist der Blutdruck nicht selten ein wichtiger Parameter, der zu ihrer Entdeckung führt.

Manche Patienten behaupten überdies, und dazu gehöre auch ich, schon der Vorgang des Blutdruckmessens, ja schon die Absicht, ließe den Blutdruck merklich steigen. Wenn diese Behauptung einen realen Hintergrund hat, so macht es letztlich keinen Sinn den Blutdruck zu messen, solange der Patient bei Bewusstsein ist. Als Physiker fällt einem hier ein Analogon aus der Quantenmechanik ein, in der jeder Messvorgang und sei er scheinbar noch so geringfügig, den gemessenen Zustand so erheblich verändert, dass die aus der Messung abgeleitete Aussage unrichtig sein kann.

https://doi.org/10.1515/9783110611441-026

Ein einfaches Beispiel aus der Medizin ist die Messung der Körpertemperatur: zumal ein beliebiges Thermometer niemals dieselbe Temperatur hat, wie die Haut, deren Temperatur gemessen wird, wird diese durch das Aufsetzen des Thermometers beeinflusst. Da das Thermometer eine kleine Masse hat, ist dieser Einfluss zwar in der Regel vernachlässigbar, doch er existiert zweifelsfrei. Auf die Beziehung Arzt-Patient hat dieser Effekt natürlich keinen Einfluss. Hat man das begriffen, so stellt sich nun die Frage nach anderen Einflüssen auf das Verhältnis von Arzt und Patient. Doch dabei handelt es sich um quantitativ kaum oder nur unzureichend erfassbare Einflussgrößen. Viele davon werden ohne willentliches Zutun der Beteiligten verändert, im Regelfall sogar ohne überhaupt wahrgenommen zu werden.

Gemeinhin besteht der Eindruck, dass das Verhältnis von Arzt und Patient asymmetrisch ist, wobei der Einfluss des Arztes auf den Patienten als größer eingeschätzt wird. Das sollte geprüft und statistisch untermauert werden. Die Frage ist nur wie. Dieser Eindruck liegt deswegen nahe, weil Ärzte zweifelsfrei die Krankheitssituation besser einschätzen können als die Patienten, bei denen es sich im Regelfall um medizinische Laien handelt.

Jede Asymmetrie aber, gleichgültig was ihre Ursache ist, wird der Heilung des Patienten abträglich sein. Sie ist daher von besonderer Bedeutung und Schwerpunkt des Buches.

Was aber können ihre Ursachen sein:
- Der Patient hat Hoffnung auf seine Heilung. Dieser Wunsch ist möglicherweise subjektiv stärker getönt, als der entsprechende Wunsch des Arztes, ohne diesem damit Gleichgültigkeit unterstellen zu wollen.
- Jeder Patient ist unsicher. Seine persönliche Hoffnung auf Heilung steigert seine Unsicherheit, ebenso tut dies die eigene Unwissenheit über seinen medizinischen Zustand und über die Möglichkeiten und Risiken einer Behandlung.
- Der Arzt hingegen hat ein objektiv geprägtes, eher unpersönliches Interesse an einem medizinischen Erfolg.
- Arzt und Patient haben daher in den meisten Fällen unterschiedliche Einsicht in die objektiven medizinischen Gegebenheiten und Zusammenhänge und also auch über die Heilungschancen.
- Damit entsteht ein deutlicher Unterschied in der Wahrnehmung der Situation des Patienten durch den Patienten selbst und seinen Arzt.
- Dieser Unterschied verengt die Diskussionsbasis zwischen A und P, er schafft die sattsam bekannte Distanz zwischen ihnen und damit eine Vielzahl von Problemen und Konsequenzen.
- Der Patient spürt die Überlegenheit des Arztes. Auch wenn er dessen Einfluss insgesamt als positiv einschätzt, macht sie ihn unsicher. Er wird jedes Wort des Arztes, jede seiner Gesten in die Waagschale werfen und den geringsten Unterschied seiner Einschätzung der Situation gegenüber der Einschätzung des Arztes eher kritisch, wenn nicht sogar negativ bewerten.

– Der Arzt hingegen ist auf objektiver Ebene mit der Krankheit seines Patienten befasst. Nur in seltenen Fällen wird er die Äußerungen des Patienten in derselben Weise wahrnehmen wie dieser. Er wird sie eher in die medizinisch-psychologische Ebene projizieren.

Nur durch eine konzise Analyse dieser Diskrepanz kommt man ihren Gründen und den Zusammenhängen zwischen ihnen auf die Spur, hat damit die Chance, sie zu verringern und den Heilungsvorgang zu verbessern.

Betrachten wir nun die Wahrnehmungsunterschiede.

Wenn wir ein Ereignis beobachten und wesentliche Merkmale unserer Beobachtungen mit jenen anderer Personen vergleichen, so werden wir fast immer Unterschiede feststellen. Gelegentlich sind diese so groß, dass wir uns fragen werden, ob wir über dasselbe Ereignis sprechen. Wenn nun ein Ereignis uns selbst betrifft, interpretieren wir die Unterschiede in der Regel als noch deutlich größer, als im gewöhnlichen Alltag, denn dieses Ereignis und seine Folgen sind mit unseren persönlichen Interessen belegt und emotional stark gefärbt. Viele von uns können ein Lied davon singen.

Die größten Unterschiede treten dann zutage, wenn es um unsere Gesundheit geht oder sogar um unsere Existenz, unser Leben. Dann werden wir Aussagen, Wertungen, Absichten und Entscheidungen, die extern angestoßen werden, also von Ärzten welche eine Behandlung vorschlagen oder sogar mit unserer Behandlung befasst sind, mit besonderem Interesse und unter Umständen mit großer Sorge beobachten.

In diesem Interesse spielen die Angst vor Schmerzen im Verlauf der Behandlung und vor allem die Urangst vor ihrem negativen, vielleicht verheerenden Ausgang eine wesentliche Rolle. Das wird dann deutlich, wenn im Gegensatz zu chronisch Kranken keine *Übung* im Umgang mit Krankheiten besteht. Solche *professionellen Kranken* scheinen diesbezüglich psychisch neutralisiert zu sein.

Jetzt stellen sich natürlich folgende Fragen:
– Können Ärzte und Patienten etwas tun, um diese Lage zu verbessern?
– Wer von beiden kann was zur Verbesserung beitragen?
– Sind diese Beiträge von gleicher Bedeutung?

Oder ist es tatsächlich so, wie es manche Patienten zu fühlen meinen, dass sie ihrem Hausarzt, ihrem Zahnarzt, ihrem Internisten oder Chirurgen, der Ärzteschaft eines Krankenhauses gnadenlos ausgeliefert sind, und dass sie sich deshalb eher in die Hände unbedarfter Heilkünstler begeben, die wenig bis gar nichts vollbringen, als sich der Gefahr auszusetzen, durch eine real tätige *Schulmedizin* ausgenutzt, gefährdet oder sogar ruiniert zu werden?

Eine bemerkenswerte moderne Entwicklung wirft ihr besonderes Licht auf die aktuelle Beziehung zwischen Arzt und Patient. Aus der Asymmetrie der Beziehung zwischen Arzt und Patient hat sich eine unterschiedliche Wahrnehmung der medizinischen Realität durch die beiden Partner entwickelt. Viele Patienten trauen der modernen Medizin nicht mehr in gleichem Maß wie früher und werden Opfer der Propaganda von Homöopathen und Heilern, insbesondere aus asiatischen Ländern. Für mich ist beispielsweise der angebliche Vorteil ostasiatischer Medizin deswegen nicht erkennbar, schon weil die Lebenserwartung in China deutlich unter jener von Europa liegt.

Es wäre an der Zeit die Situation des Patienten klarer herauszuheben und an die vielfältigen und wirksamen Möglichkeiten der modernen westlichen Medizin zu erinnern.

Die Wahrnehmungsunterschiede werden im Laufe unserer Erörterungen die wesentliche Rolle spielen, denn trotz der Asymmetrie Arzt-Patient besteht ein gemeinsames Interesse an der Heilung, und vielleicht ist sie letztlich sogar ihre Quelle, doch durch diese Unterschiede, die nur in seltenen Fällen quantifizierbar sind, können Schwierigkeiten entstehen, welche die Heilung des Patienten als das primäre Motiv jeder Behandlung gefährden oder sogar völlig infrage stellen.

Neben dem Einsatz aller therapeutischen, organisatorischen und technischen Hilfsmittel, die bekanntermaßen und zweifelsfrei zu einer Heilung beitragen, muss daher verschiedener Interaktionen anderer Art zwischen den beiden Partnern Augenmerk geschenkt werden, denn aus unserer Sicht ist der Einfluss dieser Balance auf die Heilung des Patienten von gleicher Größenordnung, wie die objektiv wirksamen Einflüsse ärztlicher Maßnahmen. Sowohl Arzt und Patient sollten daher ihre spezifischen Möglichkeiten für die Heilung beachten und praktisch wahrnehmen. Tatsächlich aber wird bei den meisten Behandlungsschritten die Verantwortung dem Arzt zugeteilt, was nicht zuletzt eine Asymmetrie zu Ungunsten des Patienten suggeriert. Arzt und Patient sollten in diesem Verhältnis zugunsten ihrer beider Rolle als gleichermaßen beteiligte und verantwortliche Parteien herausgestellt werden.

Indem die Arbeit der Ärzte und die Mithilfe der Patienten beispielhaft skizziert werden, wird der Zusammenhang der gemeinsamen Rollen erkennbar und derart zur Hilfestellung für beide Partner.

Werner Hohenberger. Jegliche Wahrnehmung und Bewertung gegebener Umstände ist subjektiv. Selbst scheinbare Fakten wie Röntgenbilder können unterschiedlich wahrgenommen und beurteilt werden. „Was ist das Schwerste von allem? Was dir das Leichteste dünket: Mit den Augen zu sehen, was vor den Augen dir lieget" (Johann Wolfgang von Goethe, Xenien aus dem Nachlass 45). Was und wie der eine die Dinge sieht, bleibt einem anderen völlig verborgen. Jeder sieht die Welt mit seinen eigenen Augen und misst sie an seinem eigenen Maßstab. Mit dieser Vorbelastung beginnt auch jede Patienten-Arzt-Beziehung. Die Asymmetrie in dieser Beziehung scheint aber nicht auf individuellen Sichtweisen und Persönlichkeitsprofilen zu beruhen, sondern sie ist eher ein systemimmanentes Phänomen.

Dabei ist die Zielsetzung beider gleich – erfolgreiche Behandlung und Beratung mit Zufriedenheit auf beiden Seiten.

2013 trat das Patientenrechtegesetz in Kraft, um die Rolle der „Versicherten" zu stärken. Im Einzelnen geht es um Aufklärungsgespräche, Einsicht in Patientenakte, Dokumentationspflicht von Fehlern und so fort. Eigentlich auch keine geeignete Maßnahme, um die Asymmetrie zu verringern. Es war ja wahrscheinlich auch gar nicht so gedacht. Es ist schließlich von „Versicherten" die Rede, nicht von Patienten. Immerhin fällt nirgends der Begriff „Kunde"; das hätte noch gefehlt.

Die Asymmetrie der Patienten-Arzt-Beziehung sieht den dominierenden Arzt in einer patriarchalischen Medizin, der alle Fragen stellen darf, ohne selbst irgendwelche beantworten zu müssen, ohne partizipative Einbindung des Patienten, der sich über Schamgrenzen, Statusunterschiede und Höflichkeitsregeln hinwegsetzen darf und keine Kommunikation aufkommen lässt, so dass die Laienperspektive unterdrückt sei.

Zugegebenermaßen, all dies wird von manchen Ärzten auch heute noch so praktiziert. Ich habe mehrere solcher Kollegen vor Augen. Wenn ich mir aber „meine Umgangsformen" mit Patienten vor Augen führe, so wollte ich nie dominierend sein, war aber immer „arbeitsökonomisch" orientiert. Sonst hätte ich mein tägliches Arbeitspensum nie geschafft. Die Problemstellung möglichst schnell erfassen und sofort Lösungswege suchen. Das kann schon als Dominanz wahrgenommen werden. Den Respekt vor Patienten mit allen Belangen habe ich immer gewahrt, so glaube ich zumindest. In diesem Punkt: Freispruch, Euer Ehren! Kommunikation war für mich stets ein tiefes Bedürfnis, aber eben nur, wenn *ich* „Zeit hatte". Also, auch kein ganz falscher Vorwurf. Wenn ich mir aber das erste Buch von Helmut Moldaschl vor Augen halte, in dem er seine Behandlung beschreibt und mir mit erheblicher Betroffenheit klar wurde, wie Arzt und Patient in zwei scheinbar komplett verschiedenen Welten leben, aneinander vorbeireden, die Meinung des einen und die Sorgen des anderen in keinerlei Bezug miteinander geraten, so scheinen mir all die herkömmlich unter Asymmetrie fallenden Kriterien ebenfalls das Problem nicht zu treffen, höchstens marginal.

Interaktion: Aus diesem mehrfach verwendeten Wort meines Patienten höre ich heraus, dass sie nicht immer zu seiner vollen Zufriedenheit zustande kam. Das kann ich durchaus verstehen. Es gäbe wahrscheinlich genug Gründe dafür. Immer wieder langes Warten, die erwartete Antwort auf eine Frage nicht erfolgt, die erbetene Information zu kurz ausgefallen. Es wäre auch nicht mit einer einmaligen „Interaktionsstrategie" in all diesen Lagen getan gewesen, denn er schreibt, dass sich die Bedürfnisse im Laufe einer Behandlung ändern und wir uns gleichsam ebenfalls. „Tempora mutantur et nos mutamur in illis". Also auch schon ein Jahrtausende Jahre altes Problem. Dabei geht meine Philosophie der Arzt-Patienten-Interaktion sogar noch einen Schritt weiter: Ich bezeichne sie als eine Schicksalsgemeinschaft. Der Arzt leidet mit dem Patienten, wenn es dem schlecht geht. In der Regel, wenn nach einer Operation Komplikationen eintreten. Er hat an seinem Fehler zu nagen. Natürlich trägt wiederum der Patient die deutlich größere Last, die sogar zu seinem Tod führen kann. Aber auch soweit scheinen Patienten nicht zu denken. Sie haben eine vage Angst, sicherlich auch getrieben von eigenen schlechten Erfahrungen oder Erzählungen aus dem Bekanntenkreis, die dann auch konkrete Ängste auslösen kann. Aber das scheint mir eher seltener der Fall zu sein.

Dass die Asymmetrie Heilung negativ beeinflusst, glaube ich eher nicht. Natürlich gibt es Phasen im Krankheitsverlauf, die unbefriedigend und enttäuschend verlaufen, weil es nicht vorwärts geht, immer wieder Rückschläge eintreten. In solchen Situationen ist die ganze Kraft des Patienten gefragt, nicht aufzugeben, sondern zu kämpfen. Wenn dann das Bewusstsein der Hilflosigkeit und der Abhängigkeit besonders groß wird, kann dies zur Selbstaufgabe führen.

Unsicherheit und Angst, nicht erfüllte persönliche Zuwendung durch den Arzt, die Unfähigkeit „die Dinge" mangels fehlenden Fachwissens richtig zu interpretieren, Mutmaßungen, dass einem nicht alles richtig mitgeteilt wird, hieraus folgend Misstrauen und Verstärkung der Sprachlosigkeit. Das dürfte das Szenario sein, das dann als Asymmetrie empfunden wird.

Das Problem scheint mit dem ersten Arztkontakt bei einer neuen Erkrankung zu beginnen. Ganz am Anfang ist das Informationsdefizit am größten, die Flut der Aufklärung überwältigend – und sei sie noch so klein. Womöglich wird sie auch noch im Fachjargon der Ärzte vorgetragen. Die Selbsteinordnung des Patienten in das große Spektrum „Krankheit" ist für ihn noch sehr schwierig bis unmöglich – und die Gefahr der Missverständnisse am höchsten. Selbstverständlich gibt es nicht wenige Menschen, die rein gar nichts wissen wollen. Ob sie das nur vortäuschen? Aus Angst vor schlechten Nachrichten den Kopf in den Sand stecken?

Aus der Sicht des Arztes sind die meisten Patienten mit den gegebenen Informationen zufrieden. Stimmt anscheinend nicht. Woher stammen sonst die Internetaktionen von Patienten, die sie am Ende so gut wie immer komplett verwirren oder auf gefährliche Pfade führen.

Auch bei Herrn Moldaschl hätte ich gedacht, dass ich ihm alles Wichtige erzählt habe. Aus seiner Wahrnehmung aber bei weitem nicht. Dieses Informationsdefizit hat wohl sogar drei Seiten. Zum einen definitiv, dass es beim Zuhören und Erfassen seitens des Patienten Probleme gibt. Mit der Fragestellung hat er die Antwort bereits im Hinterkopf abgespeichert, will die ärztliche Antwort mit ihren möglichen „Wahrheiten" eigentlich gar nicht mehr hören, nimmt sie inhaltlich auch nicht wahr, bemängelt aber trotzdem später, dass kein Mensch auf seine Fragen eingegangen ist.

„Die Antwort hör ich wohl, allein mir fehlt der Glaube" (Goethe, Faust. Der Tragödie erster Teil, 1808). Auch dieser Aspekt trifft gelegentlich zu, in dem Sinne, „Die können mir viel erzählen, es stimmt sowieso nicht". Das „Es stimmt sowieso nicht" trifft wiederum zwei Seiten. Den Besserwisser und das mutmaßliche Hintanhalten von schlechten Nachrichten. Als ich vor dreißig Jahren einige Wochen im Toranomonhospital, dem Regierungskrankenhaus in Tokyo hospitiert habe, stürzten sich tatsächlich zwei Patienten unmittelbar hintereinander aus dem Fenster. Was war passiert? Der eine litt an einem Magenkarzinom und sein Bettnachbar an einem gutartigen Magengeschwür. Dazu muss man wissen, dass zumindest zu jener Zeit Aufklärung in Japan ein Tabu war. Kam auch nur andeutungsweise eine Art Information auf den Patienten zu, war er verunsichert. Und genau das trat ein. Ein Arzt ließ unbedacht einen Satz fallen, der dem Patienten mit dem Magenkarzinom suggerierte, dass er unheilbar krank sei. Er stürzte sich sofort aus dem Fenster. Sein Bettnachbar unterstellte, dass er belogen worden sei und man ihm auch im Sinne einer „gütigen" Lüge die Wahrheit vorenthalten habe – und sprang hinterher!

Die dritte Variante betrifft die Neugierde der Patienten. Sie wollen wissen, was sich da alles so um sie herum und auch mit ihnen ereignet. Mehr als die formalen Informationen, die wir Ärzte vor allem zur Aufklärung aus medikolegalen Gründen, darüber hinaus aber auch ganz bestimmt zur Orientierung des Patienten weitergeben, damit er weiß, was so alles auf ihn zukommt. Aber auch das scheint häufig nicht genug zu sein.

Ärzte sind auf sachlich begründete Lösung eines Gesundheitsproblems aus. Das steht in ihrer Aufgabenliste an erster Stelle. Bei jüngeren Kollegen noch deutlicher als bei älteren. Patienten wollen aber mehr. Das was Patienten wollen, das Gefühl behütet zu sein, nicht alleingelassen zu werden, zu wissen, dass immer jemand hinter ihnen steht, sie führt und informiert sowie aufklärt und zwar über das legal geforderte Maß hinaus, geht uns Ärzten sehr oft ab. Vieles wird uns in dieser Beziehung vom Pflegepersonal und zudem nicht so selten auch kompetenter abgenommen. Vielleicht ist all dies das, was mein alter Chef Hegemann als die Güte des Arztes bezeichnet hat. Wahrscheinlich ist es aber mehr.

All diese Überlegungen sind keineswegs opportunistische Gedanken. Mancher Rechtsstreit vor Gericht wegen des Vorwurfs einer fehlerhaften Behandlung hätte sich wahrscheinlich vermeiden lassen, wenn man all diesen Bedürfnissen eines Patienten gerecht geworden wäre. Wie kann man aber diese Problematik als Arzt erfassen, richtig einordnen und hoffentlich zu Lösungen beitragen?

Als Ansatz, der Arzt mit eventuellen Erfahrungen, als er selbst zum Patienten wurde; das schiene mir eine Möglichkeit. Aus persönlicher Erfahrung kann ich nur bedingt beitragen. Die von vielen getragene Angst vor dem Zahnarzt mit einem tief verwurzelten Gedanken: *Hoffentlich wird er nicht bohren,* basierend auf sehr schmerzhaften Erfahrungen aus der Kindheit – übrigens genau wie bei Herrn Moldaschl. Die Zeit als Fußballspieler in meiner Jugend mit Riss- und Platzwunden, Arm- und Nasenbeinbrüchen. Eine Kontusion des Augapfels durch die unbedachte Dummheit eines Menschen vor mir beim Gang durch das Gestrüpp, eine Verletzungsfolge, die mir tatsächlich ein bisschen Angst macht, da das Risiko einer Netzhautablösung erhöht ist. Das erhöhte Risiko einer Netzhautablösung durch Schrumpfung des Glaskörpers. Wenn ich zur regelmäßigen Nachuntersuchung zu meinem Augenarzt gehe, einen ehemaligen Studienkollegen, freue ich mich zunächst, ihn wieder einmal zu sehen. Aber die Angst vor einer Verschlechterung schwingt immer mit. Ähnlich muss es Patient ergehen, die zur Tumornachsorge einbestellt sind. Die Angst vor ungewissen Befunden. Trotzdem, mangels ausreichender Betroffenheit kann ich persönlich zur Lösung des Problems keinen Beitrag leisten.

Meine Patienten, die als Ärzte tätig sind oder es waren, unterliegen natürlich genauso einer statistischen Wahrscheinlichkeit krank zu werden. Darunter auch akademische Lehrer. Sie waren „einfache" Patienten. Keine erkennbare Asymmetrie. Aber dass ich die nicht immer erfasst habe, wurde ja zwischenzeitlich belegt. Man sollte auch nicht denken, dass sie ja ohnehin vom Fach sind und damit alles wissen, so dass der Vergleich um ein weiteres hinkt. Stimmt so nicht ganz. Die Spezialisierung hat auch diesbezüglich ihre Spuren hinterlassen.

Meine Verwandten, die ich operiert habe. Manche Chirurgen scheuen davor zurück. Ich hätte es mir jedoch nie verziehen, wenn jemand anderes meine Angehörigen operiert hätte und es zu einer Komplikation gekommen wäre. Meine Mutter mit einer intrathorakalen Struma (einem in den Brustkorb hineingewachsenen Kropf), später wegen eines riesigen Eierstocktumors, meine Frau wegen eines „normalen" Kropfes, mein Sohn wegen einer Blinddarmentzündung, mehrere Onkel und Tanten. Aber, sie haben mir natürlich alle vertraut. Vielleicht doch ein Ansatz – Vertrauen?

Es ist jetzt an der Zeit, einen Ansatz zur Lösung der Asymmetrie zu suchen.

Herr Moldaschl hat drei Fragen gestellt:
- Können Ärzte und Patienten etwas tun, um diese Lage zu verbessern?
- Wer von beiden kann etwas zur Verbesserung betragen?
- Sind die Beiträge von gleicher Bedeutung?

Aus meiner persönlichen Sicht stellt der Begriff „Asymmetrie" die Gesamtproblematik nur ungenügend dar. Die mit ihm verbundenen Inhalte wie ein dominierender Arzt, der jegliche Diskussion niederbügelt, der sich über allgemein gültige Umgangsformen hinwegsetzen darf, Meinung und Wünsche von Patienten ignoriert, treffen nicht den Kern des Problems, so sehr sie auch zu verurteilen sind. Leider aber auch Verhaltensweisen, die tatsächlich noch praktiziert werden, aber seltener geworden sein dürften. Geblieben sind die Sprachlosigkeit, die ungenügende Informationsvermittlung, Ungewissheiten, Ängste und Zweifel an der Vertrauenswürdigkeit, vielleicht auch Geborgenheit.

Urangst und Urvertrauen, Information, Wissensvermittlung, Gespräche führen, Empathie. Dies scheinen mir die Kernthemen zu sein.

Der informierte Patient ist derjenige, mit dem es am wenigsten Schwierigkeiten gibt. Der weiß, worauf er sich einlässt (übrigens auch ein in der Rechtsprechung wichtiger Passus, wenn es um Aufklärung geht). Wir Ärzte haben Defizite darin, mit unseren Patienten die richtigen Gespräche zu führen. Und wir wissen zu wenig über die eigentlichen Bedürfnisse von Patienten. Als ich Herrn Moldaschl operiert habe, war ich ein erfahrener Arzt, in der Mitte der Fünfziger. Bis dahin war mir aber die Problematik des aneinander vorbei Redens in der Form nicht bewusst.

Was können wir also tun, um dieses Dilemma zu verbessern. Ich kann nur als Arzt sprechen, den Part des Patienten kann ich nicht übernehmen. Wenn wir bei „Asymmetrie" bleiben wollen, so muss sie bereits Studenten bewusstgemacht werden. Seminare gegen Ende des Studiums wären eine gute Möglichkeit. In der Öffentlichkeit darüber reden, Arzt-Patienten-Seminare auf Fortbildungsveranstaltungen für Ärzte.

Patientenleitfaden. Unsere ärztliche Tätigkeit basiert mittlerweile großenteils auf Leitlinien, die aufgrund der in der wissenschaftlichen Literatur publizierten Studien unter Wertung der Evidenzen (Beweiskraft einer Studie) formuliert werden. Ein enormer Aufwand. An der Erstellung solcher Leitlinien sind immer häufiger auch Mitglieder der Patienten-Selbsthilfe-Vereinigungen beteiligt. Neben den Leitlinien für Ärzte folgen deshalb sehr schnell auch Leitlinien für Patienten zum gleichen Thema, in denen in ihrer Sprache die fachlichen Inhalte vermittelt werden.

All das könnten geeignete Maßnahmen sein.

27 Der kranke Mensch aus der Sicht des Chirurgen

Werner Hohenberger

Es geht natürlich meistens um eine Krankheit, die einen Patienten und einen Arzt zusammenführt. Vorsorge, allgemeiner Rat bei „Gesundheitsfragen" im weitesten Sinne („Ich bin jetzt drei Monate in der Wüste Gobi; sollte ich mir vorbeugend den Blinddarm entfernen lassen?"), Impfungen vor Auslandsreisen oder andere Anliegen mehr haben dabei eher nachgeordnete Bedeutung.

Na gut, nicht immer, wie ich aus meiner „Nebentätigkeit" in einer Allgemein-arztpraxis als Truppenarzt bei der Bundeswehr vor nunmehr vierzig Jahren weiß. Als Musterungsarzt war ich so frustriert und unausgelastet, dass ich der Bitte des Vaters eines Feldwebels der 1. Kompanie im Transportbataillon gerne nachkam, ihn nach-mittags in seiner Praxis zu vertreten. Aber das waren damals ganz überwiegend auch keine eigentlichen Patienten. Es waren so gut wie immer Menschen, die ein bisschen Zuspruch suchten, sich dafür den Blutdruck messen ließen und die Zeit im Warte-raum als angenehme Unterhaltung empfanden. So etwas gibt es bestimmt auch heute noch. Übrigens, diese Erfahrung hat ebenfalls meine Entscheidung zu meiner letzt-endlichen Tätigkeit maßgeblich beeinflusst – nur in einer Klinik zu arbeiten, nie in ei-ner Praxis! Jahrelang misst man einmal monatlich den Blutdruck, schreibt vielleicht auch noch Rezepte aus und übersieht womöglich trotzdem eine sich allmählich ent-wickelnde schwere Erkrankung.

Trotz allem, was macht denn einen Menschen letztlich tatsächlich zum Kranken, zum eigentlichen Patienten im Sinne eines Arztes in einer Klinik der Maximalversor-gung? Was ist „Krankheit" überhaupt – scheint doch klar definierbar zu sein – oder doch nicht? Die Diagnose „Krebs" oder ein Schwerstverletzter nach einem Motorrad-unfall lassen keinen Definitionsspielraum. Aber Operationen wegen Krebs nehmen nur einen kleinen Anteil an allen Operationen in Deutschland ein und die Zahl der Schwerstverletzten durch Verkehrsunfälle nimmt erfreulicherweise weiter ab.

Krankheit ist zunächst einmal keine Strafe, durch wen auch immer, auch wenn natürlich manches hausgemacht sein mag. Die denkbaren Ursachen, die sich Laien bei neu aufgetretenen „Unstimmigkeiten" oft zurechtlegen, womöglich noch durch Internetrecherchen unterstützt, sind für den Arzt oft nervig. Oft verzögern sie auch erheblich die Diagnose schwerer Erkrankungen. Dann lieber doch einmal öfter zum Arzt gehen als zu spät. Die Grundregel, dass neue Beschwerden abgeklärt werden sollten, die länger als vier Wochen anhalten, hat sich bewährt. Daran zu deuteln kann gefährlich werden.

Auf der anderen Seite stehen die „Hypochonder". Der frühe Tod der Eltern, ei-gene schwere Erkrankungen in der Vergangenheit oder übersehene Symptome bei einem Kind, die sich als viel schwerwiegender als vermutet herausstellten, haben sie übervorsichtig werden lassen.

https://doi.org/10.1515/9783110611441-027

Die WHO hat nach dem letzten Weltkrieg Gesundheit als einen Zustand vollkommenen körperlichen, geistigen und sozialen Wohlbefindens und nicht allein das Fehlen von Krankheit und Gebrechen definiert. Jedwede Abweichung vom vollkommenen Wohlbefinden hat also Krankheitswert. Das geht entschieden zu weit! Offensichtlich ist der subjektive Zustand zwischen Gesundheit und Krankheit aber tatsächlich fließend. Der gegebene Patient geht verständnisvoller Weise von sich aus, eben seinem persönlichen Empfinden, von seiner möglicherweise nachlassenden Leistungsfähigkeit und sonstigen Beschwerden – und fühlt sich krank, obwohl er aus der Sicht eines anderen voll arbeitsfähig wäre.

Mein alter Chef Hegemann hat Gesundheit als Kompensationsfähigkeit definiert. Ich würde ergänzen, dass sich die Definition von Gesundheit im Laufe eines Lebenszyklus ändert. Der junge Mensch fühlt sich nur dann gesund, wenn er seinem Körper alles abverlangen kann. Schon um das 40. Lebensjahr ändert sich für viele diese Definition, beeinflusst zudem durch das Ausmaß der persönlichen Frusttoleranz. Erfolg und Misserfolg im Leben und der Umgang damit spielen bereits in erheblichem Maße mit hinein. Wer sich vom Leben benachteiligt fühlt, wird zudem (definitiv scheinbar) ohnehin häufiger krank.

Ebenfalls so mit vierzig Jahren war mir persönlich klar, dass meine rechte Hüfte Schaden genommen hatte; der erste „Gesundheitscheck" im Alter von fünfzig Jahren hat meine Vermutung nicht nur bestätigt, sondern mich darüber hinaus einigermaßen beunruhigt: der Gelenkspalt fast aufgehoben, Zysten im Pfannenlager und knöcherne Ausziehungen des Pfannenerkers – das Vollbild einer Coxarthrose. Das gefundene „Fressen" für einen Durchschnittsorthopäden mit entsprechender intellektueller Ausstattung, der einen Unkundigen sofort eine Totalprothese der Hüfte eingebaut hätte. Ich fühlte mich jedoch nur kurzzeitig angeschlagen, vor allem mental, keinesfalls aber krank. Durch konsequentes Fahrradfahren und Unterlassen schädigender Einflüsse (Tennisspielen aufgeben, Gewicht niedrig halten) bin ich bis heute gesund geblieben. Weitere Röntgenuntersuchungen meiner Hüfte habe ich mir mangels Notwendigkeit erspart; es hätte sowieso keine Konsequenzen. Ich bin ja diesbezüglich gesund! Ich spüre meine Hüfte nicht mehr (sehr oft).

Dann gibt es aber noch eine weitere Stufe in den drei Kategorien von (relativer) Gesundheit: nämlich, wenn es denn nur so bleibt! Der Verschluss einer Beinschlagader, der nur mehr eine Gehstrecke von hundert Metern erlaubt, das nachlassende „Augenlicht" durch einen Jahrzehnte bestehenden Diabetes mellitus, die erträglichen Schmerzen nach einem schweren Motorradunfall vor Jahrzehnten mit Zertrümmerung des Beckens und Verkürzung des Beines und der damit über die Jahre entstandenen Verkrümmung der Wirbelsäule.

Wenn dann ein definitiv kranker Mensch vor einem als Arzt sitzt, beginnt jedes Mal ein neues Kapitel. Für den Arzt ist es oft die gleiche „Tour", die gleichen Routinefragen, um möglichst zügig zu einer Diagnose oder einer „Arbeitsthese" zu kommen. Tag für Tag; jeder einzelne Patient bei der Morgenvisite. Bei jedem die gleiche Checkliste durchgehen, um nichts zu übersehen. Das Wichtigste erfassen und sich dennoch trotz der Routinefragen auf diesen einen Menschen vor einem einzustellen, dass er das Gefühl hat, dass man sich jetzt ausschließlich nur um ihn kümmert. Für ihn ist es ja eine einmalige Situation. Angst spielt mit. Wie schlimm wird es werden? „Ich bin viel zu dick. Wird er mich dafür beschimpfen?" Nebenbei bemerkt, diese iterative „Ochsentour", jeden Tag die gleiche Leier abspulend, sich dieser „Checkliste" zwingend zu unterwerfen, ist in vielen Berufen und Positionen Gang und Gäbe. Sich dieser an sich scheinbar langweiligen Prozedur entziehen zu wollen, kann einen persönlichen Misserfolg bahnen. Auch im abwechslungsreichsten Job gibt es viel, eher langweilige Routinearbeit.

Dieser oft einseitige Dialog auf der Basis dieser Checklisten wird den Erwartungen des Patienten nicht immer gerecht. Angesichts der ganzen Meute bei der Frühvisite verstummt er auch noch, trotz der vielen Fragen in seinem Hinterkopf, die zudem jetzt auch noch alle verschwunden sind. Er nimmt auch nur einen Teil dessen war, was da alles gesagt wurde –und so kommen gelegentlich schon Vorwürfe auf, dass er gar nichts über seine Erkrankung erfahren hat.

Was kann man als Arzt dagegen tun? Sich ganz dem Patienten zuwenden. Nicht nebenbei telefonieren, nicht die Krankenschwester beschimpfen, selbst wenn es einen Grund gäbe. Nicht sich selbst zum Mittelpunkt machen. Jeden Patienten zunächst einmal so nehmen wie er ist. Kein Wort über sein erhebliches Übergewicht, auch wenn dies absehbar eine Operation erheblich erschweren wird. Kein Wort, dass er erst einmal ein Viertel Jahr ins Land streichen ließ und damit seine Prognose wesentlich verschlechtert hat und auch kein Wort, dass der erfolgreiche Manager seinen Darmverschluss mehrere Tage lang partout selbst lösen wollte und dabei versagte, obwohl er doch sonst bisher alles in seinem Leben in den Griff bekommen hat.

Informationen an einen Patienten weitergeben, ist ein längeres Verfahren in mehreren Schritten. Das sollte man vielleicht besser vermitteln. Deshalb oft die Unzufriedenheit des Patienten nach dem ersten Gespräch. Kritisch wird es, wenn es um lebensbedrohliche Erkrankungen geht, öfter bei Krebs in einem sehr fortgeschrittenen Stadium mit ungewissem Ausgang. Mein Prinzip war immer, den Patienten nie zu belügen, aber nicht unbedingt immer die ganze Wahrheit zu sagen, sie ihm nicht aufzuzwingen. Konkrete Nachfragen müssen aber gelegentlich dann halt doch „schonungslos" beantwortet werden.

Werden diese Regeln missachtet, geht ein Patienten-Arzt-Verhältnis schlagartig in die Brüche, wobei gleiches auch für den Umgang von Verwandten mit ihrem kranken Angehörigen gilt. Die Kranken ziehen sich zurück, das Vertrauen ist vertan und sie werden einsam.

Auch Ärzte haben mitunter Probleme mit einem Patienten vor allem nach einer Operation zu reden, die nicht zum erhofften Ziel geführt hat, ebenso wie bei Komplikationen. Das eigene Versagen spielt mit hinein. Von einem zu seiner Zeit sehr bekannten Chirurgen weiß man, dass er in solchen Situationen nie mehr seinen Patienten, wie lange er auch noch in seiner Klinik gelegen sein mag, je wieder aufgesucht hat. Einer meiner Lehrer hatte einst einen Professor der Wirtschaftswissenschaften wegen eines Magenkarzinoms operiert, das leider nicht mehr zu entfernen war. Visite am Morgen nach der Operation. „Wie sieht es denn aus mit mir?" „Es wird alles gut werden!" „Dann kann ich also den Ruf auf den Lehrstuhl annehmen?" „Um Gottes willen, tun Sie bloß das nicht! Das geht auf keinen Fall!" Mit einem Satz alles zerstört.

Werner Hohenberger, Helmut Moldaschl

Helmut Moldaschl. Ich weiß immer noch nicht, wann es wirklich angebracht ist, zum Arzt zu gehen, obwohl ich nach meiner Krebsoperation deutlich reicher an Erfahrung geworden bin. Vermutlich spielt die Schmerzempfindung eine große Rolle, wohl auch das Umfeld, in dem man aufgewachsen ist. Auch Erlebnisse mit verschiedenen Krankheiten vielleicht.

Kurz nach dem Krieg waren alle Mittel knapp, auch medizinische, gute Ärzte waren Mangelware und in einem solchen Milieu hat man das Verdrängen gelernt. Diese „Erziehung" hat bis jetzt nachgewirkt. Vorsorge, wie sie heute sogar von der Krankenkasse empfohlen wird, hat es damals nicht gegeben. Meine Mutter besaß ein sogenanntes „Doktorbuch", wie sie das nannte, in dem sie die Symptome ihrer Kinder abglich. Wenn der Hausarzt kam – es war immer derselbe, und er machte noch klassische Hausbesuche, kannte unsere Krankheiten und die Krankheiten unserer Verwandten – dann teilte sie ihm gleich ihre Vermutung mit und nicht selten hatte sie ins Schwarze getroffen. Meine Scharlacherkrankung, die mich einmal 8 Wochen exakt während der Sommerferien ins Krankenhaus schickte, hatte nur unser guter Hausarzt erkannt. Das Krankenhaus hatte mich zunächst abgelehnt mit dem Befund „Der Bub ist gesund."

Auch das „Doktorbuch" hatte hier kläglich versagt.

Vielleicht wegen dieser grundsätzlichen Haltung hatte ich während der Behandlung meiner schweren Erkrankung manches weggesteckt, war sehr spät, fast zu spät vorstellig geworden, doch wäre ich ein Jahr früher bei der Untersuchung gewesen, dann wäre vermutlich alles anders gelaufen. Keinesfalls besser.

Ausgestattet mit einer ganzen Latte von Vorurteilen und Ängsten hatte ich ärztliche Hilfe stets weitestgehend abgelehnt und sie erst in Anspruch genommen, wenn es nicht mehr auszuhalten war. Ich erinnere mich an eine Hämorrhoide, die mich in frühester Jugend einmal gequält und mir den Eid abgenommen hatte, alles zu tun, damit ein solches Ding nicht wiederkäme.

Es ist nicht ausgeschlossen, dass mir Jahre später – ich war etwa 31 Jahre alt – der Scharlach eine Gürtelrose am Rücken verpasste. Auf meine Frage zum empfohlenen Verhalten hatte mir meine damalige Hautärztin dringend geraten nichts Schweres zu tragen und körperliche Mühen zu vermeiden. Eine Bergwanderung in den Alpen war allerdings schon eingeplant, und so ging ich eine halbe Woche später mit einem Rucksack von 15 Kilogramm am ersten Tag 12 Stunden über den Ankogel zur Osnabrücker Hütte. Dort war die Hölle los, der einzige Sitzplatz am einzigen offenen Fenster, durch das der Rauch der Rothändle- und Austria 3-Zigaretten abzog. Meine Gürtelrose auf dem total verschwitzten Rücken war über mehrere Stunden hindurch der kalten Außenluft ausgesetzt, bei höchstens fünf Grad draußen. Der nächste Tag der Tour begann um 6.00 Uhr früh und endete um neun Uhr abends. Danach war ich gesund.

https://doi.org/10.1515/9783110611441-028

Übersetzt lautete das: Ich spürte die Rose noch 5 Jahre nachher und ich spüre sie auch heute gelegentlich noch.

Kann man ein solch blödsinniges Verhalten Leuten empfehlen, die die gleiche Krankheit haben? Wohl nicht. Also sollen sie sich dann lieber ins Bett legen, Vitamin B12 in großen Dosen schlucken, kalte oder heiße Wickel aufbringen? Armer Arzt, was kann er raten. Der Definitionsspielraum von „krank" bis „gesund" scheint mir sehr groß zu sein, auch jener für die dann indizierten Behandlungsschritte. Vielleicht hätte das Ganze auch recht schief ausgehen können. Ist es aber nicht.

Hypochonder: Ich habe einen langjährigen guten Freund der seit jeher hypochondrisch durchs Leben geht. Seine Eltern sind uralt geworden, der Vater war Kampfflieger im 2. Weltkrieg und ein Haudegen sondergleichen. Meiner übrigens auch; er ließ sich einmal von mir mit der Pinzette einen Stahlspan aus dem Auge entfernen, weil er nicht zum Arzt gehen wollte. Letztlich starb er aber an einem Herzinfarkt, weil er sich ärztlicher Behandlung strikt verweigert hatte. Einer der letzten „Anfälle" meines Freundes war seine Meinung, er hätte sich auf einem Bauernhof im Urlaub einen Fuchsbandwurm geholt. Meine statistischen Betrachtungen haben ihn nicht berührt. Die Kriterien der Untersuchungen wurden nach und nach um den Faktor 2 verstärkt, bis zu einer relativen Empfindlichkeit von 32 nach andauernd negativem Befund. Er hatte schlichtweg keinen Bandwurm und ich hatte den Eindruck, dass er darüber eher verärgert war.

Offenbar ist die subjektive Meinung eines Laien von Gesundheit und Krankheit fließend und die Spanne recht groß. Eine objektive Wahrnehmung gibt es nicht und die tatsächliche wird zudem überlagert von den schwankenden Anforderungen an den eigenen Körper. Diese wiederum erhalten Vorgaben aus der Umgebung. Eine solche Art von „Benchmarking" bringt den Körper nicht selten an seine Belastungsgrenzen und damit auch nahe an den Abgrund. Die Repräsentanten unserer Leistungsgesellschaft sind typische Opfer der vermeintlich unabdingbaren Herausforderungen. Wenn Professor Hohenberger seinen alten Chef Hegemann zitiert, dann trifft er damit genau ins Schwarze. Es ist die Kompensationsfähigkeit. Diese aber vertuscht Indizien und macht nicht selten krank. Die Repräsentanten unserer Leistungsgesellschaft sind typische Opfer der selbst gesetzten Ziele „Wie werde ich reich, schlank, prominent?"

Die Parallelität meiner Haltung mit jener des *Professors*, wie ich ihn in meinem Buch über den Krebs ehrfurchtsvoll genannt habe, überrascht mich insofern, als auch ich mich nach der Operation instinktiv besonders dem Fahrrad zugewandt habe. Der Physiker weiß um die Wirkung der Stoßwellen, die jeder Jogger erfährt und die ihm scheinbar nicht schaden, so lange seine Gelenke noch elastisch sind. Derartig starke Stoßbelastungen treten beim Fahrradfahren nicht auf. Hier ist es der andauernde, regelmäßige Tritt, der die Gelenke ausputzt. Liegend auf hartem Boden drehe ich morgens nach dem Duschen die Knie nach außen. Fast kraftlos, bis der Fuß die zugehörige Leistenbeuge berührt. Das Hüftgelenk bewegt sich dabei wie eine Einhebelarmatur in verschiedenen Richtungen. Eine Minute pro Tag reicht aus, und nach wenigen Wochen ist wieder alles erstaunlich beweglich. Ich bin ein Fan der Kinetik und weniger der Dynamik.

„Nachhaltigkeit" ist ein Modewort, das man auch für die eigene Gesundheit verwenden kann. Ich denke, dass es nicht 3/4 Liter Veltliner irgendwelcher Weinexzesse am Wochenende sind, die unsere Gesundheit ruinieren, sondern der halbe Liter pro Tag, auch ist es nicht eine Sachertorte am Wochenende, aber es sind jeden Tag vier Löffel Zucker, den ich allerdings auch esse, wenn ich über den Glockner fahre, denke aber, dass man davon keinen Diabetes kriegt.

Augenmaß sollte das Benchmark sein. Vielleicht stimmen mir die Ärzte hier zu.

Jetzt bin ich bei einem kritischen Kapitel. Ich sitze vor dem Arzt und sogar als mittlerweile geübter Patient habe ich es bisher nicht geschafft, in dieser ungewöhnlichen Umgebung meinen Blutdruck auf Normalniveau einzustellen. Meine Violinprofessorin hatte mir vor 50 Jahren schon bestätigt, dass ich ein „Konfusionsmeier" wäre, wie sie das damals immer wieder ausgedrückt hat. Wenn ich die Bühne betrat, was wir zweimal im Jahr mussten – ein Horror – war ich ein anderer Mensch. Das mit den Rosen von Verehrerinnen wäre wohl niemals etwas geworden, und der Sitz vor dem Arzt ist wohl für manche wie eine Bühne. Auch hier geht es schließlich ums Ganze. Letztlich ist es eine Sache der Gewöhnung. Wenn man die aktuellen Tumormarker erwartet oder die Ultraschalldiagnose der Innereien, und wenn die Werte einmal nicht so laufen, wie man hofft und denkt, steckt man das besser weg, als bei einer Premiere. Als Geübter vergisst man auch keine Fragen, weil man sich zumindest einen Merkzettel schreibt.

Die meisten Ärzte sprechen eine für den Laien unverständliche Sprache. Ein bedrohlicher Klang. Ich behaupte, dass auch deswegen immer mehr Patienten in die Hände unbedarfter Heiler abwandern. sie drücken ihr Unwissen in Deutsch aus. Die Patienten glauben, dass sie verstehen was passiert.

Ein weiteres Problem ist die Zeitnot der Ärzte, wenige ausgenommen. Wenn der Patient aber nicht versteht, was hier abgeht, wird er eine schlechte Benotung abgeben. In einer Klinik ist dieses Problem entschärft, da die Bindung an den Patienten dort stärker ist, überdies beschäftigen sich viele Menschen mit ihm, die er fragen kann.

In der direkten Adressierung medizinischer Risikofaktoren an den Patienten sehe ich ein geringes Risiko, jedenfalls hatte ich kein Problem damit, es sei denn es waren da logische Widersprüche. Wenn beispielsweise ein Arzt mittels Sonographie das Fehlen der Galle diagnostiziert, ein anderer Arzt ein Jahr später hingegen die Existenz von drei Gallensteinen, dann ist die Frage nach deren Position zumindest legitim.

Das Verschweigen oder Verdrängen von Fakten geht meines Erachtens gar nicht, weil die Antwort bei neuerlichem Auftreten viel härter trifft.

Werner Hohenberger, ein Einwurf. Der größte Fehler, den ein Arzt begehen kann, ist der einer scheibchenweisen Information an den Patienten, meistens wenn es um schlechte Nachrichten geht. Er resultiert aus der persönlichen Schwäche von Ärzten, die unangenehme Wahrheit zu benennen und sie in die richtigen Worte zu fassen. Die meisten Ärzte sind positiv veranlagt und erhoffen auch für ihre Patienten das Beste. Sie sind auch persönlich frustriert, wenn die Sachlage ihren Hoffnungen entgegenläuft. Denn für einen positiven Ausgang tun sie alles! Und sie fühlen sich manchmal sogar schuldig dafür, dass es letztendlich anders ausgeht.

Weiter Helmut Moldaschl. „Ich kann Sie jetzt nicht operieren", war im September 2004 eine solche direkte Adressierung von Professor Hohenberger an mich, nach der Laparoskopie und der Feststellung von Lymphknotenmetastasen oder ähnlichem im Peritoneum. Statt „jetzt nicht" hatte ich allerdings „nicht mehr" verstanden.

„Wir brauchen zunächst eine neoadjuvante Chemotherapie."

So hart das war und so unvergesslich, so richtig war es. Für ihn wohl ein schwerer Entschluss, es vor allen Ärzten und dem Begleitpersonal so unmissverständlich auszudrücken. Ich erinnere mich heute noch an die Augen aller Begleiter im Zimmer. Es war unbeschreiblich. Niemand von ihnen wollte Anteil an dieser Feststellung haben. In diesem schrecklichen Moment war er mutterseelenallein.

Für den Patienten sind solche Situationen eher Singularitäten. Für den Arzt allerdings ist die Belastung alltäglich und wohl erheblich.

Werner Hohenberger, ein weiterer Kommentar. Ein schwerkranker Mensch *hört* die Worte des Arztes anders; er interpretiert sie in seinem Sinne um, je nachdem wie er „gestimmt" ist. Aber das wissen wir ja schon von Herrn Moldaschl aus seinen früheren Büchern. Konkret: Manche Worte oder Satzfolgen, die er zitiert, habe ich nie verwendet. Er hat es aber so *gehört*! „Ich kann Sie nicht mehr operieren" ist definitiv nie in meiner gesamten chirurgischen Tätigkeit über meine Lippen gekommen. Nie lügen, nicht unbedingt die volle Wahrheit sagen, aber dennoch nach positiven Gesichtspunkten auch in sehr schweren Situationen suchen, war immer die Maxime. Und dafür gibt es ja auch gute Ansätze. Man muss sie halt nur dem Patienten gut vermitteln. Auch für einen Todkranken gibt es noch Hoffnung, und sei es nur, dass er noch zu seinen Lebzeiten die Dinge so gut es geht ordnen kann. Seine Situation hat er meistens längst schon erfasst. Es hat aber nie jemand bisher geschafft, mit ihm über das Ende zu reden. Er wird befreit sein, wenn sich jemand findet, mit ihm darüber ins Gespräch zu kommen.

Helmut Moldaschl

Die allgemeine klassische und unbedarfte Meinung ist: man wird vom Hausarzt über-stellt. Meiner schien uns nach der verheerenden Diagnose mindestens ebenso krank zu sein, wie ich. Damit soll keinesfalls gesagt sein, er wäre fachlich überfordert ge-wesen. Sicherlich aber war er es emotional. Und ich selbst war völlig unfähig eine Entscheidung zu treffen. Mich hat die Situation zu diesem Zeitpunkt komplett erle-digt. Der Umgang damit kann nicht geübt werden. Meine Frau war paralysiert. Sie hat gedrängt mich sofort einem Operateur zuzuführen, und wenn ihr ein Bauarbeiter auf der Straße diese Dienstleistung unterbreitet hätte, so wäre ich wohl da gelandet. Dieses Gefühl ist mir noch heute in Erinnerung. Also die klassische Panik, wobei mir damals sogar ein Zitat von Henry Ford eingefallen ist:

„Es gibt keine Krise, die nicht eine Stunde auf ihre Lösung warten könnte." Wo-mit er allerdings Krisen in der Produktion von Autos meinte.

Die allgemeine Panik hatte dazu geführt, dass mich meine Frau wenige Stunden nach der Diagnose des Internisten, an deren Gültigkeit kein Zweifel bestand, in einem der nächsten Krankenhäuser anmelden wollte.

Freitag ist wohl ein schlechter Tag für eine Krebsdiagnose.

2007, also drei Jahre später, war mir bei einer Radreise in Viareggio an einem Frei-tag um 17 Uhr, fast wie zum Hohn, die Hinterradfelge gebrochen. Freitag ist auch ein schlechter Tag für den Bruch einer Felge. Das war dann aber eine andere Sache und auch gut ausgegangen.

Meine Frau hatte also einen Operateur gesucht, der mir möglichst sofort den Krebs herausschneiden sollte, womit ich – so glaubte sie damals naiver Weise wohl – gleich wieder gesund wäre. Damit kein Irrtum über die Qualifizierung meiner Frau entsteht: Sie ist eine promovierte Staatswissenschaftlerin. Sagen Sie jetzt bitte nichts über Staatswissenschaftlerinnen.

Nun laufen die Operateure, die ein dramatisch entwickeltes Magen CA auf Zuruf erfolgreich operieren, nicht auf der Straße herum. Also war die Frau gleich wieder beim armen Hausarzt. Sie will sofort jemanden finden, der sofort operiert. Sofort heißt bei ihr sofort, heute noch oder morgen spätestens. „Morgen" war Samstag, Übermorgen Sonntag und Sonntag konnte ihrer Meinung schon zu spät sein. Das war natürlich keineswegs der Fall.

Meine Frau ist also gleich wieder beim Hausarzt. Sie bittet um Rat. Er aber will nichts raten. Hat damit offenbar schlechte Erfahrungen gemacht. Seine Weigerung zu raten hängt wohl mit meinen Aussichten zusammen. Warum sollte er sich hier einmischen, bei den miserablen Chancen. Wo doch das Ganze vermutlich schlimm ausgehen wird.

Die Frau seines jungen Assistenzarztes kennt eine Klinik, in der so etwas operiert wird. Sie soll recht gut sein meint sie, weiß aber auch nichts Genaueres für einen

https://doi.org/10.1515/9783110611441-029

Krebs. Meine Frau meldet mich sicherheitshalber dort sofort an. Besser als nichts, meint sie. Sie teilt es auch mir mit, aber mir ist alles egal, ich möchte nur wieder essen können, denn ich spüre, dass ich das nicht mehr allzu lange werde durchhalten können. Vorab, ich werde in diesem Krankenhaus nicht operiert werden, und ich kann heute sagen, dass ich wohl nicht mehr leben würde, wenn es dort geschehen wäre. Denn wegen der Schwere der Erkrankung und vor allem wegen ihres zunächst verheerenden Fortgangs waren, wenn überhaupt, nur beste Operateure mit größter Erfahrung imstande zu operieren.

Das wissen wir aber zu diesem Zeitpunkt noch nicht.

Am Tag nach der Diagnose steht meine Tochter auf der Matte. Sie ist aus Salzburg angereist. Sie hat aus den Reaktionen meiner Frau am Telefon gespürt, dass diese die Dinge im Moment überhaupt nicht mehr im Griff hat. So sehr meine Frau sonst rational überlegt, jetzt ist sie mit einem Mal überfordert. Meine Tochter ist also noch in der Nacht hierhergefahren. Sie kennt einen alten Schulfreund aus dem Gymnasium, der in einer Klinik praktiziert. Er ist Onkologe. Zugegeben, ich bin skeptisch, dass diese beiden mein Leben retten werden, doch es kommt ohnedies nicht mehr darauf an. Das ist meine Haltung.

Meine Tochter und ihr Schulfreund treffen sich also abends im Universitätsklinikum Erlangen, besprechen sich. Der Schulfreund weiß um die Fähigkeiten des Chefchirurgen dieser Klinik, Professor Hohenberger, er hat bei ihm studiert, ist begeistert von seinen Fähigkeiten und Erfolgen.

„... Internationale Kapazität, prüft auch während der Operation. Beispiel, hebt einen Nerv heraus und fragt: ‚Woher kommt der?' Der ermattete Prüfling nervös: ‚Aus Forchheim'. Hohenberger: ‚Und woher da genau?'"

Als ich das erfahre lache ich lauthals: Das ist mein Mann.

Der Schulfreund rät meiner Tochter wie sie eventuell einen Termin bei Hohenberger erhalten kann. Wir wollen bei ihm also gleich am Montag vorstellig werden, ohne zu wissen, ob er da ist, ob überhaupt ein Termin frei ist. Es muss dieser Montag sein. Übermorgen. Unbedingt. Keine Verzögerung. Dazu werden wir früh, so früh wie irgend möglich, vor Ort sein. Der Schulfreund geht am Wochenende als Generalprobe noch alle Schritte durch. Generalprobe einer Lebensrettung sozusagen.

Montag, 13. September 2004, 7.30 Uhr, Klinik, 2. Stock, Sekretariat des Professors. Ich versuche meine Situation zu verstehen. Welche Chance habe ich, was muss ich tun, um diese Chance einigermaßen zu realisieren. Funktioniert mein Hirn eigentlich noch oder ist es auch schon angegriffen? Es funktioniert noch und es signalisiert mir, mich nicht zu fürchten. Es empfiehlt mir, alle Kräfte für die Auseinandersetzung mit dem ungebetenen Gast in meinem Inneren zu sparen.

Die Sekretärin des Professors weist dezent darauf hin, dass wir nicht angemeldet sind.

„Wissen Sie, wir sind praktisch voll."

Und dann kämpft meine Tochter für ihren Vater, wie das nur eine Tochter kann. Es dauert wenige Sekunden, dann werden wir als Erste aufgerufen und gehen in den

Behandlungsraum. Ohne zu wissen, was er sagen oder tun wird, ist dies zunächst eine seelische Erleichterung.

Die Assistentin nimmt die wesentlichen Daten auf. Dann kommt er herein. Spricht kaum etwas. Ohne dass ich mich entkleiden muss, stellt er nach kurzem Blick die Diagnose, wohl aber schon wissend, weshalb ich hergekommen bin. Dann eine Frage, die ich noch öfter hören werde:

„Sind Sie Arzt?"

„Nein, Physiker."

„Dann hat es keinen Sinn, wenn ich Ihnen die Sache genauer erkläre. Sie haben einen erweiterten Magen, vermutlich eine Stenose im Antrum. Kommen Sie am Freitag stationär nach B10. Ich bin an diesem Tag zwar nicht da, aber wir können bereits die Voruntersuchungen durchführen. Ich komme am Samstag um circa halb zehn, dann können wir die weiteren Schritte besprechen. Je nach Ergebnis werde ich Sie Montag oder Dienstag operieren. Haben Sie noch Fragen?"

Ich schüttle den Kopf. Nein, natürlich keine Fragen. Welche auch. Welche von Zweien, die für Tausende stehen. Welche Chancen auf Genesung habe ich? Wie lange werde ich noch leben?

„Auf Wiedersehen."

Der Professor verschwindet.

„Auf Wiedersehen." Auch wir gehen.

So erbarmungslos der Ablauf erscheinen mag, so sehr hat er mich beruhigt. Nun habe ich einen Horizont, auch wenn ich nicht weiß, was die Konsequenzen sein werden. Ich vertraue ihm, denn keiner seiner wenigen Sätze zeigt die geringste Unsicherheit. Und in einem Zustand wie diesem kann nicht genügend Sicherheit herrschen. Ich habe nun eine Formel: Es darf keine Unsicherheit geben. Unsicherheit macht Angst. Angst kostet Kraft. Du brauchst aber jede Reserve. Also keine Angst.

Wir sind erleichtert und fahren nach Hause.

„Du wirst sehen, es wird alles gut ausgehen", sagt die Tochter. Es ist September. Sie wird im darauffolgenden Mai ein Baby zur Welt bringen. Kontrastprogramm.

30 Die Klinik als Galaxie

Helmut Moldaschl

Am Freitag, dem 17. September 2004 um neun Uhr sind wir in der Klinik. Von außen geheimnisvoll wie ein Koloss steht sie da, die Fenster ihrer Operationssäle flößen uns von weitem Ehrfurcht ein. Irreal. Befremdlich. Drohend. Auf dem vordersten Parkplatz – vor den Autos der Oberärzte und Ärzte und der Post – steht der dunkle 7er BMW des Professors, des Herrschers dieser Galaxis. Weshalb nehme ich eine solche Situation überhaupt wahr, wo es für mich doch weit wichtigere Elemente gibt. Wohl weil ich jetzt alles genau beobachte, was irgendwie mit meinem erbärmlichen Zustand zusammenhängen könnte, denn mittlerweile könnte er wohl schon durch eine Amöbe aus dem Gleichgewicht gebracht werden.

Im Erdgeschoß des Hauses gibt es die ersten Formalitäten der Aufnahme. Ich erhalte eine Nummer und bin ab jetzt integriert. Man gibt mir zahllose Aufkleber mit dem Strichcode dieser Nummer. Jetzt bin ich unverwechselbar geworden und kann mir gut vorstellen, was alles unter dieser Nummer erfolgen wird. Stechen. Schneiden. Trennen. Extrahieren. Nähen. Bestrahlen. Beerdigen …

Mit einem der drei riesigen Lifte ‚fahren wir auf die Station'. So heißt das in der Fachsprache des Krankenhauses, die man mit der Zeit lernen wird. Je langwieriger die Krankheit, umso länger der Aufenthalt und damit auch die Möglichkeit der Beherrschung dieser Sprache. Wir warten auf der Station. Auf den ersten Blick sehen alle kranken Menschen tatsächlich austauschbar aus, denke ich spontan. Aber eben nur scheinbar. Wenn man länger hier ist, und in der Onkologie ist man nicht selten bis ans Lebensende hier, lernt man alles zu unterscheiden. Manche Menschen wirken fast heiter, fröhlich, lebenslustig, wären da nicht die Wollmützen, die die von den Chemotherapien gezeichneten Köpfe verbergen. Bei manchen Leuten hat man den Eindruck, dass sie das hier zum eigenen Schutz als eine Art von Kirmes verstehen wollen, und manche werden das über die Chemotherapie hinaus fortsetzen. Sie wirken wie Perchten, Gestalten des alpenländischen Brauchtums, die mit ihrem Aussehen und ihrem Verhalten die bösen Geister vertreiben wollen.

„Schreit nicht so, wir sind nicht am Oktoberfest." Durch Reihen der Infusionsständer hindurch ruft Schwester Martha zu akustischer Mäßigung auf. Pro forma nur. Sie geht durch die Reihen der Todgeweihten, als ob sie das alles nicht merkte. Ihr gespielter Hinweis soll die Brutalität der Situation auflösen. Sie war eine Lustige. „Ich kann nicht überall sein!", rief sie manchmal, doch war sie tatsächlich überall wo man sie brauchte, und ich mochte sie sehr. Sie war einer der wenigen wirklich Lebendigen in diesem grauen Umfeld. Ich wünsche ihr für ihre Pension eine gute Zeit nach dieser sehr schweren.

Zunächst hier also eher unbekannte Leute. Unbekannte Geräte. Geräusche. Gerüche. Man wartete gespannt auf den Aufruf, nach dem bisher unbekannte Maßnahmen

https://doi.org/10.1515/9783110611441-030

erfolgen werden, an bisher unbekannten Stellen des Körpers, durch bisher unbekannte Leute mit Hilfe bisher unbekannter Geräte.

Auch das scheint das Spannende an der Onkologie zu sein. Sie muss sich ganz offensichtlich aller Mittel bedienen.

Aufregend wird der Aufenthalt im Krankenhaus allemal, Ängstliche versuchen ihn deshalb zu vermeiden und nehmen lieber solange wie möglich homöopathische Stoffe in möglichst unwirksamer Verdünnung, bis es ihnen hinreichend dreckig geht und dann selbst den Überzeugtesten von ihnen die Aufnahme in eine von der verachteten Schulmedizin geführte Institution angezeigt erscheint.

Mit mir nicht, bedeuten sie mit der Anmaßung eines unbeugsamen Kranken, der sich gegen alles wehrt, mit dem seine wirkliche Befindlichkeit aufgedeckt werden könnte. Er will mit seiner Krankheit nichts zu tun haben, will sich nicht mit Wahrheit plagen. Diese Art pseudomedizinischer Interimslösung ist zweifelsfrei ein riesiges internationales Geschäft. Hochglanzkataloge für überteuerte Produkte sind gleichermaßen Demonstration und vorgeblicher Beweis von Relevanz und Wirksamkeit einer aus meiner Einschätzung dubiosen Ernährungs- und Behandlungskunst. Doppelblindversuche unter der Aufsicht von Aufsichtsräten namhafter Produzenten sollen demonstrieren, dass nicht häufiger gemogelt wird als sonst wo. Man sollte sich als Patient also dieser Kunst bedienen.

Irgendwann aber kommen viele von ihnen dann überaus demütig hierher. Dann lautet eine der unqualifizierten Formeln persönlicher Berater aus der Familie oder aus ihrem Bekanntenkreis: „Ihm ist wahrscheinlich ohnedies nicht mehr zu helfen." Damit soll aus befugtem Munde bedeutet werden, dass ihm ohnedies nicht mehr zu helfen ist und es daher keine Rolle mehr spielt, wenn er sich nun der Schulmedizin eines Krankenhauses überantwortet.

„Wäre er doch früher gegangen", sagen dann die Großmütter und alle alten Tanten, die alles schon in jeder Form und Phase erlebt haben. „Diese Männer. Wissen Sie, wie bei meinem Mann. Woanders können sie schon viel machen, aber hier haben sie ihn erst richtig ruiniert".

Ab jetzt dürfen sie auf unwirksame, unrichtige, zu starke oder falsche Medikamente, auf die falsche Dosis, die falsche Zusammensetzung schimpfen, denn sie wissen angeblich, dass das alles nichts helfen wird und sie wissen auch, was man schon viel früher hätte tun sollen, damit es nicht so gekommen wäre. Diese ganze Chemie eben ist es wieder, die alles ruiniert. Das allheilende Kontrastprogramm ist der Tee in ihren Gärten, den sie tagein-tagaus trinken, gesät bei Vollmond und geerntet bei Neumond ... weil er ja sonst nicht wirkt!

Bis hierher blühten Erklärungs-, Ausreden- und Widerlegungskulturen aller Art, doch jetzt rückt man ab, ist gewillt, in rasender Geschwindigkeit die Zehnerpotenzen der Konzentrationen chemischer Substanzen aller Art nach oben zu durcheilen, um dem Anvertrauten damit irgendwie zu helfen. Ab jetzt wird ihnen die Schulmedizin des Krankenhauses zeigen wo Norden ist und mit ihren Untersuchungsmethoden und Maßnahmen ihre verqueren Ansichten erbarmungslos zurechtrücken. Achten wir doch gleich ein paar Minuten auf unsere Freunde Meier und Müller, an deren Beispielen dieses Procedere demonstriert wird.

„Herr Müller, Sie dürfen in die Ankleide 2 gehen.“

Ankleide ist ein Raum. *Dürfen* meint: Gehen Sie doch einfach.

Pfeif drauf oder doch nicht, denkt Müller zunächst. Wenn ich nur wüsste, was diese Zyste, die sie da neulich mit dem Ultraschall gefunden haben, sonst tun wird. Was bleibt mir denn über. Ein kurzes Leben wäre das vielleicht nur mehr, wenn Krebs daraus werden sollte. Andererseits ist dieses ständige Aus- und Eingehen hier in diesem Klub und dann das darauf Warten, dass sie etwas finden, auch nicht der wahre Jacob. Vielleicht finden sie auch nichts. Wahrscheinlich sogar. Aber wenn sie wächst, die Zyste, dann sollte man vielleicht doch lieber das Risikogewächs rausmachen. Andererseits hülfe der Melissentee von der Großtante vielleicht ebenso.

So hadert Müller bis zur letzten Sekunde mit sich selbst, wie er über die Monate bisher gehadert hat und von seinem Umfeld gehadert worden ist. Ja. Nein. Ja. Nein. Doch jetzt ist es ohnedies zu spät, denn einige Schwestern sind bereits erbarmungslos dicht an ihm dran. Wie bei der Inquisition, denkt Müller.

„Sie dürfen alles ausziehen und dann diese Hose anziehen. Den Schlitz hinten. Warten Sie, bis Sie aufgerufen werden. Sie dürfen sich jetzt hierher setzen.“

Müller hat endlich verstanden. Dieses *dürfen* ist also in Wirklichkeit ein Befehl. Daran hat man sich zu gewöhnen. Wer das nur eingeführt hat, denkt Müller.

Der Plastikstuhl unter Müller ist kalt, und das an einer Stelle, wo sonst die Hose ist. Eine völlig neue Erfahrung für Müller. Der Beginn subtiler Folterung Teil 1 auf Krankenschein, denkt er im Stillen und würde den Versuch vielleicht doch lieber abbrechen und verschwinden, anstatt bald sein Innerstes prüfen zu lassen. Sie werden mir vermutlich einen Schlauch einführen.

In seinen After, den er weniger gut kennt, als den Marianengraben. Man wird mir vorher eine Infusion geben und ich werde hoffentlich in einen angenehmen Schlaf sinken, dann werden verschiedene Leute sich um meinen After kümmern und um alles, was innen angeschlossen ist. So denkt Müller.

Wenn er dann aufwacht, wird er sich in einem anderen Raum befinden und nicht die geringste Ahnung haben, wie er dort hingekommen ist. Eine medizinische Entführung sozusagen. Er wird immer wieder seinen Namen hören und sich darüber wundern, weshalb er plötzlich im Zentrum des Geschehens steht. Seine Reaktion wird den Schwestern und den Oberschwestern und den Ärzten einen Hinweis darauf geben, ob er schon hinreichend wach ist und von seiner Frau abgeholt werden kann, denn mit dem Autofahren wird in den nächsten Stunden oder Tagen nicht so viel los sein. Sein malträtiertes Hirn würde ihm sonst einen Streich spielen. Die Vergiftung von einer Stunde Narkose braucht einen Monat, also diese Viertelstunde Narkosedauer von vorhin brauche eine Woche normalen Lebens, hat man Müller versichert. Das alles kannte er bisher nicht. Eine Woche nicht Auto fahren, meint er. Ganz so schlimm wird es nicht sein, wird ihm ein Arzt beteuern, denn das wäre ja keine echte

Narkose gewesen, nur so etwas wie ein Schlafmittel für einen Dämmerschlaf. In einer Woche wird Müller ohnehin alles vergessen haben.

Inzwischen wird Herr Meier im Warteraum vier Becher á 1 Liter einer abgrundtief scheußlichen Flüssigkeit erhalten haben, die man geschmacklich höchst unzureichend als normales Getränk getarnt hat.

„Trinken Sie in der nächsten Stunde diese vier Becher leer. Sie dürfen sich auch gern ein paar Minuten mehr Zeit lassen." So sagt eine im Trinken normaler Getränke geübte Schwester.

Meier wird zum vorsichtigen Test erstmal einen Schluck trinken. Er wird einen unbekannt abartigen Geschmack entdecken, dann wird er auf seine Armbanduhr blicken und die gewährte Stunde gedanklich durch vier teilen. Meier wird nach dem ersten Becher voreilig feststellen, dass die Trinkerei wohl zu schaffen sein sollte. Er wird sich noch wundern und die munteren bunten Fische auf dem Flat Screen an der Wand vor ihm werden ihm bei dieser Verkostung nicht beistehen.

Während der erste Becher noch erträglich sein wird, werden schon die ersten Schlucke des Zweiten eine Aufgabe geworden sein.

Wenn er dann doch alles hinuntergewürgt hat, wird ihm die Schwester („Sie dürfen mir jetzt folgen!") als Überraschung des Hauses noch einen Becher mit einer ähnlichen Flüssigkeit überreichen.

„Auch das jetzt noch."

Meier sieht in seiner Fähigkeit, das alles getrunken zu haben, einen unumstößlichen Beweis für die Resistenz der Menschheit gegenüber Angriffen aller Art, und während er auf den Venenzugang an seinem Handrücken blickt, den ihm eine junge Elevin der Medizin gesetzt hat, denkt er einen kurzen Augenblick an Sokrates.

Während des Count Down, während er also schon auf diesem Schlitten liegen wird, der ihn in bergmännischer Art durch die Kreissäge befördert, wird ihm eine Untersuchungsärztin durch das Dreiwegventil ein Entspannungsmittel einleiten. Buscopan.

„Es wird alle Ihre Innereien lockern, und es wird Sie ein wohliges Gefühl durchströmen."

Im Moment allerdings ist der Patient Meier noch alles andere als locker, denn er hat noch keine Übung im Umgang mit dieser eindrucksvollen medizinischen Dramaturgie und überdies wird seine Psyche beherrscht von diesem riesigen CT-Raum, einer von Kaltherzigkeit strotzenden Location, in die er nun demütig eintritt. In der Mitte steht sie: die moderne Guillotine. Innerhalb weniger Sekunden hat sie Meier den ganzen Schneid abgekauft. Hier durch also, denkt er.

Das weiße Monstrum bewegt jeden Teilchenphysiker in seinem Innersten, weil er um das komplexe Zusammenspiel der Röntgenröhren, Kollimatoren, der Elektronik, der Motoren weiß. Im Zusammenspiel der geheimnisvollen Komponenten wird das Monstrum seine glühende Röntgenstrahlung mitten durch seinen Körper lenken, durch Eingeweide, Knochen, Herz, Lunge, Leber, alles was einen Menschen ausmacht.

Diese Strahlung von einer Intensität und Härte, gegen die das radioaktive Leuchten eines zerstörten Kernkraftwerks wie das Licht einer schmutzigen Fahrradlampe wirkt.

Meier hat andere Sorgen. Angenehm aber ist, meint er, dass man sich hier nicht entkleiden muss. Das ist immerhin ein gewisser Schutz. Er blickt auf die riesige dicke Bleiglasscheibe rechts hinter der Guillotine und auf einen allseits begrenzten und abgeschlossenen dunklen Raum, von dem aus gefühlte zwanzig Ärzte jetzt das Monstrum ins Visier nehmen. Wenn er Physiker wäre, meint Meier, wüsste er, weshalb diese Scheibe aus Bleiglas so dick ist und er würde dann vielleicht noch mehr Angst haben als der Normalo, der er ist, und dem in dieser sonderbaren Arena die Ungewissheit durch die noch unbestrahlten Knochen schleicht.

Meier hat also zum ersten Mal den Auftritt dieses riesigen weißen Apparates erlebt, den ich während eigener Untersuchungen aus besonderem Grund immer als Kreissäge bezeichnet habe. Weil man von ihm strahlenmäßig in Scheiben geschnitten wird. Derart empfindet das der Physiker. Damit begegnet Meier als Patient zum ersten Mal der modernen Medizin in ihrer vollen und gnadenlosen Härte. Wäre Meier Physiker, so hätte er jetzt noch deutlich mehr von dieser Prozedur als der physikalisch unbedarfte Patient, denn dann hätte er wenigstens eine quantitative Vorstellung von dem was hier passiert. Als Meier aber weiß er nichts davon. Er muss und wird daher alles glauben.

Nun darf sich Meier seitlich auf die Lafette legen, denn es wird ihm überraschend eröffnet, dass er gleich noch einen Einlauf erhalten wird. Er solle doch bitte darauf achten, dass er ihn hält und nicht gleich auf das klinisch saubere Inventar loslässt. Im Moment unterscheidet sich der unphysikalische Meier in keiner Weise von einem Nobelpreisträger der Physik. Ein Kontrastmittel sei das, wird ihm tröstlich eröffnet. Meier denkt – wie ehemals Müller – an seinen Darm und hat die ohnehin an der Vorstellung desinteressierten Leute hinter der Bleiglasscheibe schon fast vergessen. Hätte er vielleicht irgendwann in Indien obendrein noch einen Tantrischen Selbstbeherrschungskurs absolviert, dann könnte ihm das alles total egal sein. Aber nun könnte es hier, wenn das noch länger als geplant dauerte, gleich aussehen wie im Zwinger eines albanischen Tierheims.

Der Count Down hat begonnen.

Einer aus der Mannschaft hinter der Scheibe schließt die Tür zur Bühne, denn gleich wird das weiße Monstrum Photonen mit einer Energie von einigen Mega-Elektronenvolt viele lange Sekunden lang mit Lichtgeschwindigkeit aus dem rasend schnell rotierenden Kollimator auf den Körper des medizinischen Delinquenten schleudern. Die Teilchen werden instantan in ihn eindringen, ihn gnadenlos durchdringen, auf der anderen Seite herauskommen. Damit wird das begehrte Bild zustande kommen, das dem Arzt sagen kann, was in Meiers Körper eigentlich wirklich los ist. Was aber weiß der herkömmliche Patient Meier schon von einem Elektron? Von Volt, von Elektronenvolt und erst recht, ob er jetzt zu Tode erschrecken muss vor der Wirkung der schrecklichen Strahlung. Würde sie nämlich mit dieser Energie und Intensität nur einmal eine Sekunde lang am Zaun eines deutschen Kernkraftwerks gemessen werden, so würden alle Deutschen schier verrückt werden und sofort dafür votieren, dass alle Kernkraftwerke dieser Welt innerhalb weniger Wochen stillzulegen wären, andernfalls die Erde vor dieser Verstrahlung nicht mehr gerettet werden könnte.

Aber einem Patienten, dem geholfen werden soll, so sagt die deutsche Medizin, kann guten Gewissens jede Strahlenmenge und jede Strahlungsenergie zugemutet werden. Ein Sterbenskranker, der gesund werden will, muss eben deutlich mehr aushalten, als ein Gesunder, der keinesfalls krank werden will.

Man wird ja von dem bisschen Strahlung die der Arzt zu seiner Analyse braucht nicht gleich noch einen weiteren Krebs kriegen, wird Meier hoffen müssen. Zudem hat er ja ohnedies eine Erklärung unterschrieben, in der gestanden hat, was er eventuell zu erwarten hat, bei all den Untersuchungen.

Welches Theater hat mein Zahnarzt damals gemacht, denke ich mir jetzt, mit der Strahlungsabschirmung und erinnere mich an die Bleischürze, die so schwer war wie ein Wochenrucksack, für ein lächerliches Bildchen 3 x 3 cm2 von einem Backenzahn rechts unten, und ich habe mich auch erinnert, dass der Generator der Röntgenröhre damals nur einen kurzen Augenblick Pieps gemacht hatte und das dann auch schon alles gewesen war. Meier würde in meinem Fall spekulieren, dass das nur ein Test der Maschine gewesen war, denn viel zu kurz wäre der Strahlungsstoß gewesen für eine Messung. Aber er wird irren, denn die Dosis der Strahlung ist beim Zahnröntgen unvergleichlich geringer als bei dieser CT-Messung hier. Um einige Zehnerpotenzen kleiner, würde ein Physiker sagen. Auf die Frage, welche Dosis er denn dann bekommen hätte beim Zahnröntgen, würde Meier nur ein unverständiges Kopfschütteln geerntet haben. Mein Strahlungsbilanzbuch – damals war so etwas noch modern –, hatte jedenfalls keinen zusätzlichen Vermerk erhalten, und derart war es damals wieder in meiner Tasche gelandet. Heute aber gibt es solche Bücher gar nicht mehr, glaube ich. Jedenfalls habe ich bei keiner der zahlreichen CT-Untersuchungen einen Eintrag erhalten.

Und wäre nun Meier tatsächlich ein Physiker, dann würde er sich wieder einmal über das Theater wundern, dass sie damals veranstaltet hatten nach dem TMI Unfall in den USA am 28. März 1979, wo rein gar nichts passiert war, außer einer Kernschmelze, die dicht eingeschlossen geblieben war. Kein China Syndrom also, wie es geschäftstüchtige Filmemacher damals vermarktet hatten. Bis auf einige Amerikanerinnen, die ihrer Versicherung einen zeitgleichen Abortus gemeldet hatten, wegen der furchtbaren Aufregung über die schrecklichen Vorkommnisse im Kraftwerk, welche sie durchlitten hätten, war nichts passiert.

Die massive Aufregung in Deutschland hingegen über Tschernobyls *Verstrahlung* von Makronen und Rehfleisch und dann noch über die verstrahlte Molke, die über Jahre hindurch abgeschirmt auf einem tristen Bahngleis in Bayern auf ihren Abtransport ins Irgendwo harren musste, sich aber letztlich und glücklicherweise durch sonderbare politische Transformationen in Null aufgelöst hatte, wird bis jetzt erfolgreich gepflegt. Geblieben aber war bei Meier deshalb die Deutsche Angst vor jeder noch so kleinen und angeblich doch verheerenden Strahlung. Auch vor dieser schrecklichen Molke. Strahlung, die man erhalten würde, äße man leichtfertigerweise einige Kubikmeter von ihr zum Frühstück. Eher nichts aber wurde berichtet über drei Dutzend todgeweihte Feuerwehrleute im und am Kraftwerk damals, die hineingeschickt wurden, ohne dass man ihnen sagte, dass sie nachher schrecklich sterben würden. In der Zwischenzeit wohnen dort wieder gesunde Tiere, über die allerdings nichts berichtet wird.

Und dann kam Fukushima. Was wurde da wieder für ein zynisches Polittheater zum Besten gegeben. Abertausende Menschen waren im Tsunami ertrunken und vermisst geblieben. Kein Wort mehr darüber in Deutschland. Sie spielten freilich keinerlei Rolle, weil sie keine politischen Stimmen brachten. Vielmehr aber konnte man das Cäsium 137 politisch bestens verwerten, auch wenn die Strahlendosis aus dem Unfall so niedrig war, dass sie in der Schweiz und in Österreich unter dem messbaren Pegel lag. Angeblich aber sollte es alsbald den gesamten Pazifik und dann den Erdball verstrahlen und deshalb wohl den baldigen und sicheren und schrecklichen Tod von Abermillionen, wenn nicht der ganzen Menschheit herbeiführen. Tokyo müsste eigentlich evakuiert werden, wertete ein österreichischer Spezialist. Japaner aus Fukushima hatten deswegen ihre Vaterhäuser sofort zu verlassen und viele Kilometer weiterzuziehen. Auch wenn sie bereits 80 Jahre oder gar älter waren. Angeblich konnte der durch den Unfall induzierte Krebs auch nach zwanzig Jahren einen Hundertjährigen noch qualvoll verenden lassen …

All diese Nachrichten gingen Meier jetzt schnell noch durch den Kopf, bis die Assistentin das Dreiwegventil geöffnet und seine Arme nach hinten an den oberen Rand der Säge gezogen hatte, das Buscopan in seinen Kreislauf geschossen und er erwärmt und tiefenentspannt elektrisch angetrieben durch die Kreissäge geglitten war. Mit diesem wohligen Gefühl im Bauch. Eine halbe Minute lang begleitet vom gleichmäßigen Surren des Antriebs und des Hochspannungsgenerators der Röntgenröhren in der Säge. Rund um ihn herum.

Von der Strahlung ist natürlich hier nicht gleich etwas zu spüren, denkt ein Physiker in diesem Moment. Es fallen ihm der Millisekunden-Pieps beim Zahnarzt ein und die lächerlich zentnerschwere physikalisch unsinnig dicke Bleischürze, die gegen die winzige Dosis an Streustrahlung wirken soll. Doch vor allem hofft er, dass hier in diesem Fall die Elektronik keinen Streich spielen wird. Anders als das bei der Bestrahlung einer Patientin im Therac-25 Linearbeschleuniger der Fall gewesen war. Ein Softwarefehler hatte einen verheerenden Funktionsfehler induziert und der Frau die vielfache Dosis an hochfrequenter Strahlung verabreicht. Die Arme war kurz darauf gestorben. Dieser Fehler hatte von Juni 1985 bis 1987, also noch drei Jahre hindurch drei Patienten das Leben gekostet und drei weitere schwer verletzt, bevor man ihn gefunden und beseitigt hatte. Bis dahin war das Gerät in Betrieb gewesen. Es war ein oft zitiertes Lehrbeispiel geblieben für zukünftige Qualitätsmaßnahmen in sicherheitsrelevanten Bereichen.

Aber kann sich denn ein normaler Mensch überhaupt gegen alle gefährlichen Situationen wappnen, denkt Meier, der sich nun ziemlich hilflos vorkommt, weiß er doch rein gar nichts von den Umständen und den Risiken einer solchen Untersuchung, muss er deshalb nicht zwangsweise eine Grundangst entwickeln vor so viel komplexer und unüberschaubarer Technik, die aber letztlich wiederum den wesentlichen Beitrag leistet, um sein Leben zu retten! Soll man sich also einer solchen Gefahr aussetzen, oder doch lieber den Melissentee der Tante trinken ... Niemand wird Meiers Frage definitiv beantworten.

Eine fachlich unbedarfte Presse jedenfalls krächzt mit dem Argument ihrer „Verantwortung", die sie gegenüber der Bevölkerung zu haben vorgibt, andauernd das Lied von der Verstrahlung und treibt, um ihren Umsatz zu maximieren, gezielte Verunsicherung in die Bevölkerung hinein. Und darunter leiden alle Meiers unter uns, und solange sie sich einer fachlichen Aufklärung verweigern, werden sie weiter leiden müssen.

„Sie dürfen jetzt aufstehen."

Der Satz einer jugendlich freundlichen Stimme bringt alles wieder ins Lot, das standardisierte medizinische Kommando reißt Meier aus seinen düsteren Gedanken. Er hat sich beruhigt und alles scheint gut. Die Kreissäge hat ihre Arbeit getan. Sie steht still und wartet auf den nächsten Patienten.

Die Damen und Herren hinter der dicken Bleiglasscheibe diskutieren. Einige verlassen die abgeschirmte Ecke und gehen wissend lächelnd an Meier vorbei, quer durch den CT-Raum zur Tür. Die Verbliebenen haben offenbar eine schwere Krankheit Meiers entdeckt, denn sie zeigen aufgeregt auf verschiedene Bildschirme. Weil Herr Meier weder Mediziner noch Physiker ist, weiß er weder etwas über seine Krankheit, noch über die Strahlendosis, die ihm der Apparat übergebraten hat. Alles was man ihm jetzt sagte, würde seine Unsicherheit steigern, also sagt man ihm nichts.

Man berichtet ihm daher auch nicht, dass ihm der weiße Apparat in dieser knappen halben Minute vorhin den guten Teil einer Jahresdosis der natürlichen Strahlung verabreicht hat. Daran wird er nicht sterben, weil die Inder in Kerala auf freier Flur das Zwanzigfache im Jahr abbekommen. Also wird er wohl von dieser Untersuchung auch keinen zusätzlichen Krebs kriegen – falls er überhaupt schon einen hat –, doch sicher weiß das auch niemand.

In einigen Tagen wird man mit ihm den Befund besprechen, für den das CT die Daten geliefert hat, und das kann wesentlich spannender sein, als die Strahlendosis von sieben oder zehn Milli-Sievert aus der Untersuchung. Im Moment ist Meier allerdings nur an der allernächsten Toilette interessiert, denn der Einlauf beginnt sich bereits seinen Weg nach außen zu suchen.

Das sind freilich nur Episoden aus dem medizinischen Leben all der Müllers und Meiers, wie sie schon lange vor mir im Krankenhaus und im CT waren und eine Gastro- sowie eine Koloskopie erfahren hatten.

Von all den vielen anderen Vorkommnissen, die mir noch bevorstehen, weiß ich nichts, ich bin ja noch nicht einmal bis zu meinem Bett gelangt.

Noch sitze ich im Wartebereich am Gang, sozusagen an der Pole Position der Onkologie. Aktiv und passiv geübte Personen in Sachen Krebs wandern und wirken um mich herum, also Klinikpersonal und Patienten jeder Art. Ich greife mir eine Zeitung. Der aktuelle Spiegel. Seite 230 etwa. Mozarts Tod steht da. Das passt in jeder Weise. Erstens haarscharf am Thema und zweitens schon deswegen interessant, weil Mozart und ich nicht nur dasselbe Kurzzeichen, sondern auch am gleichen Tag Geburtstag haben und ich an die hundert Biographien von ihm besitze. Die Violinkonzerte KV 216 und 219 habe ich selbst gespielt. Auch seine Streichquartette. Ich werde Kontakt haben mit dem lieben Autor bis zu dessen Tod, auch danach noch gelegentlich mit seiner Frau telefonieren. Im Gegensatz zu Mozart wird er an Krebs sterben, einige Jahre nach meiner erfolgreichen Operation.

Jetzt werde ich einem jungen Arzt vorgestellt, meinem zukünftigen Ansprechpartner, der mir in der nächsten Zeit die Berichte und Hinweise von Professor Hohenberger überbringen wird. Teildiagnosen. Anweisungen. Behandlungsschritte. Alles ist bestens organisiert. Sympathisch, freundlich, umgänglich, kompetent ist der junge Mann. Ob diese Freundlichkeit allerdings echt ist oder nur Show und derart vielleicht auftragsmäßiger Bestandteil meiner Behandlung, weiß ich nicht. Vielleicht soll der Patient nicht erkennen, wie schlecht es um ihn bestellt ist, wahrscheinlich sogar, denn zunächst wird nichts weitergehen und das wird mich zunehmend irritieren.

Die nette Stationsschwester weist mir ein Zimmer zu. Sie hat die Entschiedenheit eines Profis. Das beruhigt mich. Mein Bett ist zufällig von einem beruflichen Kollegen belegt. Wir haben vor nicht allzu langer Zeit ein Seminar am Starnberger See besucht. Zufall? Offensichtlich macht unsere Firma die Leute krank. Sein riesiger Verband? Kreissäge! Damit hat er sich den Daumen in Längsrichtung halbiert. Eine Kunst wäre das, versichere ich ihm. Hört sich schrecklich an, ist aber im Vergleich zur Malaise mit meinem Magen höchst läppisch. Meinen Vorschlag zum Problemtausch lehnt er ab. Monate später werde ich ihn – wieder zufällig – in der Freiheit wieder treffen. Es wird sich bei ihm eine psychische Krankheit manifestiert haben. Jetzt möchte ich nicht mehr tauschen.

Als völlig unerfahrener Patient betrete ich das Krankenzimmer und sehe mich um. So also sieht das aus. Ein Bett. Ein Spind. Ein Nachtkästchen. Ein Waschbecken. Was braucht der Mensch mehr. Dusche und Toilette auf dem Flur. Das Gebäude soll demnächst abgerissen und durch ein modernes ersetzt werden. Wie lebe ich eigentlich sonst!

Auch der zweite Zimmerkollege ist freundlich, auch er ein entfernt beruflicher Kollege. Wieder der Zufall. Er ist noch im OP, dem Operationssaal. Er wird bald ins Zimmer gebracht werden. Sein Zustand wird bei mir einen Schock auslösen. Den Ringfinger der linken Hand haben sie ihm abgenommen. Ein Melanom unter dem Nagel. Den gesamten Arm haben sie ihm aufgeschnitten. Bis unter die Achsel. Die Lymphknoten. Welche Relation! Ein Nagel / ein ganzer Arm. Wie viel wird dann von mir übrigbleiben! Was wird aufgeschnitten, was weggeschnitten werden. Seine Frau wird mit ihm schimpfen. Wegen eines läppischen Melanoms, wird sie klagen, nimmt man heute keinen Finger mehr ab. Den Ringfinger. Ich habe mich in diesem Moment entschlossen, genau darüber nachzudenken.

Das Krankenhaus atmet wie ein riesiges Tier. Auf dem Gang geht es zu wie auf der A3. Da draußen das pure Leben. Hier herinnen der kalte Tod. Ruhig, abwartend. Er hat keine Eile. Ich merke, wie ich ebenso berechnend beginne, mit ihm den Kampf aufzunehmen. In der Ruhe der mittlerweile eingetretenen Dunkelheit trenne ich mich, einem klassischen Projektansatz folgend, in einen funktionierenden Kopf und die kaputte Chemiefabrik meines restlichen Körpers. Das hilft, auch wenn es beim geschulten Klinikpersonal irritiertes Kopfschütteln auslöst. Unsicherheit.

Bald wird alles anders aussehen. Der Internist hat das nach seiner Erstdiagnose vorausgesagt, hat aber nicht gesagt wie.

Der Zugriff der Universitätsklinik ist erbarmungslos konsequent. Viele Räume, Apparate, Augen, Hände. CT von Brustkorb und Abdomen. CT. Wir kennen uns bereits: Da also ist das riesige Gerät, das ich vor wenigen Monaten im Rahmen eines Seminars bei Siemens in Forchheim genau betrachten konnte. Nicht wissend, dass ich bald durchfahren werde. Herz. Kreislauf. Blut. Befunde jeder Art. Der Entscheidende fehlt noch. Und dann das Warten darauf. Was man nur alles entdecken kann. Diese Ungewissheit ist eine besondere Belastung.

Was alles werden sie nun finden?

Mein Sparringpartner jedenfalls wird auf seine Chance lauern.

Horizont, auch wenn ich nicht weiß, was die Konsequenzen sein werden. Ich vertraue dem Professor, denn keiner seiner wenigen Sätze zeigt die geringste Unsicherheit. Und in einem Zustand wie diesem kann nicht genügend Sicherheit herrschen. Ich habe nun eine Formel: Es darf keine Unsicherheit geben. Unsicherheit macht Angst. Angst kostet Kraft. Du brauchst aber jede Reserve. Also keine Angst.

Du wirst sehen, es wird alles gut ausgehen, hatte die Tochter gesagt. Es war September.

31 Schweigsame Koryphäen

Helmut Moldaschl

Patienten nehmen Ärzte, insbesondere Chirurgen, so wahr, wie Schauspieler, Opern-sänger, Piloten, vielleicht auch Atomphysiker, weil alle diese Typen gewissermaßen auf einer Bühne stehen. Auch wenn diese Bretter, die für sie die Welt bedeuten, nicht aus Holz sind, ja gar nicht physisch existieren.

Natürlich nimmt ein Arzt, der tausende Patienten behandelt hat – ich hörte vom Professor, dass es 15.000 Operationen waren –, einen hinzugekommenen ABC anders auf, als ABC diesen berühmten Arzt. Konnte beispielsweise Karajan bei einem Kon-zert der Salzburger Festspiele irgendjemanden im Publikum in derselben Weise wahr-nehmen, wie diese Person ihn? Vielleicht jemanden, mit dem er einmal auch privaten Kontakt hatte oder einen Politiker. Aber sonst wohl kaum.

Und doch erinnere ich mich an eine kleine Begegnung mit Professor Hohenber-ger einige Jahre nach der Operation. Ich war unter vielen Leuten im riesigen Foyer seiner Klinik gesessen und hatte auf den Aufruf meiner Nummer gewartet, um meine Behandlungsunterlagen entgegenzunehmen. Hohenberger ging raschen Schrittes durch den großen Raum, vorbei an zahlreichen Personen, die seinen Weg kreuzten. Mit einem Blick musste er die gesamte Besetzung überblickt haben, denn er rief mir zu, dass wir uns wohl bald sehen würden. Ich war total überrascht.

Ähnlich auch in seiner beeindruckenden Abschlussvorlesung, in der er ein Studentenpaar recht deutlich anredete, das in der zehnten oder zwölften Reihe ge-tratscht hatte, unter vielleicht drei- oder vierhundert Hörern. Es gibt Menschen, die besondere Fähigkeiten haben, und solche Menschen haben mich immer fasziniert, weil sie immer seltener erscheinen. Professor Hohenberger ist für mich zweifelsfrei einer von ihnen.

Ein Konzert meiner überaus geschätzten Pianistin Martha Argerich wird mir ewig in Erinnerung bleiben: Rachmaninow Nr. 3 in der Meistersingerhalle in Nürnberg. Dreißig Jahre später, diesmal mit dem Schumann-Klavierkonzert und in derselben Halle, mag mein Bedauern ihr gegenüber anmaßend geklungen haben, dass sie Rach-maninow offenbar nicht mehr spiele. Doch hatte sie meine schüchterne Bemerkung keineswegs abgetan und nach längerem Gespräch bescheiden geantwortet:

„Weil es so schwer ist."

Das muss man sich in unserer selbstbewussten Gesellschaft vorstellen. Eine Künstlerin, der man bereit wäre, jeden Fehler zu verzeihen, nur um sie wieder hören zu können, wollte sich selbst nicht den kleinsten verzeihen. Für mich ein beachtens-werter Standpunkt, der vieles relativiert. Hohenberger war und ist in diesem Sinn ein exzeptioneller Künstler, wie Argerich. Oder beispielsweise – weil ich mich hier gerade in der Musik bewege – wie Gulda. Dieser hatte in der Schule in Hofgastein einmal ein Gratiskonzert gegeben, meine Frau hatte mir darüber berichtet. Und nach allen Zugaben hatte er gefragt, ob denn jemand noch einen Wunsch hätte. Ein altes

https://doi.org/10.1515/9783110611441-031

Weiblein war aufgestanden und hatte gebeten: „Herr Professor: bitte spielen Sie noch etwas Schönes!"

Gulda war aufgestanden, war mit dem hoch ausgestreckten Arm über das gesamte Publikum hinweggefahren und hatte dann gesagt:

„Ihr alle hier, denkt doch daheim einmal nach was ‚schön' bedeutet."

Und dann war er verschwunden. Ich war damals leider nicht dabei gewesen, doch ist dieser Satz für mein musikalisches Verständnis wichtiger, als so manche Bach-Fuge, denn er regt in überaus intensiver Weise zum Nachdenken an. Hohenberger ist es gelegentlich auch gelungen, enorm wichtige Fakten auszusprechen, wenn auch in weit disziplinierterer Form als Gulda und dennoch überaus intensiv. Meine Frau hatte er unmittelbar nach der OP eindringlich aufgefordert, auf mich einzuwirken eine Chemotherapie nachzuschieben, obwohl er mit seiner Kunst alles mit R0 geschafft hatte. Ich konnte mir damals keinen Reim darauf machen, war aber seinem Ratschlag gefolgt und bisher mit Erfolg.

Mich hat man manchmal gefragt, wie ich mir denn lange musikalische Stücke merken könne, irgendein Violinkonzert von Vivaldi, Bruch oder Mozart, wie wir sie am Konservatorium in Wien spielen mussten. Ich kann es nicht erklären, kann aber verstehen, dass ein Chirurg in ähnlichen Kategorien denkt. Es ist die Verbindung aller Elemente untereinander, die Assoziation unter ihnen. Das macht das ganze Wissen aus. Beim Musizieren ist es nicht nur das Ohr. Es ist der mechanische Impetus, das Visuelle, die junge Schöne, wie sie in der dritten Reihe ihr Programm faltet, während ihr betuchter Nachbar in der Nase bohrt. Mozart hatte einmal davon gesprochen, dass „es phantastisch wäre, eine Oper als Ganzes zu hören". Damit meinte er nicht die Partitur, sondern eben die gesamte Oper mit allem was dazugehört. Leider haben manche Opernregisseure das nicht verstanden. Es ist nicht originell, wenn Don Giovanni in einem VW Käfer auf der Bühne erscheint. Als ich 12 Jahre alt war, habe ich sehr gerne das Brahms-Violinkonzert gehört, und einer meiner Onkel hat mich gefragt, wie einem das gefallen könne. Wenn ich mich nicht irre, hatte Pablo de Sarasate ehemals das Angebot von Brahms, die Uraufführung zu spielen, mit den Worten abgelehnt: „Halten Sie mich für so geschmacklos, mit der Violine in der Hand zuhören zu müssen, wie die Oboe im zweiten Satz die einzige Melodie spielt!"

„Zu spröde", hatte der Geiger Joachim damals zu diesem Angebot gesagt, es dann aber doch gespielt. Vorher hatte er Brahms bei der Überarbeitung des Konzerts beraten.

„Hohenberger. Der Sprödeste". Das war das entscheidende Auswahlkriterium für den Patienten gewesen, den er mir gegenüber auffallend oft zitierte. Brahms D-Dur war auch für mich als zwölfjährigen Geiger eines der aufregend-spröden Violinkonzerte, und so sind während der intensiven Beschäftigung mit ihm seinerzeit die ganzen Beatles, Stones und Presleys und wie sie alle geheißen haben, spurlos an mir vorbeigegangen. Ohne mein Bedauern. Nicht aber später ABBA, weil diese – vielleicht ohne es zu wissen, was ich allerdings kaum glaube – unter anderem auch Kirchentonarten in ihrer Musik verwendeten.

An solche Zusammenhänge kommt man offenbar nur heran, wenn man ernsthaft krank ist, also am Rand des Lebens wandelt. Eigentlich erstaunlich, denn man möchte meinen, dass man dabei nur an seine Krankheit denkt. Das Gegenteil scheint der Fall zu sein, und darum war für mich gerade dieser Zusammenhang ein hervorragender Ansatz über ein noch besseres Zusammenspiel zwischen den Patienten und ihren Ärzten nachzudenken. Ob man das Ergebnis allerdings vielen Patienten vermitteln kann, wage ich zu bezweifeln.

Im Übrigen höre ich jetzt zum ersten Mal von meinem Omentum minus. Wusste zwar schon ganz zu Anfang von den Metastasen in meinem Peritoneum, und dass „das alles sehr knapp" war, wie Professor Hohenberger ehemals meiner Frau verdeutlichte, doch den Zusammenhang kann ich erst jetzt verstehen. Rein topologisch war es wohl große Kunst, hier das Schlechte vom Guten zu trennen. Doch kann man ja auch alte Papiere spalten ...

32 Über die Verantwortung des Arztes aus der Sicht des Arztes

Werner Hohenberger

Ich bin alles andere als ein Formalist. Um dieses Thema seiner Bedeutung angemessen anzugehen und nicht in womöglich esoterische Abhandlungen abzuschweifen, will ich trotzdem ein bisschen formal werden.

Wenn ein Arzt einen Patienten annimmt, geht er rechtlich mit ihm einen Arbeitsvertrag ein. Anders als beim Werkvertrag wird damit kein Erfolg geschuldet. Er verpflichtet sich lediglich dazu, seine Dienste zu leisten. Nur dafür kann er formal zu Verantwortung gezogen werden. Nur wenn er seiner Dienstleistungspflicht nach geltenden Gesetzen oder inzwischen auch zudem auf der Basis von Leitlinien (Behandlungsempfehlungen aufgrund wissenschaftlicher Evidenz – „Beweiskraft") nicht nachkommt, kann er dafür belangt werden.

So einfach ist die Geschichte aber natürlich nicht.

Wenn *Ich* zum Arzt gehe, so erwarte ich, dass er mich behandelt. Das wird er zwar meistens tun; er müsste es aber keineswegs, es sei denn, dass ein Notfall vorliegt. Man kann nämlich keinen Arzt instrumentalisieren, sprich zur Behandlung zwingen. Chirurgen schon gar nicht. Es obliegt allein der Entscheidung eines Arztes, wen er überhaupt behandelt, was bei chirurgischen Fächern meistens eben operieren heißt. Natürlich steht im Hintergrund zudem noch eine Behandlungspflicht aus dem Vertrag der meisten Ärzte mit den gesetzlichen Krankenkassen. Aber auch dort gibt es keine „hündische" Abhängigkeit.

Und dann steht im „zwischenärztlichen Verständnis" noch ein weiteres mentales Handicap. Eine häufige Aussage von Internisten gegenüber einem Patienten beispielsweise oder auch in Arztbriefen zum Ausdruck gebracht „ich lasse Sie nun von Herrn Dr. X. operieren", geht nämlich gar nicht. Das wäre nämlich der schlimmste Fauxpas. Ein Rückfall in das frühe neunzehnte Jahrhundert, als der Internist Müller in Jena formulierte: „Lasset sie (Anmerkung: „die Chirurgen") nicht ohne die Aufsicht von Ärzten: Ihr Tagewerk wäre ein Haufen von Erdhügeln" oder zumindest in diesem Sinne. Die Zeiten, da Chirurgen auf Zuruf zu agieren hatten und noch nicht im Kanon der „Ärzte" aufgenommen waren, sind lange vorbei, ziemlich genau zweihundert Jahre. Die Arbeit von Chirurgen ist zu verantwortungsvoll, zudem am effektivsten, leider aber eben auch von Komplikationen begleitet.

Aus diesen Risiken und ethischen Verpflichtungen resultiert die besondere Verantwortung von Chirurgen gegenüber Patienten. Sie gehen eben mit ihnen eine Schicksalsgemeinschaft ein und ihre Arbeit entspricht einer Körperverletzung, wenn das Behandlungsziel nicht erreicht wird. Sie müssen deshalb persönlich und im Einzelfall entscheiden, ob eine Operation wirklich angezeigt (indiziert) ist. Zu „uns", den Vertretern aller chirurgischen Fächer, zu denen nebenbei auch die operativ tätigen Augen- und HNO-Ärzte zählen, gehören im weiteren Sinne und im Gegensatz zu den

https://doi.org/10.1515/9783110611441-032

rein kontemplativ gebliebenen Fächern auch die „Interventionalisten", die Radiologen wie auch die Kardiologen (die Gefäßverengungen durch sogenannte Stents wieder eröffnen, so dass der Blutstrom wieder unvermindert fließt und das Bein nicht amputiert werden muss oder dass der Herzinfarkt im Idealfall keinerlei Folgen nach sich zieht). Auch die Gastroenterologen, die eine Einengung des Gallenganges über ein Endoskop aufdehnen, so dass die Gelbsucht wieder verschwindet.

Ein weiterer Aspekt berührt die Formulierung – und das ist keine Semantik. Wenn ich einen Patienten annehme, so habe ich die Verpflichtung ihn zu behandeln. Wenn ich mich jedoch eines Patienten annehme – der scheinbar irrelevante Unterschied des Personalpronomens „eines" im Gegensatz zu „einen" – so gehe ich mit ihm eine Schicksalsgemeinschaft und eben nicht nur einen Vertrag ein. Kundenverständnis versus Empathie, Komplikationen einfach hinnehmen oder mit dem Kranken persönlich leiden. Kein vernünftiger Mensch will leiden. Das ist nur zu umgehen, wenn ich alles tue, um vor allem Komplikation zu vermeiden, den von Sauerbruch gemeinten negativen, schlechten Ausgang im höheren Sinne.

Chirurgie ist nun einmal Körperverletzung – und somit ist eine Operation nur gerechtfertigt, wenn sie zu dem vor einer Operation festzulegenden Ziel führt (Einhaltung der Indikation). Diese Ziele wären zum Beispiel langfristige Beseitigung eines Leistenbruches ohne erneutes Wiederauftreten eben eines solchen Bruches. Indikationsstellung berührt aber nicht nur die grundsätzliche Entscheidung für eine Operation (ja oder nein), sondern auch die zeitliche Dimension. Wird zu lange gewartet, bis eine Komplikation eines Leistenbruches eintritt („z. B. eingeklemmter Leistenbruch mit Darmverschluss bei sehr fortgeschrittenen Fällen), so war die Indikation ebenfalls falsch, in diesem Fall betrifft es den Zeitpunkt einer Operation. Man hätte diesen Patienten dann eher operieren sollen, sofern man ihn natürlich schon vorher gesehen hat. Eine weitere und zudem nicht seltene Indikationsfrage für eine orthopädische Operation berührt die Befreiung von Schmerzen eines Wirbelsäulenleidens auf Dauer durch eine entsprechende Wirbelsäulenstabilisierung, ohne dass die Beweglichkeit der gesamten Wirbelsäule operationsbedingt relevant eingeschränkt wird. Wenn sich der Patient nach der Operation weder bücken noch seitlich drehen kann und somit seine Lebensqualität hinterher schlechter ist als zuvor und dies unter Berücksichtigung der mittlerweile womöglich sogar gebesserten Schmerzen, so war die Indikation für dies Operation ebenfalls im Nachhinein als falsch zu bewerten.

In all diesen Fällen ist abzuwägen, inwieweit zumindest annähernd durch alternative Maßnahmen nicht das gleiche Ziel zu erreichen ist, sofern sie mit niedrigeren Komplikationsraten behaftet sind. Systemische Therapie (heutzutage nicht nur mehr Chemotherapie, sondern Einsatz von Antikörpern und kleinen Molekülen, die zielgerichtet den Zellstoffwechsel der Krebszelle angreifen) und Bestrahlung können bei bösartigen Tumoren unter Umständen mehr erreichen als eine Operation. Hierunter können Krebsgeschwülste sogar komplett verschwinden. Physiotherapie oder ganz einfach sportliche Aktivitäten (Radfahren) beheben oder befreien nicht allzu selten von „Arthrosebeschwerden" der Hüfte. Nur wenn all diese alternativen Optionen im

Entscheidungsprozess durchdacht oder nicht als zielführend anzusehen sind, ist eine chirurgische Behandlung gerechtfertigt.

Wird ein avisiertes und klar zu formulierendes Ziel durch eine Operation nicht erreicht, so muss dies der Chirurg als einen Fehler ansehen. Fehler allerdings nicht primär im medikolegalen Sinn – sprich Kunstfehler –, sondern besser formuliert als nachweisbarer Behandlungsfehler. Vielmehr als ein Versagen seiner Arbeit, einen Fehlschlag. Sauerbruch hat dies in seinen Memoiren „Das war mein Leben" als „schlechter Ausgang im höheren Sinne" bezeichnet. Er hat formuliert, „Dem Chirurgen wird ein schlechter Ausgang in höherem Sinne zur persönlichen Schuld. ... Der *Chirurg, der deutelt*, Fehlschläge zu entschuldigen sucht, *verstößt gegen das vornehmste Gesetz seiner Zunft.*"

Jeden Ausgang im negativen Sinne kann man auf drei Ursachen und Prinzipien zurückführen:
– falsche Indikationsstellung,
– falsche Strategie,
– technischer Fehler.

Zur Erläuterung einige Beispiele.

Falsche Indikationsstellung: Selbst ein Neunzigjähriger kann eine große Operation wie die Entfernung eines Speiseröhrenkrebses wegstecken und sich nach vielleicht drei Monaten wieder so weit erholen, dass er fast das gleiche Leben wie zuvor führen kann. Seine allgemeine Lebenserwartung liegt nämlich noch bei gut vier Jahren und wenn er recht fit ist, sogar noch mehr. Allerdings muss sich der Chirurg einen solchen Patienten sehr genau anschauen, ob er ihm diesen sehr ausgedehnten Eingriff zumuten kann und auch, ob der anzugehende Tumor gute Heilungschancen hat. Er muss dem Patienten auch vermitteln, was so alles auf ihn zukommen kann. Stirbt dann dennoch dieser Patient an den Folgen der Operation, so war die Indikation falsch. Der Chirurg hat sich verschätzt; er hat einen Fehler gemacht. Mit einer Bestrahlung wäre diesem Patienten eventuell besser geholfen gewesen.

Falsche Strategie: Bleiben wir bei bösartigen Tumoren. Deren Entfernung muss mit einem gewissen Sicherheitsabstand nach allen Seiten erfolgen. Es genügt so gut wie nie, einfach nur den sichtbaren Teil zu resezieren. Reicht jedoch ein bösartiger Tumor unmittelbar an große Gefäße oder Knochen oder für die Funktion wichtige Nerven heran, so ist dessen Entfernung mit ausreichendem Sicherheitsabstand nicht mehr so ohne weiteres möglich. Ein gutes Beispiel dafür ist der Mastdarm- und auch der Bauchspeicheldrüsenkrebs. Die Entfernung eines Pankreaskarzinoms nicht im Gesunden führt nie zur Heilung. Bereits nach einem Jahr ist dann mehr als die Hälfte der betroffenen Patienten an diesem Tumorleiden verstorben. Wird der Operation jedoch eine Chemo- oder besser Radiochemotherapie vorgeschaltet, so schrumpft der Tumor so gut wie immer, der Tumor wird „abgekapselt", weil seine feinen Ausläufer zerstört werden und der Sicherheitsabstand zu den umgebenden Strukturen wie Gefäße oder Knochen wird größer und damit steigt die Chance, auch örtlich fortgeschrittene Karzinome im Gesunden zu entfernen. Beim Mastdarmkrebs (Rektum-karzinom) ist dieser Vorteil der „neoadjuvanten Radiochemotherapie" am besten belegt. Dazu braucht ein Chirurg hervorragende Kenntnisse der Bildgebung (Compu-tertomogramm, Kernspintomogramm, „Röntgen"-Anatomie), um vorab dieses Risiko des unzureichenden Sicherheitsabstandes im Einzelfall zu erkennen. Inwieweit dann ein Chirurg tatsächlich in diesem Sinne jeweils richtig gehandelt hat, wird ihm spä-testens vom Pathologen mitgeteilt, der das entfernte Gewebe mit dem bloßen Auge und unter dem Mikroskop genau untersucht. Steht jedoch in seinem Bericht: „Das Karzinom wurde nicht im Gesunden entfernt", so hat der Chirurg einen strategischen Fehler begangen, wenn er trotz eines örtlich fortgeschrittenen Tumor sofort und ohne Vorbehandlung operiert hat, denn mit Vorbehandlung wären die Chancen der Ent-fernung im Gesunden beträchtlich gestiegen.

Die letzte *Fehlermöglichkeit* betrifft die Wiedervereinigung von Magen- und Darm-abschnitten, die *Anastomosen*. Bei zahlreichen Eingriffen in der Bauchhöhle werden unterschiedlich lange Anteile des „Magendarmtraktes" entfernt, bei gutartigen wie auch bei bösartigen Erkrankungen. Damit der Patient anschließend wieder essen und trinken kann, müssen die entstandenen „Lücken" beseitigt und anschließend die nun frei liegenden „Enden" wieder vereinigt werden, zum Beispiel der Dünn-darm mit dem queren Anteil des Dickdarmes, wenn zuvor dessen rechter Anteil ent-fernt worden war. Dies geschieht mit der Fertigung einer Anastomose. Sie wird am besten mit der Hand durch entsprechende Naht erstellt. Man kann auch Klammer-nahtinstrumente verwenden. Trotz vermeintlich optimaler Fertigung „halten" diese Nahtverbindungen jedoch nicht immer. Es kann eine Nahtinsuffizienz entstehen, ein Nahtbruch. Magen- oder Darminhalt oder Bauchspeicheldrüsensaft und Galle treten in die Bauchhöhle aus und können zur tödlichen Bauchfellentzündung führen. Unter bestimmen Umständen ist ein solches Risiko erhöht, zum Beispiel bei sehr schwer kranken Menschen mit vorausgegangenem erheblichen Gewichtsverlust, oder bei ei-ner durchgebrochenen Entzündung des Dickdarmes, wie bei der Divertikulitis. Trotz-dem ist das Risiko am stärksten vom operierenden Chirurgen abhängig, Risikofak-tor Chirurg. Die Insuffizienzrate nach einer Dickdarmentfernung und nachfolgender Wiedervereinigung liegt in der Größenordnung von etwas mehr als einem Prozent bis zu deutlich über dreißig Prozent in Abhängigkeit von dem Operateur! Wer seine Nah-tinsuffizienzen immer auf die besonders schwierige Situation zurückführt (nebenbei bemerkt: schwierig ist etwas, das man nicht beherrscht!) oder die schlechte Assistenz oder gar das Nahtmaterial, steht nicht zu seinen Fehlern, sucht nicht nach seinen eigenen technischen Unzulänglichkeiten als erste Möglichkeit des Versagens seiner Maßnahmen. Er deutet. Er verstößt gegen unser vornehmstes Gesetz und wird sich so niemals verbessern. Man müsste ihn eigentlich aus dem Verkehr ziehen!

Nur wer bei einem „schlechten Ausgang im höheren Sinne" eben nicht deutet, sondern als erstes nach eigenen Fehlern sucht, wird je ein herausragender Chirurg werden. Ansonsten ist es auch sehr schwer mit den Nackenschlägen dieses Berufes fertig zu werden; man geht entweder Kompromisse ein oder muss denkbare Fehler einfach wegfegen, wegschieben, ignorieren. Nur wer kein Gewissen hat, wird damit fertig, ohne ständig danach zu streben, diese Fehlschläge möglichst nie mehr erleben zu müssen – ohnehin leider nie zu erreichen; man macht eben nicht nur einmal im Leben den gleichen Fehler.

Aber zurück zu dem Dienstvertrag und seinen Verpflichtungen. Ich bin nicht verpflichtet, jeden Patienten zu operieren, von Notfällen abgesehen. Wenn absehbar nie ein gemeinsamer Nenner gefunden werden kann, sollte man keine Schicksalsgemeinschaft eingehen, keine Verantwortung übernehmen.

Eine Patientin mit einem Weichteilsarkom (bösartiger Tumor, in diesem Fall der Oberschenkelmuskulatur) wartet in meinem Sprechzimmer auf mich. Nach dem üblichen gegenseitigen Beschnuppern fragt sie unvermittelt: „Haben Sie so etwas überhaupt schon einmal operiert? Können Sie das überhaupt?" Dreimal schlucken! Warum ist die eigentlich hier? Wir hatten seit vielen Jahren in Deutschland neben wenig anderen die meisten Fälle von Weichteilsarkomen behandelt. Weltweit war eine der ersten größeren Serien mit präoperativer Radiochemotherapie (eine der Operation vorgeschaltete Bestrahlung des Tumors mit zeitgleicher Chemotherapie) von unseren Strahlentherapeuten und uns publiziert worden und Jahre lang waren wir die einzige Klinik in diesem Land, welche auch geeignete Weichteilsarkome der Gliedmaßen durch die sogenannte hypertherme Extemitätenperfusion behandelt hat. Dabei wird die vom Tumor befallene Extremität vorübergehend aus dem Körperkreislauf ausgeschaltet. Unter Zusatz von Chemotherapeutika und biologisch aktiven Substanzen (TNF, Tumornekrosefaktor, zerstört die den Tumor versorgenden kleinsten Gefäße) wird das Bein oder seltener der Arm über eine Stunde an die Herzlungenmaschine angeschlossen und unter Erhitzung auf 41 °C durchspült. Mit diesem Verfahren kann man in 85 % bedrohte Gliedmaßen erhalten, trotzdem den Tumor später im Gesunden entfernen und somit eine ansonsten unausweichliche Amputation umgehen. Das war also die Sachlage – und der Grund meines Erstaunens.

„Und außerdem will ich mich sowieso nicht operieren lassen. Der kleine Buckel an meinem Bein stört mich nicht."

Langes Einreden, ausführliche Aufklärung über die unausweichlichen Folgen, sprich absehbar Tumor bedingter Tod. Erkennbar bleibende Skepsis. Letztendlich, ich habe es abgelehnt, sie zu operieren und sie an einen Kollegen in Bochum empfohlen.

In keinem anderen Beruf sind die Höhen so hoch, aber auch die Nackenschläge so gewaltig, wenn man nämlich Hand an einen Patienten legt und er dabei zu Tode kommt. Deshalb ist das Verantwortungsgefühl in unserem Beruf sehr wichtig, unabdingbar. Es in aller Konsequenz zu praktizieren, kompromisslos in Bezug auf die eigene Person, fordert Opferbereitschaft. Weitere Ausführungen zu den Konsequenzen in Bezug auf das persönliche Umfeld der „Chirurgen" lasse ich außen vor. Sie interessieren wahrscheinlich kaum jemanden und sie sind zudem zu intim.

33 Die Arztsuche aus der Sicht des Arztes

Werner Hohenberger

Die Zeiten, da der Chirurg zu seinen Patienten kam, gab es tatsächlich. Meistens zu Fuß, kam er mit einem Gehilfen. Eingriffe wurden im Haus des Patienten durchgeführt. Krankenhäuser – und waren sie auch noch so klein – wurden meistenorts erst seit Anfang des 19. Jahrhunderts gebaut. Mit Operationen der heutigen Art hatte die damalige Chirurgie allerdings noch wenig zu tun. Abszesseröffnungen, Wundversorgungen, Einrichtung von Brüchen und Verrenkungen, Schenkelbruch- und Blasenschnitte waren die häufigsten Maßnahmen. Das liegt aber alles schon zweihundert Jahre zurück. Konkurrenz hatten die damaligen Chirurgen wahrscheinlich kaum. Großen Zuspruch allerdings wohl auch nicht. Das ist heute etwas anders.

In diesen Tagen müssen sich die Chirurgen überlegen, wie sie möglichst viele Patienten „akquirieren" und greifen zu den gleichen Werbemethoden wie das Hotel- oder das Gaststättengewerbe. Dem Patienten erschwert dies die Wahl eines für seine Erkrankung geeigneten Arztes.

Grundsätzlich stellen Patienten bei der Wahl ihres Arztes *weiche Kriterien* in den Vordergrund. Nach einer Erhebung von Gesundheitsmonitor ist allen Patienten am wichtigsten, dass der Arzt über Nutzen und Risiken der Behandlung aufklärt, auch darüber was man selbst zur Heilung beitragen kann, ob er sich Zeit nimmt, seine Patienten in Entscheidungen einbezieht, ob er Berufserfahrung hat, sein Personal freundlich ist und ob er ärztlich qualifiziert ist und z. B. Fort- und Weiterbildungsnachweise besitzt. Die Ergebnisse unabhängiger Qualitätsprüfungen oder die Beteiligung an strukturierten Behandlungsplänen hielten nur ein Viertel der Befragten für relevant, die Kooperation mit Selbsthilfegruppen gar nur zehn Prozent.

Bei Herrn Moldaschl stand die Suche nach einem *Operateur* im Vordergrund. Er hat sie bei seinem Hausarzt begonnen, und er wollte eine sofortige Entscheidung. Zum Glück stand dem das Wochenende zunächst einmal im Weg. Denn sofern keine plötzlichen Beschwerden eine unmittelbare Diagnose und unter Umständen sofortiges Handeln erzwingen, hat die Entscheidung über das weitere Vorgehen bei so gut wie jeder Erkrankung ein paar Tage Zeit. Keine Panik! Erst einmal zu Ruhe kommen. Jetzt gilt es, die weiteren Schritte sachlich und überlegt anzugehen. Wenn dies ein Patient selbst nicht mehr kann, weil er von einer ihm schlimm erscheinenden Diagnose überrumpelt ist, keine klaren Gedanken mehr fassen kann, sollte er eine Vertrauensperson um Hilfe bitten. Im Fall von Herrn Moldaschl war dies letztlich seine Tochter. Ich selbst werde ebenfalls oft von Bekannten in solchen Situationen angerufen und um Informationen und Rat gebeten.

Es könnte bei der Entscheidungsfindung helfen, wenn ich erzähle, wie ich selbst in solchen Situationen vorgehe.

Also, wie suche ich für mich selbst einen Arzt aus und welche Ärzte empfehle ich anderen? Grundsätzlich gibt es viele gute Ärzte, auch wenn mit zunehmendem

https://doi.org/10.1515/9783110611441-033

Anspruch an die korrekte Behandlung einer Erkrankung deren Zahl kleiner wird. Empfehlen kann man aber nur jemanden, dessen Qualitäten man persönlich kennt, von dem man weiß, dass er mit der Behandlung der anstehenden Erkrankung große Erfahrung hat, seine Entscheidungen im Interesse des Patienten trifft und so gut wie immer sehr gute Ergebnisse erzielt. Mit ihm vernünftig reden sollte man auch können. Er sollte vor allem zuhören. Im Zweifelsfall erkundige ich mich bei anderen, vertrauenswürdigen Kollegen. All dies sind letztlich auch weiche Kriterien, jedoch hinterlegt durch langjährige Erfahrung und mit einem Netzwerk voller „guter" Ärzte.

Zugegebenermaßen fällt es mir aber gelegentlich schwer, geeignet erscheinende Kollegen zu finden. Je weiter weg vom eigenen Behandlungsspektrum, desto öfter. Wo gehe ich schließlich selbst einmal hin, wenn meine Coxarthrose operationspflichtig wird? Chirurgen auf diesem Kriegsschauplatz gibt es massenweise in der Bundesrepublik. Wer ohne Hinterfragung der Notwendigkeit sofort jeden operiert, scheidet von vorneherein aus. Und das sind nicht wenige. Dann weiß man von einem, der in Frage kommen könnte, dass aber nach dem Prothesenersatz häufiger einmal die Beine unterschiedlich lang geworden sind. Geht also auch nicht. Nächste Frage, die objektiv zu beantworten ist: Häufigkeit von Protheseninfektionen? Und dann noch eine ganze Reihe mehr objektiv beantwortbarer Kriterien. Dazu nimmt sich aber ein Patient in Not keine Zeit, aus welchen Gründen auch immer. Letztendlich hätte ich derzeit über Bayern verteilt drei für die Operation meiner Coxarthrose in Frage kommende Operateure, an die ich mich wenden könnte. Hoffentlich arbeiten sie noch recht lange und sind dann nicht plötzlich im Ruhestand, wenn ich denn einmal vor ihrer Haustür stehe. Sicherlich mag es mehr geben, die aus dem Feld der übrigen herausragen. Aber aufgefallen sind sie mir bisher nicht. Und dann noch etwas: Prothese ist nicht gleich Prothese. Wer ein erfahrener Hüftendoprothetiker ist, muss nicht gleich auch beim Kniegelenksersatz ähnlich gute Ergebnisse erzielen. Nach meiner Einschätzung ist deren Zahl dünner gesät.

Und um das Ganze noch komplizierter zu machen: nach einiger Zeit muss man mit einem Wechsel der Prothesen rechnen. Jetzt scheiden noch einmal einige aus, die mit der Erstimplantation gute Arbeit leisten, aber möglicherweise mit einem Wechsel überfordert sind.

Wer dieses Hintergrundwissen nicht hat, braucht konkrete Anleitung, unabhängig vom zu Grunde liegenden Problem.

Was bei der Suche nach einem Arzt nicht weiter hilft

– Den subjektiven, persönlichen Präferenzen vielleicht einmal nicht folgen. Nicht der väterliche Typ oder der Arzt mit den neuesten Apparaturen ist unbedingt der für die anstehende Diagnostik oder Behandlung einer Erkrankung am besten geeignete. Und dass man eigentlich nur zu Ärztinnen geht, sollte auch einmal hintangestellt werden. Damit schließen Sie von vorneherein fast die Hälfte wirklich qualifizierter Ärzte aus, wobei diese Formulierung geschlechtsneutral zu sehen ist. Andere Qualitätsparameter sind wichtiger, unbesehen des Geschlechtes.

- Internetforen bis hin zur Bewertung mit Sternchen („gefällt mir gut" bis „hat mir überhaupt nicht gefallen"). „Wie gut der Arzt ist, bestimmt der Patient" ist das Credo. Immer sind Meinungen von Einzelfällen wiedergegeben. Objektivierbare Gründe der Bewertung fehlen. Empfehlung: sofort ignorieren. Finger weg davon! Hilft überhaupt nicht. Vielmehr: Gefahr in Verzug! Scharlatane lauern, welche die Schwächen von Kranken besser analysiert haben als die guten Ärzte.
- *Annoncen* von Ärzten, häufig verpackt mit „wissenschaftlichen" Informationen oder Checklisten zum Auffinden der guten Ärzte. Merksatz: Die wirklich Guten prostituieren sich nicht im Internet! *Empfehlung*: höchste Vorsicht. Sie laufen Gefahr, Scharlatanen, Quacksalbern oder sonstigen Verantwortungslosen aufzuliegen, auch wenn seltener einmal ein guter Arzt dabei sein kann.
- Die Suche im *Telefonbuch* oder im *Internet* nach dem nächstgelegenen Arzt oder der nächsten Klinik. Mit dem ersten Besuch ist alles Weitere oft gebahnt. Zeit lassen, sich erkundigen! Auch wenn das eigene Problem in das ausgewiesene Spektrum der dortigen Spezialisierung zu passen scheint. Falls man trotzdem der „Bequemlichkeit" folgt: Nachdenken über den ersten Eindruck, trotz „Sie waren alle so nett". *Empfehlung*: Wenn das Anliegen in das Spektrum der „Grundversorgung" fällt (siehe unten), kann man es einmal versuchen.
- Sich nicht durch den Hinweis auf „*Zentrum*" welcher Art auch immer blenden lassen. Der Zentrumsbegriff ist nicht geschützt. Jeder kann sich ein Schild an die Haustür hängen und sich zu einem Zentrum erklären. Nur wenn ausdrücklich erkennbar ist, dass dieses Zentrum durch regelmäßige Überprüfungen durch Gutachter von außen kontrolliert wird, hinter denen zumindest eine *wissenschaftliche Fachgesellschaft* steht, kann man beruhigt sein. Allerdings können auch in solchen Zentren die Behandlungsunterschiede weit auseinander klaffen. Über die Qualitätslage in allen onkologischen Zentren insgesamt kann man sich z. B. über Benchmarkberichte der Deutschen Krebsgesellschaft informieren. Dort erhält man keine öffentlich zugänglichen Informationen zu den Behandlungsergebnissen zum gegebenen Krebszentrum; aber jedes zertifizierte Zentrum kennt natürlich seine eigenen Ergebnisse und sollte sie auf Nachfragen auch parat haben. Die kann man dann mit den durchschnittlichen und den besten Ergebnissen abgleichen, die in solchen Berichten öffentlich gemacht werden. Zugegeben recht aufwendige Recherchen für einen gerade zum Kranken gewordenen Menschen, der andere Gedanken hat.
- Leider öfter auch der *Hausarzt*. Meistens geht er bei der Überweisung seiner Patienten in lange „bewährten" Bahnen. Eine ganze Reihe pflegen durchaus Kontakte zu wirklichen Experten des jeweils gefragten Faches oder sogar zu internationalen Koryphäen, um unklare Befunde einzuordnen und ihre Patienten zur bestmöglichen Behandlung überweisen zu können. Der Maßstab eines Allgemeinarztes sind aber meistens die lokalen Größen. Über den Rand seiner Stadt oder seiner unmittelbaren Umgebung hinaus hat er keine Einblicke. Und seine Kollegen im Krankenhaus am Ort, dessen Schließung schon seit einigen Jahren

diskutiert wird, werden ihm natürlich nicht auf das Brot streichen, dass sie vielleicht die jetzt anstehende Operation besser nicht machen sollten. *Empfehlung*: zu Fragen der Grundversorgung meist kein Problem. Wenn es schwieriger wird, sollte man offen mit ihm über seine Kompetenz zur persönlichen Erkrankung reden, wenn sie mutmaßlich besonderes Expertenwissen und Können erfordert. Auch darüber, ob er um die Kompetenz eines von ihm empfohlenen Zentrums wirklich Bescheid weiß. Zum Beispiel dadurch belegt, dass es von einer wissenschaftlichen Gesellschaft zertifiziert wurde.

Wie finde ich nun meinen Arzt?

Als erstes geht es um die Schwere und eventuelle Besonderheiten von Erkrankungen. Es müssen nicht immer die lebensbedrohlichen sein. Es gibt durchaus seltene Krankheiten, die schleichend verlaufen und an die man sich fast gewöhnen könnte, weil sie am Anfang eher diskrete Beschwerden machen, wie eine Reihe rheumatischer Erkrankungen, was nicht heißt, dass sie auch einmal mit einem Paukenschlag beginnen können. Zu denen, die wie ein Blitz einschlagen, gehören vor allem die Krebserkrankungen, an denen statistisch jeder zweite Mensch im Laufe seines Lebens einmal erkrankt. Dort entscheidet der nächste Schritt über das weitere Schicksal, und zu diesem gehört auch die richtige Arztwahl.

Grundsätzlich ist es hilfreich, seine Erkrankung oder sein medizinisches Anliegen (z. B. auch Impfungen) einer von drei Kategorien zuzuordnen. Am häufigsten geht es um Diabetes mellitus – die „Zuckerkrankheit", Behandlung des Bluthochdruckes oder Impfungen und Vorsorgeuntersuchungen bei Kindern und Erwachsenen, Behandlung von Sprunggelenksverletzungen, Gallenblasen- oder Leistenbruchoperationen. Mit allen diesen Anliegen ist man in unserem Lande bei nahezu jedem Facharzt, vom Allgemeinmediziner bis hin zum Chirurgen in einer Praxis oder jedem Krankenhaus gut aufgehoben. Die Anwendung der weichen Auswahlkriterien (siehe oben) ist hier durchaus angebracht.

Mit dem schlecht einzustellenden Bluthochdruck oder Diabetes mellitus sieht es schon etwas anders aus. Auch bei einem größeren Polypen im Dickdarm und der Frage der endoskopischen Abtragbarkeit, allein schon bei der Frage nach der Notwendigkeit eines Gelenkersatzes oder der Behandlungsbedürftigkeit von Gefäßverengungen der Beine oder der Herzkranzgefäße sollte man sich nicht jedem entsprechenden Facharzt anvertrauen, ohne sich vorher näher erkundigt zu haben. Am besten bei Bekannten, welche die gleiche Erkrankung schon durchgemacht haben. Auch qualifizierte Röntgenuntersuchungen (Computertomogramm, Kernspintomogramm, Mammakarzinomscreening) fallen schon in diese Kategorie, auch wenn sie zunächst einmal meistens keinen Schaden anrichten. Häufig beantworten sie jedoch die Fragestellungen nicht, die bei der Behandlung von Fällen höherer Schwierigkeitsstufen anstehen.

In diese fallen eine ganze Reihe von Erkrankungen – Risikoschwangerschaften und Frühgeborene, Krebserkrankungen, Wiederholungseingriffe nach Gelenkersatz, alle Organ- und Knochenmarkstransplantationen, um nur einige zu nennen. Die Behandlung der meisten dieser Erkrankungen unterliegt strikten Qualitätsüberprüfungen. Sie werden mittlerweile fast alle in Zentren behandelt, die dieser Bezeichnung tatsächlich gerecht werden. Dazu gehören jährliche „Audits", die Überprüfung durch externe neutrale Gutachter, die entsprechend geschult sind und vorgegebene Prüflisten abarbeiten und bewerten. Ein sehr umfangreiches Dokumentationssystem in diesen Zentren ist unabdingbare Voraussetzung. Bei bestandener Überprüfung erhalten diese Zentren ein Zertifikat, zum Beispiel bei bösartigen Tumoren der Deutschen Krebsgesellschaft. Jährliche Berichte der Krebsgesellschaft geben einen Überblick über die Behandlungsqualität dieser Zentren anhand von festgelegten Qualitätsparametern. Aber eben nicht alle diese komplexen Erkrankungen müssen in solchen Zentren behandelt werden. Die Mehrzahl aller Darmkrebsfälle wird immer noch außerhalb eines zertifizierten Darmkrebszentrums ohne Überprüfung der Ergebnisqualität behandelt. Trotzdem bezahlen die Krankenkassen auch diesen Krankenhäusern das entsprechende Entgelt. Sich eine Zweitmeinung einzuholen, ist seit wenigen Jahren auf gesetzlicher Basis möglich und dem sollte man durchaus bei besonders komplexen Erkrankungen auch nachkommen. Mit der Erteilung einer Zweitmeinung ist keineswegs die Pflicht verbunden, sich jetzt dort auch weiter behandeln zu lassen.

Mein Patient Helmut Moldaschl kam durch die Initiative seiner Tochter zu mir, die an sich nicht mehr in der Region lebt. Aber durch die Bekanntschaft mit einem internistischen Onkologen hatte sie Insiderwissen und hatte offenbar zumindest eine Vorstellung von dem Prognosefaktor Chirurg. Der Patient selbst und vor allem seine Ehefrau hätten sich für ein anderes Krankenhaus entschieden, ohne offenbar auch nur den Namen des dort tätigen Chirurgen zu kennen. Dabei war das Entscheidende für seine letztendliche Heilung, dass der Tumor eben primär nicht entfernt, sondern eine Chemotherapie vorgeschaltet wurde, auch wenn diese nach dem ersten „Chemogang" aufgrund einer Magenblutung unterbrochen werden musste.

An unser erstes Zusammentreffen kann ich mich nicht mehr erinnern. An spätere Umstände aber sehr wohl, nicht nur, weil mein Patient darüber zwei Bücher geschrieben hat.

Namen sind ohnehin für mich ein Problem. Ich habe definitiv noch detaillierte Szenen aus meinem Berufsleben vor den Augen (vom Privatleben sowieso), als seien sie eben jetzt passiert – auch wenn sie schon mehr als vierzig Jahre zurückliegen. Pfingsten 1977, einer der schlimmsten Unfälle auf der Autobahn vor Erlangen. Ein Tanklaster ist auf einen vorausfahrenden LKW aufgefahren und geht sofort in Flammen auf. Noch bei Bewusstsein wird der Fahrer in die Klinik gebracht. Die Haut vollständig verbrannt, zu einhundert Prozent der Körperoberfläche. Der Geruch liegt mir noch in der Nase. Er hatte keine Chance mehr. Aus den achtziger Jahren ein türkischer Gastarbeiter auf dem Weg von seiner Heimat zurück zu seinem Arbeitsplatz in Nordrhein-Westfalen. Auch er verunglückt auf der Autobahn. Seine Frau ist mit dem zweiten Kind schwanger und jetzt schwer verletzt, vor allem am Brustkorb. Die notfallmäßige Eröffnung des Brustkorbes noch in der Notaufnahme konnte nicht mehr helfen. Der Griff zu den zentralen Gefäßen geht ins Leere. Daneben auch „Kleinigkeiten", als ich ganz am Anfang meiner Laufbahn meinte, man könne die Fäden nach einer „Steißbeinfisteloperation" schon nach fünf Tagen entfernen. Den Blick des ungläubig schauenden Oberarztes werde ich nie vergessen.

Wenn ich früheren Patienten begegne, muss ich schon gelegentlich länger nachdenken, bis mir ihr Name einfällt – wenn überhaupt. Aber sehr oft weiß ich noch ganz genau um detaillierte Umstände ihrer Erkrankung wie CT-Bilder, intraoperativer Situs („wie es im Bauch ausgesehen hat"), Tumorstadium, Besonderheiten beim Verlauf der Operation, postoperative Komplikationen (das Schlimmste von allem) und einiges andere mehr. Das Omentum minus (eine hauchdünne Verbindung des Magens zur Leberunterfläche) von Helmut Moldaschl mit einer stippchenförmigen Auflagerung – einer sogenannten Peritonealmetastase, einer Absiedelung des Magenkrebses – gehört auch dazu.

Dazwischen eine *Helmut Moldaschl* wichtig erscheinende Frage: Was, wenn ein anderer Arzt diesen Umstand übersehen und nicht oder anders, inkompetent operiert hätte? Bei sofortiger, korrekter Krebsoperation am Magen wäre dieses Stippchen wahrscheinlich mit entfernt worden. Allerdings wäre dies der Anfang des Hinterherlaufens geworden. Von der Gesamtbetrachtung her wäre der Tumor zunächst im Gesunden entfernt gewesen. Mit absoluter Sicherheit wären aber die weiteren, zum Zeitpunkt dieser Operation noch nicht erkennbaren Absiedelungen im Bauchfell innerhalb weniger Monate zu regelrechten Tumoren gewachsen. Selbst mit einer nachgeschalteten (adjuvanten) Chemotherapie lebt statistisch nach sechs bis neun Monaten nur noch die Hälfte der Patienten mit einem solchen Krankheitsbild. Diese Behandlung kommt dann einfach zu spät!

Nicht nur vor Gericht bei einem Verfahren wegen des Vorwurfes eines Behandlungsfehlers gilt, dass im Falle fehlender Dokumentation der Satz „ich mache dies immer so" gewaltige Beweiskraft hat. Dieses Prinzip will ich auch hier anwenden und einige Anmerkungen von Helmut Moldaschl zu den ersten Kontakten kommentieren.

Die Organisation einer Klinik und die dortigen Abläufe lassen sich einigermaßen auf dem Papier dokumentieren. Ihre sogenannte Implementierung und Verwirklichung von Vorgaben braucht viel mehr, vor allem den permanenten Nachdruck des Klinikchefs – und die passende Auswahl von Mitarbeitern in allen Ebenen, die „seine" Philosophie" verinnerlicht haben und mittragen. Unter diesen Auspizien kommen ein paar unbedeutende Unstimmigkeiten beim Beschreiben des ersten Kennenlernens meines Patienten und mir auf.

Dieser Tage ergab sich eine Diskussion im Kreis einer Kulturdelegationsreise nach China, an der ich teilgenommen hatte. Zwei jüngere Teilnehmer nahmen die Antworten von Vertretern der Provinzregierung in einem Forum zum politischen Meinungsaustausch ganz anders wahr als zwei ältere Herren. Nach deren beider Meinung haben sie aber nur das gehört, was sie hören wollten, was aber nie so ausgesprochen worden war. So etwas gibt es auch in einer Patienten-Arzt-Beziehung. Einer ihrer wesentlichen Elemente ist die Kommunikation, das Zuhören.

Zu den Zeiten meiner aktiven Chirurgentätigkeit galt unumstößlich, dass jeder Patient oder Angehörige und zu jeder Zeit zu mir vorgelassen wird, auch wenn sie gelegentlich dafür länger warten mussten. Keine abweisenden Einlassungen und unbesehen des bereits erwähnten Versicherungsstatus. Insofern hätte es keine Diskussionen in meinem Vorzimmer geben dürfen. Allerdings habe ich erst dieser Tage aus einem anderen Anlass erfahren, dass gelegentlich doch die Dinge anders gelaufen sind, als man dies für möglich gehalten hätte, obwohl meine Damen im Sekretariat immer mit zuvorkommender Höflichkeit allen begegnet sind, gelegentlich sicher auch mein Wohl aus ihrer Sicht im Auge behaltend („irgendwann braucht er fünf Minuten Ruhe"). Den Hinweis von Herrn Moldaschl, dass er wie auch seine Frau überrascht waren, bei der ersten Nachuntersuchung bei mir „vorgelassen" zu werden (s. Versicherungsstatus), irritiert mich, wirft andererseits ein besonderes Licht auf den Umgang mit Patienten im allgemeinen. Nicht so selten ein klarer Verstoß gegen ärztliche und menschliche Grundregeln. Der Chef einer Klinik ist für die Behandlung *aller* Patienten verantwortlich. Jedem, der ihn wann und wie auch immer um seine Hilfe bitten will, hat das Recht auf sein Ohr!

„Seine" Assistentin war „meine" Schwester Manuela, die mit viel Feingefühl und hoher Kompetenz meine Sprechstunde geführt hat. Sie hat nie Aufzeichnungen gemacht.

Als weiterer Kommentar zu seinen „Anmerkungen" muss ich eingestehen, dass ich nie lange Reden gehalten habe und das ist hinlänglich bekannt. Ich gebe auch zu, dass nicht selten die Nebensätze zu kurz kamen. Arbeitsökonomie hatte einen hohen Stellenwert; ansonsten wäre ich wahrscheinlich nie durch mein Tagespensum gekommen. Einer meiner früheren Stellvertreter, von mir hochgeschätzt mit einem kleinen Makel bei seinem Zeitmanagement hat mich einmal gewarnt, ich könnte vor Konzentration platzen. Bewirkt hat dieser Disput nichts – auf beiden Seiten übrigens.

34 Über die Verantwortung des Arztes aus der Sicht des Patienten

Helmut Moldaschl

Das Verhältnis eines Patienten zu seinem Arzt ist anders, als das zu seinem Ehepartner und doch mindestens so intim. Denn was kann der Patient einem Dritten mehr anvertrauen, als seine Gesundheit oder gar sein Leben. Natürlich sage ich das, ohne meine Ehepartnerin herabsetzen oder gar beleidigen zu wollen. Dies ist meine Meinung als Patient, da ich ernste Erfahrung habe.

Der gute Arzt ist sich dieser Situation wohl bewusst, und vielleicht wird er – was ich gut verstehen könnte – sich von der Intimität zu einem Patienten distanzieren wollen, um nicht zu sehr abhängig zu werden von seinem Schicksal, vor allem über die Zeit der Behandlung hinaus, und eine Möglichkeit der Distanzierung mag die Formalisierung sein. Auch wenn man etwas zu Papier bringt, wird man mit dem Problem der ungewollten Intimität eher fertig werden, als wenn man die Situation auf rein gedanklicher Ebene zu bewältigen versucht. Er wird sich auch gerne auf seine vertragliche Position zurückziehen – ebenfalls ein Fluchtort –, um sich nicht in einen Strudel von Gefühlen hineinziehen zu lassen. Dieser Fluchtort ist auch eine rechtliche Basis für die Begrenzung von Verantwortung, welche sonst ein unerträgliches, schier unmenschliches Ausmaß annehmen könnte. Wenn das krasse Unglück einer Behandlung – der Tod oder bleibende Invalidität –, mit einer solchen vertraglichen Bindung dann einen Vertragspartner trifft, dann darf dies keine Distanzierung von der Verantwortung sein, doch findet sie zweifelsfrei auf einer anderen Ebene statt. Wäre diese Bedingung nicht gegeben, so wäre es schon für mich als Patient unvorstellbar, wie ein Chirurg mit seinem Job zurechtkäme, also überhaupt noch unter normalen Umständen operieren könnte.

Einverständniserklärungen habe ich fast niemals sorgsam gelesen und schon gar nicht geprüft. Sie fragen mich jetzt nach dem Grund? Ja was hätte ich denn für einen Einwand haben sollen? Oder hätte ich etwa Ratschläge geben oder Einschränkungen machen sollen, für die Art, die Dauer, die Technik der Operation, die Verwendung von Medikamenten, Parametern? Natürlich hatte ich auf den Blättern, wie es verlangt ist, auf Unverträglichkeiten hingewiesen, bei mir beispielsweise gelegentlich auf Penicillin, auch auf meine unangenehmen Randbedingungen, die mir mein Gebiss mittlerweile auferlegt hatte, durch Teleskopzähne, die locker waren. In den Jahren nach der Operation habe ich Ober- und Unterkiefer auf festsitzende Implantate umgestellt, und ich kann nur jedem raten, gegebenenfalls lieber auf den neuen 5er BMW zu verzichten, als auf diese moderne Art der Versorgung. Es ist angenehm, wenn man keine Zahnschmerzen mehr hat.

Ob sich jeder Patient mit einer Vertrauenshaltung gegenüber seinen Ärzten anfreunden kann, wage ich zu bezweifeln, habe ich doch selbst während meines Aufenthalts im Krankenhaus nicht selten Auseinandersetzungen miterlebt, zwar nicht

https://doi.org/10.1515/9783110611441-034

hautnah, doch in hinreichend deutlicher Art und Weise. Und während ich hier so schreibe, muss ich eingestehen, dass ich mich in weniger ernsten Situationen, als dem Magenkrebs und seiner enormen Bedrohung, anders verhalten habe, als dabei. Das hat insbesondere einen meiner Hausärzte betroffen, und ich muss zugeben, dass ich mich jetzt dafür schäme. Es war ein Zeichen von Schwäche und Unsicherheit. Unsicherheit, wie sie viele ungeübte Patienten demonstrieren. Es kam mir gelegentlich vor wie das Verhalten mancher Flugpassagiere auf dem alten Flughafen Kai Tak von Hongkong. Ihre Anspannung war an ihrer gespielten Lässigkeit leicht abzulesen. Sicherlich, so dachte ich mir öfters, sind sie das erste Mal hier.

Welche Gedanken muss also ein sehr erfahrener Arzt haben, wenn ihm ein schwieriger Patient gegenübersitzt, und wie soll er sich dann verhalten. Diese Frage ist eines der Schlüsselelemente der angewandten Medizin und sollte ausführlich besprochen, analysiert und trainiert werden, denn hier kann sonst vieles kaputt gemacht werden. Gedanken über den Umgang mit schwierigen Patienten stehen wohl weit außerhalb des konventionellen medizinischen Diskussionsraumes, wie er an Universitäten gelehrt wird. Die Gesellschaft wird dieses Problem sicherlich nicht alleine, sie wird es auch mit Hilfe der Ärzteschaft nur sehr schwer lösen können, weil das Problem stets spezifisch sein wird.

Jeder Patient hat seine eigenen Probleme und Schwerpunkte, und in einer ernsten Situation wird er nicht an formalen Ansätzen interessiert sein, vorzubereiten oder gar an Vorschlägen für ihre Bewältigung mitzuarbeiten. Er will schlicht und einfach nur gesund werden. Schon aus diesem Grunde wird sein Verhalten von Panik getrieben sein und seine Anforderungen werden gnadenlos egoistisch erscheinen.

„Wenn ich zum Arzt gehe, so erwarte ich, dass er mich behandelt."

Das ist die Haltung des total durchversicherten Patienten. Und die Patientenschaft besteht vermutlich zu einem erheblichen Anteil aus dieser Klientel. Natürlich wird der Arzt abwägen müssen, ob eine Behandlung in dem Maß möglich und sinnvoll ist, das der Patient vor Augen hat. Wie weit die Forderungen von Patienten offenbar gehen können, ist aus dem Text meines Buchpartners Professor Hohenberger zu entnehmen, in dem er den Begriff der „Hündischen Abhängigkeit" verwendet. Darin sehe ich ein intensives Warnzeichen der Gesellschaft. Insbesondere, wenn eine Person zur Durchführung der Behandlung ausgewählt wird oder ausgewählt werden soll, die damit auch eine Verpflichtung eingehen muss, vielleicht sogar ohne gefragt zu werden. Meines Erachtens sollte dieses Potential entschärft werden, indem man bei der Formulierung von Einverständniserklärungen darauf hinweist. Vielleicht ist das ohnedies bereits der Fall und mir nur nicht bekannt. Die Erfüllung der Behandlungspflicht bliebe von einem solchen Hinweis unberührt.

Ich wurde bei keiner meiner ärztlichen Behandlungen mit einer solchen Frage konfrontiert.

Meine Frage hierzu ist also: Wissen Patienten von der Möglichkeit eines solchen Sachverhalts und falls ja, könnten sie ihn einschätzen? Welche Patienten waren davon betroffen? Haben sie sich dazu geäußert? Vielleicht ist es den meisten Patienten egal. Das müsste allerdings geklärt werden.

Zu klären wäre auch die Entscheidungsgewalt des mit der Operation betrauten Chirurgen, bezüglich der Indikation als entscheidender Schritt vor einer Operation. Mir war die Existenz dieser Entscheidungsgewalt bis jetzt nicht bekannt, also war mir die Entscheidung von Professor Hohenberger, die von mir heiß ersehnte Operation auszusetzen bzw. zu verschieben und eine Chemotherapie vorauslaufen zu lassen, damals unverständlich.

Erst jetzt, durch seine präzise Beschreibung des medizinischen Grundes, ist mir seine Entscheidung im Oktober 2004 klar geworden und auch, dass sie ggf. wieder revidiert werden kann. Auch das war damals der Fall, da die geplante neoadjuvante Chemotherapie zur Reduktion der Tumorgröße schon nach der ersten Charge zu einer massiven Magenblutung geführt hatte, mit einer Reduktion des Hämoglobinwertes auf deutlich unter 6 g% und damit eine palliative OP indiziert wurde. Meine Überraschung war sehr groß, dass Professor Hohenberger diese Operation gegen alle Voraussagen kurativ ausführen konnte, was überaus erfolgreich war.

Ich habe diesen Erfolg und die unglaublich positiven Konsequenzen in meinem Buch „Diagnose Magenkrebs – So habe ich überlebt" ausführlich beschrieben. Wie ich durch diesen ärztlichen Eingriff geheilt wurde und wie sich meine Einschätzung der Situation inzwischen geändert hat, wird unter anderem nun durch dieses gemeinsame Buch mit dem international anerkannten Chirurgen beschrieben.

Ich hatte damals als Patient oftmals dringliche Bitten geäußert, mich endlich zu operieren, da meine Situation zunehmend unerträglich geworden war, und ich kann mir vorstellen, welchen Irritationen Professor Hohenberger während dieser kritischen Zeit im Ärztekolloquium ausgesetzt war und in welcher Weise er seine Einschätzung durchsetzen musste, und dass über eine Zeit hindurch manches nicht verständlich erschien, unter anderem gerade auch mir, dem Patienten. Letztlich aber war seine Entscheidung richtig.

Helmut Moldaschl

Krankheit ist ein außergewöhnliches Ereignis. Das Alltägliche wird dabei zur Belastung und rückt in seiner Bedeutung an die zweite Stelle. Krankheit bringt den Menschen aus dem Gleichgewicht. Dabei ist es zunächst unerheblich, um welche Krankheit es sich handelt, denn ihre Schwere stellt sich nicht selten erst in nachfolgenden Schritten heraus, nach eingehenden Untersuchungen, bis diese dann auf den Kern des Problems stoßen. So war es auch bei mir.

Krankheit bedeutet die Begegnung mit dem Unbekannten und dieses Unbekannte, die neue Ansicht auf die Welt, stellt eine Bedrohung dar. Feind. Tod. Untergang. Ein Sich-zur-Wehr-setzen-müssen. Stress. Anspannung. Einsatz von Reserven. Von außen werden plötzlich bisher unbekannte Randbedingungen gesetzt und ihnen wird mit körperlicher und seelischer Anspannung und Energie begegnet.

„Du darfst nicht an mich heran!"

Diese Haltung ist erstmal keine gute Voraussetzung für ein Gespräch, in dem die Fakten auf den Tisch kommen müssen, um auf objektiver Basis geklärt werden zu können. Spätestens hier stellt sich heraus, dass jeder Mensch ein Egoist ist. Insbesondere ein Patient. Plötzlich soll sich alles nur noch um ihn drehen.

Wenn man die eigenen Freunde betrachtet, erkennt man, dass es verschiedene Arten von Patienten gibt:
- da sind die wirklich Angeschlagenen, die ernsthaft krank sind
- dann kommen diejenigen die immer krank sind, ohne eigentlich krank zu sein
- dann diejenigen, die niemals akut krank sind, aber seit Jahrzehnten an einer schweren chronischen Krankheit leiden
- solche, die ständig über Krankheiten reden, aber pumperlgesund sind, wie die Wiener sagen
- und dann welche, die gesund oder krank sind und behaupten niemals krank zu werden, weil sie ständig alle Sportarten betreiben und „gesunde" Nahrungsergänzungsmittel essen. Sie kennen die Omega 3- und 6-Fettsäuren aus dem FF, Fischöle, alle angrenzenden Derivate, geprüfte Kräuter von überwachten Äckern und leben unter Gesundheitsgarantie in mehrdimensionalen Bio-Räumen.
- Und dann gibt es natürlich allerlei Mischzustände dieser Ausprägungen

Bewegt man sich gedanklich im Freundesspektrum und hört sich die verschiedenen Ansichten, Erfahrungen und Erwartungen an, dann kann man sie an den eigenen spiegeln. Und dabei kann man viel lernen, vor allem wird man permanent mit der Frage beschäftigt: „Wie werde ich wieder gesund?"

Jeder betuchte Bürger hält sich mittlerweile scheinbar für das Zentrum der Welt, und so haben diese Frage und ihr Vorgänger „Wie bleibe ich gesund" in unserer saturierten Vollkaskogesellschaft zentrale Positionen eingenommen. Fragen von gleicher

https://doi.org/10.1515/9783110611441-035

unreflektierter Qualität wie die Frage „Wann geht endlich mein Anschlussflug nach Frankfurt?"

Und mit diesem Erscheinungsbild – ob es repräsentativ ist wäre noch zu klären – muss sich der Arzt auseinandersetzen. Ich als einigermaßen erfahrener Patient kann mir vorstellen, dass es die Ärzte strapaziert.

Ich habe im Krankenhaus Erfahrungen mit kranken Mitmenschen gemacht, die Forderungen stellten, bei denen ich mich fragte, wo sie eigentlich lebten und ob sie ihre Situation noch adäquat einschätzten. Wenn man mit Magenkrebs im Bett liegt und mit dem Tod ringt, dann kommt es einem seltsam entgegen, wenn das Bett am Fenster zum Kampfplatz wird oder die Entscheidung des Ärztekollegiums durch die sonderbare Kritik einer betuchten Ehegattin infrage gestellt wird.

Ich kann mir vorstellen, dass das an die Nieren geht, kann es aber nicht beurteilen, zumal ich auch nur einer von diesen Egoisten bin, die dem Arzt alles abverlangen, keinesfalls aber sein Bekenntnis hören wollen, dass er auch nur ein Mensch, vielleicht eines seiner Kinder krank ist und er heute Kopfschmerzen hat.

Die Intensität der Beschäftigung mit dieser Art von Fragestellungen ist natürlich von der Art und Qualität der Krankheit abhängig, unter der man leidet und sie wird immer spezifisch ausfallen. Ist also die eigene Befindlichkeit nur vorübergehend lästig oder kann sie mich über kurz oder lang über den Jordan bringen.

Nun sitzt man irgendwann in einer solchen eigenen Angelegenheit einem Arzt gegenüber, dann ist das ohne Zweifel ein außergewöhnlicher Zustand. Egal ob dem Zahnarzt, weil einem ein Zahn so weh tut, dass man keinen klaren Gedanken mehr fassen kann, oder dem Augenarzt, weil da plötzlich im Bild zuckende Erscheinungen im Auge auftreten, vor dem Hautarzt, weil da auf dem Handrücken oder sonst wo plötzlich so ein Fleck erscheint, beim Kardiologen, weil das Herz flattert oder dem Chirurgen, weil einem seit einiger Zeit nach dem Essen immer schlecht wird.

Die Wahrnehmungen können sich sehr stark unterscheiden. Der Zahnarzt wird vielleicht kurz über die Art des Eingriffs erzählen und den Rest der Zeit über den Preis der Kronen oder Implantate, und er wird einem wohl darüber hinaus keine besonderen Überraschungen eröffnen, zumal das Behandlungsgebiet überschaubar ist, auch wenn der Eingriff zweifelsfrei angemessener Fachkunde und Erfahrung bedarf. Wenn er also bei einer Leitungsinjektion nicht den Trigeminus trifft, wird man mit großer Wahrscheinlichkeit wieder aus eigener Kraft vom Stuhl aufstehen und weiterhin normal lachen können. Ähnliches wird wohl beim Augenarzt sein, und selbst wenn er einen Makuladefekt diagnostiziert, ist das nicht lebensgefährlich, doch ist ein defektes Auge sicherlich von anderer Bedeutung, als ein defekter Zahn. Der Hautarzt läuft in derselben Kategorie daher, es sei denn, er hat irgendwo ein Melanom entdeckt. Dann allerdings kann die Sache durchaus ernst werden.

Der Enterologe hingegen kann viele üble Dinge entdecken, und fast jedes ist von ernsterer Qualität, als eine geschwollene Backe, das kann sich auch ein medizinischer Laie denken. Jedes Wort das er dem Patienten also bei einer Diagnose präsentiert, wird von diesem mit besonderer Aufmerksamkeit aufgenommen werden. Werden die

Tumormarker vorgelesen oder die Ergebnisse einer Sonographie, dann werden das nur wenige Patienten ohne Anspannung entgegennehmen, und jener Arzt wird geschätzt werden, der zwischen der Einleitung seines Gesprächs und der Bekanntgabe dieser ganz entscheidenden Ergebnisse keine Viertelstunde vergehen lässt. Andernfalls wird das zum Gesprächsthema im privaten Kreis werden. Jeder noch so kleine Makel in der bilateralen Kommunikation kann ausufern.

Doch zurück zu den Patienten und ihrem Verhalten, wie ich es aus vielen Jahren in Erinnerung habe.

Da sind welche, die wollen „mit der Sache nichts zu tun haben", obwohl es ihre Sache ist, sie ja der wesentliche Teil der Sache sind. Sie versuchen alles zu verdrängen. „Ist eigentlich nicht wichtig." Dieses kleine Wort „eigentlich" ist verräterisch, denn es zeigt, dass es tatsächlich sehr wichtig ist. Haben angeblich „keine Zeit, um sich mit diesem Mist zu beschäftigen." Drücken sich aus der Verantwortung um sich selbst, zittern sich durch die Behandlung, fürchten sich vor irgendwelchen Schmerzen, ohne das zugeben zu wollen, vor den grässlichen Folgen bei jedem Eingriff, vor fiktiven Pannen, „denn man wisse ohnedies, was da alles vorkommt", vor der Meinung der Verwandten, Bekannten, Sportsfreunde, die das alles längst „erfolgreich hinter sich gebracht haben" und nun „höchst zufrieden sind" und dem Angsthasen scheinbar vieles voraus haben.

Es sind diejenigen, die – Daumen im Gürtel – äußerlich lässig erscheinen wollen und nicht selten müssen. Führungskräfte im Topmanagement. Alles im Griff haben, nur sich selbst nicht. Sie stehen unter größter innerer Anspannung. Ich habe ihr Verhalten auf dem Gang in der Klinik beobachtet und ihr Gespräch im Zimmer. Immer waren es Golf, Tennis, Reisen, Motorrad, Motorboot, Yacht. Damals war ich sehr krank, und doch konnte ich feststellen, dass es ihnen schlechter ging als mir. Sie wollten nur raus aus diesem Zimmer, in dem vermeintlich der Tod hinter jeder Ecke auf sie lauerte. Diese Aufführungen werde ich niemals vergessen.

Der Arzt fragt den Patienten, wie es ihm ginge: „Ich habe Kopfschmerzen ..."

Mein Gott, sage ich mir, ich habe einen Tumor. Ist das vielleicht nichts! Die Spreizung der Probleme scheint unendlich groß zu sein. Irgendwann ist einem das auch gleichgültig, man nimmt es war, wie die Temperatur des Badewassers. Wie psychisch stabil man ist, merkt man nämlich erst, wenn es drauf ankommt, wenn da mehr ist, als Kopfschmerzen, man auf dem OP-Tisch sitzt. Nur wer das schon einige Male erfahren hat, kennt die Bedeutung. Dass es jetzt keinen Interpretationsspielraum mehr gibt, dass jetzt alles so kommt, wie es kommen muss.

Mit einer solchen Haltung kann man alles gut, ja sehr gut ertragen. Aber nicht jeder wird diese Haltung einnehmen wollen oder können. Man kann sie nicht schulen und nicht trainieren. Es ist wie der Gang aufs Podium.

Da sind diejenigen, die sich vom dräuenden Unheil ablenken wollen, im Internet recherchieren, sich überall wo es nur geht beraten lassen, dann aber irgendwelchen Unsinn machen, weil sie in der Zwischenzeit einem sogenannten Fachmann begegnen, der ihnen erzählt, wie das alles geht. Sie werden sein Opfer sein. Opfer des *Fachmanns* in einer Klinik, *Experten*, die spezialisiert sind auf den Austausch von Hüftgelenken oder spezialisiert auf das euphemistische *Herausnehmen* der Prostata. Einer Klinik, die am Hungertuch nagt, jedes Jahr an bereits Verstorbene Bittbriefe schickt und daher bereit ist, jedem sofort und an jeder Stelle zu helfen, wenn er auch nur irgendwo die geringste Unpässlichkeit angedeutet hat.

Und dann gibt es unter den Patienten die Forscher, die im Zusammenhang mit ihrer Krankheit den eigenen Körper als ein allzeit greifbares Objekt entdeckt haben, über das sie fachlich-sachlich mitsprechen können, ähnlich dem Hobbymusiker, der sich sein Pianino jedes Jahr um 250 Euro vom Klavierstimmer aus dem örtlichen Opernhaus stimmen lässt, obwohl er schon zehn Jahre hindurch erfolglos am *Albumblatt für Elise* übt. Ein Dilettant, schreibt Ernst Heimeran in seinem wunderbaren Buch „Das stillvergnügte Streichquartett", ist einer der nicht etwas tut, was er nicht kann, sondern was er nicht muss. Heimeran übrigens, wie mein Professor, geboren in Helmbrechts.

Zu dieser Sorte von adjuvanten Medizinern, die möglichst genau wissen wollen, was los ist, die der Sache auf den Grund und den Profis auf die Nerven gehen, muss ich auch leider mich zählen, wobei ich dazu aber nicht wieder in die Lage kommen möchte, in der ich vor nun etwa 13 Jahren war.

Mancher Kandidat entwickelt spezifische Praktiken, um *die Medizin im Griff zu haben*. Die Ärzte, ihre Diagnosen, Prognosen und Praktiken, um das Ist in das vom Patienten gewünschte Soll umzuwandeln. Sie sollen also das tun, was er will. Er will sich quasi selbst heilen. Wie es unter anderem die Yellow Press verspricht, ohne Schmerzen, in kürzester Zeit und mit minimalen Kosten. Das wird dann Bekannten und Verwandten erzählt, es wird zu einer Pseudowissenschaft, wird von der Presse vereinnahmt, umgesetzt zu einem riesigen Geschäft. Wie das mit den Nahrungsergänzungsmitteln. Es scheint nicht bekannt zu sein, dass es wesentlich mehr braucht, ein Profi zu sein, als ein paar kesse Fachbegriffe und oberflächliche Zusammenhänge zu kennen.

Das kann ich aus meinem eigenen Beruf erschließen. Aus der Sicht von Reportern und Politikern haben wir ja *nur* dafür gesorgt, dass sich riesige Turbinenwellen jahrzehntelang problemlos drehten und Strom für die Grundlast sicherten. Was aber dahinter steckt weiß nur der, der alle wichtigen Zusammenhänge kennt, und diese sind weit komplexer als ein Laie ahnt.

Im ärztlichen Bereich ist die Sache wohl um einiges schwieriger, denn da stehen keine seelenlosen Brennelemente und Dampferzeuger herum, die einer technischen Kontrolle oder Wartung unterzogen werden müssen, sondern Menschen mit komplexen Bedürfnissen, Stärken, Schwächen, Interessen, Leidenschaften und Ängsten, deren Körper alsbald repariert werden müssen. Und auf der anderen Seite befinden sich ebensolche Menschen, mit ähnlichen Eigenschaften, doch völlig anderem Wissen, und diese Menschen werden nun eben die Körper der anderen Menschen verletzen. Damit ergibt sich ein fundamentales Problem. Die Menschengruppe *Patient* muss einverstanden sein, dass die Menschengruppe *Chirurg* ihren Körper verletzt, und dieser

Umstand ist geheimnisvoll, nicht ganz einfach zu verstehen. Es wird vom Patienten dann leichter verstanden und akzeptiert, wenn er sich quasi freiwillig eine Sportverletzung zugezogen hat. Das wird auch deswegen leichter verstanden und die Arbeit des Chirurgen klaglos akzeptiert, schon weil der Patient nach der Operation diesen Sport wieder ausüben will.

Im anderen, sozusagen dem ungewollten Fall sehen manche Patienten in der Gruppe der Chirurgen, den *Körperverletzern*, eher Priester als Menschen. Einsame ferne Typen, seltsam vermummt, in weißen Mänteln, die sich stundenlang die Hände waschen, mit scharfen und spitzen Werkzeugen hantieren und dabei in einer geheimnisvollen Sprache seltsame Befehle murmeln, denen eine ganze Legion wortlos im grellen Licht der Deckenlampen folgt.

Das Ganze beginnt im Kleinen schon beim einfachen Zahnarzt, wobei das Adjektiv einfach nicht die Herabsetzung einer medizinischen Kaste andeutet, sondern die Überschaubarkeit des Behandlungsspektrums im Vergleich zu manchen anderen medizinischen Disziplinen. Die Ausstattung seines Behandlungsraums aber gleicht jener eines Waffengeschäfts. Er legt dem Patienten seine Werkzeuge wie Patronen vor. Aufgereiht stehen da Bohrer aller Arten und Dimensionen, Pinzetten, Stichel, Skalpelle der unterschiedlichsten Formen. Spiegel, Tupfer, Flaschen, schier alles was schreckliche Schmerzen verspricht, das Unheil, das er da gleich persönlich anrichten wird. Für ihn die bare Selbstverständlichkeit. Für den Patienten die Vorhölle.

Vor dessen geweiteten Augen wird er dann seine Maske vor das Gesicht ziehen und alle diese Bohrer in seine teuflische Maschine einspannen, deren Kopf jenem einer Sandviper ähnelt. Schon bei dieser Zeremonie schloss ich meine Augen und öffnete sie erst wenn der Spuk vorbei war. Derart trainiert konnte ich Jahrzehnte später auch das Setzen von sechs Implantaten in einer einzigen Sequenz ertragen. Wenige Jahre nach der Krebs-OP.

Die Bohrer hinter dem Rücken des Patienten in die teuflische Maschine einzuspannen, wäre zwar psychologisch vorteilhafter, doch unpraktisch, vielleicht auch unhygienisch. Jedenfalls wird es nicht so getan. Echten Delinquenten verbindet man vorher die Augen, hier muss diese Art von Schonung entfallen, und der Schmerz, über den der Weg zur Heilung führt, wird eindrucksvoll wesenhaft. Ich habe bei Zahnärzten Stunden, Tage, Wochen verbracht und alles erlebt was man erleben kann. So wird einem die Angst nach und nach ausgetrieben.

In der Chirurgie ist die Sache deutlich anders, vergleichsweise ein Kinderspiel, was den primären Schmerz betrifft. Er wird ausgeschaltet, denn der Patient würde ihn nicht ertragen, selbst eine noch so kleine Operation wäre nicht machbar. Also wird der Patient zu seinem unendlichen Glück narkotisiert. Dazu gibt es offenbar keine ähnlich wirksame Alternative. Die psychische Pein der Unsicherheit vor dem Ausschalten des Bewusstseins aber bleibt. Für manche Patienten eine nervliche Belastung sondergleichen, wenn sie sich die Frage stellen, was in ihrer Bewusstlosigkeit mit ihnen geschehen wird.

Es bleibt die Antwort auf die Frage „*Was wird mit mir geschehen*" im Großen und Ganzen unbeantwortet. Man kann ihm das Vorgehen beschreiben, aber die Wirklichkeit kann er niemals erfahren. Sie wird die meisten Patienten wohl auch nicht interessieren.

Könnte man einen Patienten während einer langen und schweren Operation bei Bewusstsein halten, wäre er dann ruhiger und kooperativer? In meinem Fall, wo eine aufwendige palliative Lösung geplant war, weil doch der Tumor zunächst als nicht mehr entfernbar eingeschätzt worden war, man aber wegen der Blutung operieren musste oder wollte, wäre das für mich nicht von Vorteil gewesen. Ich hätte die Entscheidung über das Ob und Wie mitgekriegt. Das hätte ich nicht gewollt. Es wäre ein unglaublicher Stress gewesen.

So erinnere ich mich an wenige Schritte vor der Operation am 25.10.2004, und ich denke, dass diese Art der Erinnerung repräsentativ ist für eine Vielzahl von Patienten, die in ähnlichen Situationen waren. Da war zunächst die Fahrt vom Bett durch die langen Gänge der Klinik. Keine Orientierung mehr.

„Wo sind wir jetzt?"

Die selbstbewusste, kompetente und abgebrühte Oberschwester S. war wie eine Formel 1-Pilotin durch die Gänge gefahren, begleitet von einer jungen Assistentin, die die Fahrt partout begleiten wollte. Offenbar meinte sie, sie würde mich nun zum letzten Mal lebend sehen. Ich hatte ihr ehemals von einem weiteren Nerven zerfetzenden Verbleib in der Onkologie abgeraten. Das strapaziere ihre jugendlichen Nerven zu sehr, hatte ich ihr bedeutet. Sie solle doch Mathematik studieren, riet ich ihr, oder einen Job in einem Kindergarten anstreben. Nach einigen Monaten später ergriff sie die zweite Möglichkeit und wir trafen uns Jahre später in regelmäßigen Abständen. Sie hatte inzwischen geheiratet, war glücklich und Mutter eines Sohns.

Ich erinnere mich an die Fahrt durch die breiten Türen zum OP, dort an das Gewusel unzähliger Menschen, die alle gleich aussahen. Alle hatten sie eine Mütze auf, alle ihren Mundschutz um, alle sprachen leise. Geheimnisvoll. Es war mir unmöglich sie zu unterscheiden. Einige Sprachfetzen. Das Klappern der Bestecke. Viele Instrumente. Große Apparate. Der Geruch von Desinfektionsmitteln. Wie in einem japanischen Hotel, sagte ich mir. Wer kennt sich hier eigentlich noch aus! Alles Zufall? Nein, kann nicht sein.

Ich erinnere mich, als ich auf den harten extrem schmalen Tisch gehoben wurde.

„Jetzt!" An diesen kurzen leisen Befehl.

„Liegen Sie bequem?" Sonderbare Frage. Wie kann man auf einem solchen Brett bequem liegen. Aber wie hätte er sonst Fragen sollen. Möchten Sie lieber sitzen? Ein Sofa vielleicht? Eine Zeitung?

Nein, denn in dieser Welt ist alles anders.

Ich erinnere mich an die Minuten unmittelbar vor der Wirkung der Narkose. Ein angenehmes, entspanntes Gefühl, auch ohne die berühmte Tablette vorher. Ich erinnere mich an meinem unsinnigen Hinweis an die Anästhesistin ich könne jetzt noch mit dem Fahrrad auf den Hetzleser Berg fahren („Schaut alle her, wie toll ich bin!", eine Haltung zur eigenen Beruhigung), und an ihre Bemerkung um 12.01 Uhr, dass das gleich nicht mehr der Fall wäre. Keinen Augenblick hatte ich daran gedacht, dass dies der letzte Blick auf das Diesseits sein könnte, im Gegenteil, ich freute mich, dass endlich etwas geschah.

Was aber passierte die ganze Zeit danach, einen halben Arbeitstag lang. Im Büro die Zeit zweier Besprechungen. War eigentlich der dicke Anästhesist wieder da, der mir vor Wochen prognostiziert hatte, dass wir uns in zehn Jahren beim Schlossgartenfest wiedersehen würden? Unsinn hatte ich damals gesagt. Was taten diese vielen Leute jetzt an diesem kleinen Kampfplatz in meinem Körper? Schnitten sie sich nicht gegenseitig in die Finger? Was konnte der Professor da drinnen sehen? Wie konnte er erkennen, wo man beginnen musste und keinesfalls beginnen durfte? Gab er die Befehle? Wie? Hörten sie Musik während der Arbeit? Was tat die Rohrpost, die ich öfters gesehen hatte im Keller vor dem CT-Saal? Wie erkannte man eine Gefahrensituation? Was war, wenn eine Blutung auftrat? Wann machte man einfach zu, wenn es zu Ende war? Erfolglos vielleicht. Wer definierte dann *Hoffnungslosigkeit*? Wie oft trat ein solcher Fall ein? Packten sie dann einfach zusammen? Alles in den Eimer oder so ähnlich?

Und noch tausend andere Fragen.

Für meine Frau muss die Warterei ein Albtraum gewesen sein, und ihren hysterisch klingenden Anruf an meinem Bett kurz nach 20.00 Uhr höre ich heute noch:

„Ich habe mit dem Professor gesprochen."

Unsinn. Unlogisch. Der Professor ist doch bei mir und operiert mich gerade. Hier ist er, direkt vor mir. Soll sie doch einfach herkommen und es selbst einmal prüfen.

„Er konnte alles rausmachen. Er hat alles rausgemacht", kreischt sie am Telefon.

Ich konnte es zeitlich nicht einordnen, doch war in dieser Verwirrung nichts Bedrohliches. Ein Traum eher. Im Gegenteil, alles war in Ordnung. Keine Schmerzen. Alles unwirklich ruhig.

Oder doch Schmerzen. Es ist also kein Traum. Da auf dem Bauch ist ein riesiges Pflaster. Ein Quadratmeter groß schätze ich. Es muss etwas geschehen sein inzwischen. Doch kein Traum also. Träume gibt es in der Narkose doch nicht. Verwirrung.

Was hat er *rausgemacht*? Das war doch gar nicht verabredet. Er sollte nur palliativ operieren. Was ist denn das schon wieder. Weil sich die Leute auch nie an ihre Verabredungen halten.

„Auch ein Restmagen ist noch drin. Den hat er gerettet!" Die Frau redet in Koloratur.

Was soll ich mit einem *Restmagen*, wo ich nicht einmal mit dem Ganzen essen kann.

Nehmen das die anderen Patienten eigentlich auch so hin oder regen sie sich maßlos auf. Weshalb sollten sie, denn einmalig ist es in jedem Fall, dieses Hinüberschlafen in die Zeitlosigkeit, wie in den Tod und dann das Wiederaufwachen, das Wieder-hier-Sein um 16.34 Uhr.

Die riesige Uhr an der Wand sagt mir *viereinhalb Stunden*! Plausibel! Auch wenn es im krassen Gegensatz zur telefonischen Desinformation über den Aufenthalt des Professors steht, die ich nun vier Stunden später erhalte. Was treibt mein Hirn mit dir, frage ich mich. Phantastisch, ein paar Stunden weg zu sein und dann wieder hier, und außer der Operationsdauer und dem Pflaster nichts Objektives begreifen zu können.

Diese Menschen da um einen herum, sie gleichen Priestern oder Piloten, hegen Geheimnisse, an die niemand herankommt. Passen perfekt in diesen mystischen Raum. Können Dinge, die andere nicht können. Sprechen eine Sprache, die andere nicht verstehen. Sind unzugänglich. Unnahbar. Abgehoben. Fern. Ehrfurcht gebietend.

Die Unzugänglichkeit dieser Menschen muss es sein, die manche Patienten in die Hände anderer treibt. In die Hände solcher, die mit ihnen sprechen, sie trösten, sie beschwichtigen, die angeblich ausschließlich mit Worten, Gesten und Gedanken *heilen*, über Wasser schreiten und einen letztlich im Stich lassen, wenn es drauf ankommt. Ich erinnere mich an Träume, in denen ich geschwebt bin. Habe mir stets vorgenommen, es nach dem Aufwachen auch wieder zu tun, war aber maßlos enttäuscht.

Und diese sonderbaren Heiler, Tröster, Beschwichtiger, die nichts zustande bringen von all dem, was sie versprochen haben! Wo sind sie jetzt, wo ich ihre Hilfe brauche? Nicht hier, sondern woanders, vermutlich im berühmten Nirwana. Unerreichbar für mich, der ich in einer ungeheuer komplizierten Operation wieder hergestellt bin. So hoffe ich zumindest.

Und das alles geht mir jetzt durch den Kopf, und warum ich kein Anhänger dieser Zauberer bin!

Um mich herum nur unfähige und antiquierte Schulmedizin mit riesigen Apparaten und angeblich unfähige Chirurgen, die nur reparieren können, sonst nichts, gegenüber jenen flüchtig Begnadeten, denen der Herr im Schlaf Fähigkeiten einflößt, alles mit Gedanken zu ordnen, Weltallenergie abzusaugen und an der richtigen Stelle zu platzieren.

Diese Knechte am OP-Tisch müssen nach ihrer Arbeit ihre OP-Berichte schreiben, sich müde und erschöpft zurückziehen, sie sind nicht mehr willens und fähig den irgendwann halb wachen Patienten esoterische Unterhaltungen zu bieten. Wie eine Mutter, die den ganzen Tag ihre Arbeit gemacht, ihre ganze Kraft aufgebraucht hat, mit der Aufzucht, und die jetzt beim besten Willen für Gutenachtgeschichten keine Zeit und keine Energie aufbringen kann. Und auch wenn sie erfolgreich war, wird ihr Ansehen jetzt ausgehöhlt.

Der ausgeglichene, ruhige, unbelastete, unverbrauchte, entspannte, alles wissende Homöopath hingegen wird gerade jetzt zu Höchstleistungen auflaufen. Sich überreiche Zeit nehmen für seine Beratung, wie er das fachlich überschaubare Gespräch mit seinem Patienten nennt, dem das Gefasel einfach nur gut tut. Unerheblich, wie viel brauchbare Information dabei übertragen wird. Ist es offensichtlich doch nicht das Entscheidende, auch wenn die Homöopathie das ganz anders sieht und ganz anders darstellt. Zum Nachteil vieler sehr kranker Patienten, denen nur ein hochqualifiziertes Team helfen könnte.

Ich weiß, worüber ich spreche. Ich bin hier keinesfalls das Sprachrohr der Chirurgen, das sei betont, aber die selbstbewusste Darstellung unqualifizierter Heilpraktiken wird die Situation der Medizin nicht faktisch verbessern.

Indem ich das Ausbildungsniveau der Heilkünstler an ausgewählten Stellen abgefragt habe, konnte ich mir meine Meinung bilden über ihre angeblich konkrete und kausal nachweisbare Leistung. Deshalb habe ich mich bisher auch keinem Heilpraktiker oder ähnlichen Fachleuten zugewandt und werde es wohl auch mittelfristig nicht tun. Vielen Patienten allerdings, und dazu gehören einige meiner durchaus gebildeten Freunde, bedeutet ein solches Gespräch sehr viel. Vielleicht schätzen sie es höher als eine nüchtern-kommentarlos fachmännische Betreuung. Hier muss sich die Ärzteschaft tatsächlich etwas einfallen lassen, andernfalls treibt gerade sie die Patienten in die Hände von Scharlatanen.

Manchmal suchte ich das Gespräch mit den Ärzten, gerade in den schwierigsten und unangenehmsten Phasen meiner Erkrankung, als ich begriffen hatte, dass es ohne eine konzise Behandlung nicht gehen würde, und immer fand ich bei den Spezialisten ein offenes Ohr. Keine Überraschung, denn letztlich waren sie daran interessiert, dass alles gut ausging. Wer konnte seinen Zustand besser schildern, als der Patient selber, und jede Information, auch wenn sie scheinbar noch so unbedeutend und medizinisch inkorrekt war, konnte entscheidend sein. Der medizinische Partner erfasste was gemeint war.

Aus diesem Grund hat es mich stets interessiert, was da gemacht wurde. Ich konnte präzise beschreiben wie ich mich fühlte. Auch bei den Wiederholungsprüfungen, den Vorsorgeuntersuchungen. Der Anstoß zur ersten Gastroskopie 5 Jahre nach der Operation beispielsweise kam von Schwester Manuela, der Assistentin von Professor Hohenberger. Nach einem meiner Hinweise auf eine bevorstehende CT-Untersuchung sagte sie.

„CT. Ja, OK. Aber wann war Ihre letzte Gastroskopie?"

„Kurz vor der Operation. Nach der Magenblutung."

„Das ist sehr lange her. Sie sollten wieder einmal den Magen innen prüfen lassen."

Man mag der Meinung sein, dass ein solcher Anstoß aus *offizieller* Richtung kommen sollte, aber kann man von der Ärzteschaft erwarten, dass sie neben ihrem Job auch noch den Ablauf von hunderten Patienten im Kopf hat. Sicherlich nicht. Doch in einer Datenbank liegen alle Fakten vor und damit auch ihre Zusammenhänge. Diese könnten automatisch exzerpiert werden, dann wären auch die weiteren notwendigen Untersuchungsschritte erkennbar. Natürlich könnten alle Daten rechnerisch aufbereitet, daraus die weiteren notwendigen Untersuchungen bestimmt und an den Patienten übermittelt werden, auch wenn dieser im Ausland ist und sie im Moment nicht wahrnehmen kann. Er würde jedenfalls erfahren, was er tun sollte.

Jedenfalls sind wir heute noch nicht in dieser Situation. Bei mir jedenfalls hatte Schwester Manuela mitgespielt. Die folgende Gastroskopie, die umgehend durchgeführt worden war, hatte zwar keine Auffälligkeiten gezeigt, es hätte aber auch anders sein können. Der Zufall sollte daher ausgeschaltet werden.

Als Physiker auf den Gebieten der Kern- und Elementarteilchenphysik kenne ich manche Zusammenhänge in den komplexen modernen Geräten, beispielsweise am MRT, die auf hochkarätiger Physik beruhen, vielleicht besser als manche Mediziner. Das Thema meiner Dissertation in den Jahren 1965 bis 1968 betraf die Polarisation von Neutronen. Damals wusste nur eine Hand voll Leuten in der Welt, was Magnetresonanz war. Ich hatte, basierend auf dieser Technik, den ersten Neutronen-Spin-Flip-Chopper gebaut, um Neutronen energetisch zu trennen. Ein wissenschaftlich interessantes, aber im modernen Sinn ökonomisch nutzloses Gerät. Hätten mein Doktorvater und ich damals die medizinischen Möglichkeiten polarisierter Neutronen und Protonen erkannt, so wären wir heute Milliardäre. Hätte, Wäre, Wenn. Sie sorgen dafür, dass die Zahl steinreicher Menschen nicht in den Himmel wächst.

Während meiner Dissertationsarbeit an der Magnetresonanz polarisierter Neutronen dachte ich keinen Moment über die Bedeutung der Protonen im Atomkern nach, aus denen ein Körper neben den Neutronen ebenfalls besteht. Deren Manipulation im Magnet Resonanz Tomographen war inzwischen ein riesiges Geschäft geworden.

Heute redet jeder zweite Mensch auf der Straße vom *Kernspin* und meint damit den lauten Apparat, in den er neulich wieder einmal hineingeschoben wurde, nachdem beim Squash eines seiner Bänder gerissen war. Keine Ahnung hat er dabei vom Wasserstoff, von den Atomkernen, kennt nicht den Eigendrehimpuls von Elementarteilchen und das damit vorhandene magnetische Dipolmoment, mit dem man die Teilchen für die Auswertung in einem Detektor ausrichten kann. Braucht er auch nicht, denn dieses Wissen war bei anderen, die das Gerät entwickelten. Vielleicht haben wenigstens jene eine leise Ahnung davon, die es jetzt bauen. Aber wahrscheinlich auch nicht und wahrscheinlich nicht einmal jene, die es bedienen. Auch sie werden keine Ahnung davon haben, dass die Drehimpulse des Spins aller Kerne des menschlichen Körpers sich im stationären Magnetfeld dieser sonderbaren Röhre, in die sein Körper nun geschoben wird, physikalisch parallel zu diesem ausrichten wollen. Wüsste er das, er würde einer solchen Aktion nur unter großen Bedenken zustimmen, in der Meinung, niemals wieder jener coole Typ werden zu können, der er vor der Magnetisierung seiner Wasserstoffkerne war.

Wenn man sie nun auch noch in einem hochfrequenten Wechselfeld mit 40 Megahertz herumwirbelt – der Krach zeigt die Energie, mit der das geschieht –, um ein läppisches Schichtbild vom Inneren seines gesquashten Knies zu erzeugen, wäre er total verunsichert. Insbesondere dann, wenn ihm zynischerweise im Warteraum kurz vorher die letzte Wochenendbeilage einer Illustrierten und in ihr der neueste Bericht über die Gefährlichkeit der Handystrahlung in die Hände gefallen wäre. Im Vergleich zu dieser nämlich steht die elektrodynamische Wirkung des Tomographen da wie die einer Kalaschnikow zu einer Kinderspritzpistole. Und dennoch ist es nicht fassbar, dass die Angst der Leute vor der Handystrahlung in grotesker Weise geschürt werden kann. Die Bevölkerung hat eben schlichtweg keine Ahnung davon, was um sie herum vorgeht, und deshalb kann man sie perfekt manipulieren.

Unter uns: Man braucht sich weder vor dem Handy noch vor dem Tomographen zu fürchten, ja nicht einmal vor dem CT, obwohl dort mit wirklich gefährlichen Strahlungsenergien und -dosisleistungen hantiert wird. Aber eben nur kurze Zeit hindurch. Ganz im Gegensatz zu unserer Erde und dem Weltraum um uns herum, die uns ständig beschießen. Die Leute haben keine Ahnung von der immensen Energie der natürlichen Strahlung, die teilweise sehr stark und gefährlich ist und vor allem andauernd auf uns einwirkt. Doch weil das kein vermarktbares Geschäftsmodell ist, mit dem man Geld verdienen kann, fürchten wir uns halt vor Dingen, über die uns von angeblich kompetenten Leuten offiziell mitgeteilt wird, dass sie gefährlich sind.

Diese irrige Meinung der Bevölkerung, aus der sich die Kranken rekrutieren, macht auch den Ärzten das Leben schwer.

Ich kann die Geometrie und die Massenzusammensetzung eines Kernreaktors mit einer immensen thermischen Leistung ausrechen, kenne sein Verhalten im Normalbetrieb, auch beim Versagen des Druckhaltersicherheitsventils, bei vielen anderen sogenannten Störfällen, weiß auch um die Gefahren radioaktiver Strahlung, weiß genau, warum der Typ *Tschernobyl* so gefährlich ist und nicht der deutsche Reaktor und nicht der amerikanische, und weshalb man den russischen deshalb nicht bauen und in Betrieb nehmen sollte. Ich verstehe etwas von polarisierten Atomkernen, von Elementarteilchen, von der Allgemeinen und der Speziellen Relativitätstheorie, der Quantentheorie, aber nicht von Dorsalen Zugängen durch die *Bursa omentalis* zum Pankreas. Hier muss ich mich auf das Wissen und die Fähigkeiten der Fachleute verlassen.

Ich kann mir absolut nicht vorstellen, wie man einen so verkorksten Magen, wie ehemals meinen, reparieren konnte und habe deshalb großen Respekt vor allen Ärzten, besonders aber vor Chirurgen.

In Narkose kann ich nicht einmal Aua schreien und darum möchte ich wissen, was sie in etwa tun. Ich möchte die Argumente der Ärzte besser verstehen und ihre Einschätzung meines Zustands, die Schlussfolgerungen aus den Ergebnissen ihre Untersuchungen, vor allem ihrer Unschärfen und Unsicherheiten, ihre Fehlerquellen. Das aber sollten sie mir in gewöhnlicher Sprache erklären, denn ich möchte auf meine alten Tage nicht noch mehr Latein lernen müssen, als mir im Gymnasium schon gegen meinen erklärten Willen aufgebrummt wurde.

36 Wie gehen Patienten mit ihrer Krankheit um und was wir davon wahrnehmen

Werner Hohenberger

Der Arzt. Jeder Patient denkt zunächst einmal über seine Krankheit nach. Wenn er mit ihr im Hinterkopf andere Kranke sieht oder mit ihnen zusammentrifft, stellt er Vergleiche an. „Der hat es gut; nächste Woche wird er entlassen und dann hat er alles hinter sich." „Der arme Tropf; dem geht es ja noch schlechter als mir!" „Das arme Kind; so jung und lebt nicht mehr lange".

Ärzte haben sich zunächst einmal in ihrem Tagesgeschäft mit aller Art von *Erkrankungen* auseinanderzusetzen. Der Begriff *Krankheit* ist jedoch etwas Spezifisches, eher auf ein Individuum, einen fassbaren Menschen bezogen. Die punktgenaue Benennung der Ursache aller Beschwerden, das Festmachen einer Diagnose. Der Patient selbst schließt in seine Diagnose mehr ein als wir, nämlich sein persönliches Schicksal, dass von nun an möglicherweise sein ganzes Leben völlig anders verlaufen lassen wird. Wir hingegen beginnen vor dem Hintergrund der Nosologie, der Lehre von der medizinischen Einteilung *aller* Erkrankungen mit unserer Diagnosestellung, um aus dem großen Katalog die richtige Krankheit zu identifizieren.

Sitzt nun ein kranker Mensch vor einem, hat man es als Arzt dann schließlich mit *einer* Krankheit zu tun. Das stimmt allerdings nicht ganz. Im Laufe eines Lebens häufen sich die Krankheiten. Ein lange bestehender Diabetes hat wohl mit zu einem Myokardinfarkt vor einem Jahr beigetragen und nun ist ein Dickdarmkarzinom festgestellt worden. Wobei, den Diabetes hatte der Patient schon lange nicht mehr als Krankheit verstanden, nur ganz am Anfang. Inzwischen hat er sein Leben gut darauf eingestellt. Was der eine eben als Krankheit sieht und das womöglich auch nur eine Zeitlang, ist für einen anderen eine schwere Last und Beeinträchtigung seines ganzen Lebens lang.

Es ist auch für uns Ärzte gut fassbar, dass eine Krankheit je nach Schwere ein außergewöhnliches Ereignis für den Betroffenen darstellt und den Menschen aus dem Gleichgewicht bringen kann, den einen mehr und den anderen weniger. Die Schwere einer Krankheit wird wohl von jedem Menschen einigermaßen richtig eingeschätzt, auch wenn er nach außen alles verharmlost. Ein jeder wird allerdings nur mutmaßen können, welchen Verlauf seine Erkrankung nimmt. Wie er dann mit all dem umgeht, die Verarbeitung der Problemstellung – Ungewissheit bezüglich der Sachlage mit dem ungewissen Ausgang und den Konsequenzen für ihn, seine Angehörigen, seine Zukunft, materielle Folgen eingeschlossen, variiert enorm. Hoffen und Bangen sind für die meisten wahrscheinlich die „Eckdaten" ihrer persönlichen Koordinaten. Ob Vertrauen als wohl wichtigste Stütze im Arzt-Patient-Verhältnis und damit meistens Optimismus oder umgekehrt Pessimismus überwiegen, wurde jedem Patienten wahrscheinlich schon in die Wiege gelegt. All dies betrifft in gleicher Weise übrigens auch

https://doi.org/10.1515/9783110611441-036

Ärzte, die zum Patienten geworden sind, auch wenn die meisten dann die Dinge sachlicher angehen.

Objektiv wird der Patient offenbar häufiger als wir Ärzte vermuten im Falle schwerwiegender Diagnosen regelrecht aus der Bahn geworfen. Er kann aber meist nicht wirklich erfassen, wohin es geht, obwohl ihm alles Mögliche „hundert Mal" erklärt worden sein mag, zumindest was mit ihm genau gemacht werden wird. Prognosen werden sinnvollerweise ohnehin nur selten und wenn, dann meist nur auf konkretes Nachfragen hin abgegeben. Zumindest bei unklaren Verläufen. Das verschärft die Problematik. Trotzdem macht es Sinn: Ich habe es, wenn auch sehr selten, erlebt, dass sehr frühe bösartige Tumore, die an sich eine Heilungschance von fast einhundert Prozent haben, schon nach sechs Monaten jenseits jeder Prognose zum Tod durch eine fulminante Fernmetastasierung geführt haben und andererseits scheinbar hoffnungslose Fälle, die nach Jahrzehnten noch gelebt haben und damit geheilt waren (was übrigens auch auf „meinen Patienten" zutrifft).

Manche Patienten wollen alles nicht wahrhaben. So ist Dissimulation auch viel häufiger als Simulation, Ignorieren ärztlicher Empfehlungen eingeschlossen: „Die Tabletten hat mir mein Arzt verschrieben – so soll er sie auch selber nehmen, ich nicht!". Das gibt es tatsächlich.

Diskussionen um Diagnostik und Behandlung sind geläufig, kommen aber nicht allzu oft vor. Je überzeugender ein Arzt ist, desto seltener. Sie können in Notfallsituationen mit der Frage der stationären Aufnahme beginnen und sich schließlich über das Verhandeln um diagnostische Maßnahmen bis zu einer Operationsempfehlung fortsetzen. Die Schweizerin Kübler-Ross lässt grüßen. Sie hat sich mit dem Durchleben von Sterbephasen befasst. Eine der frühen Reaktionen angesichts des nahen Todes ist: „Das mag andere betreffen, mich aber nicht". Genau das gibt es auch bei der Mitteilung einer Diagnose. „Das glaube ich nicht", wobei oft die Bedeutung einer genannten Diagnose gar nicht erfasst und trotzdem von vorneherein der schlimmste Ausgang gemutmaßt wird. Persönlich immanente Opposition.

Beginnen wir die Szenarien mit der Empfehlung der stationären Aufnahme. Ein früherer ärztlicher Mitarbeiter der Klinik kommt nach einem Sturz auf den Hinterkopf in die Notaufnahme. Dass er nach seiner vorzeitigen Berentung zum schweren Säufer geworden ist, wissen nur Insider, nämlich die früheren Mitarbeiter aus seiner Berufszeit. Er ist auch nun offensichtlich angetrunken, jedoch durchaus noch satisfaktionsfähig. Sein Saufkumpan begleitet ihn. Beide bilden ein „starkes Team" und unterstützen sich in jeder Weise gegenseitig. Äußere Verletzungszeichen fehlen. Er sei nach dem Sturz kurz „weggenickt", jetzt aber wieder fit. Der Arzt in der Notaufnahme untersucht ihn und findet keine offensichtlichen Verletzungsfolgen. Auch die Röntgenuntersuchungen bleiben ohne krankhaften Befund. Korrekterweise empfiehlt ihm der Kollege die stationäre Aufnahme. Man muss eine Gehirnerschütterung unterstellen und die bedarf für vierundzwanzig Stunden der stationären Überwachung, um schwerwiegende Folgen wie eine Hirnblutung auszuschließen. Nun kehrt das „Unfallopfer" den Professor heraus (der ist er formal tatsächlich – ein habilitierter Säufer quasi), beschimpft den „jungen Kollegen" und wirft ihm abgrundtiefe Ignoranz vor. Er verweigert die stationäre Aufnahme und geht schwankend nach Hause. Nach drei Tagen ist er tot. Intrakranielle Einblutung mit nachfolgendem Hirntod. Was haben *wir* falsch gemacht? Ihn zur stationären Aufnahme zwingen? Wie, mit körperlicher Gewalt? Staatsanwaltlich veranlasste Zwangseinweisung in eine geschlossene Abteilung wegen Selbstgefährdung, sprich Bezirksklinik? Im Nachhinein ja; im Falle eines positiven Ausganges – nämlich keine Hirnblutung während des Aufenthaltes in der geschlossenen Abteilung – sicherer Vorwurf der Rufschädigung, der Inkompetenz, des Organisationsverschuldens und so fort.

Die allermeisten Patienten folgen den diagnostischen und therapeutischen Empfehlungen. Wenn es zu Diskussionen um deren Notwendigkeit kommt, hat man es häufig mit Persönlichkeiten zu tun, die aus der Norm der allgemeinen Verhaltensweisen herausfallen. Sie haben eine nicht fassbare Angst, wissen sowieso alles besser, erfassen aus welchen Gründen auch immer die gegebene Situation nicht oder fühlen sich manipuliert. Argumente greifen nicht; es hat keinerlei Sinn, sie überzeugen zu wollen. Auch langfristige und wiederholte Erklärungen des Sachverhaltes führen nicht zum Ziel. Irgendwann muss man die Reißleine ziehen – Schluss der Vorstellung! Entweder werden die vorgeschlagenen Maßnahmen akzeptiert oder der Patient sucht sich einen anderen Arzt. Wir sind nämlich nicht zur Behandlung verpflichtet – Notfälle oder vielleicht auch ganz besondere, nahezu einmalige Kompetenz in einer besonders schwierigen Situation ausgenommen (was es sehr selten einmal gibt).

Eine Patientin hat nach einer Voroperation eine Enge am Magenausgang entwickelt. Die Dehnung über das Gastroskop hat zu keinem Erfolg geführt. Es hilft alles nichts, sie muss wieder operiert werden. Der Operationstermin wird mit ihr abgesprochen und geplant. Sie ist einverstanden. Als sie auf dem Operationstisch liegt, bricht sie in Panik aus und verweigert plötzlich die Operation. Das Ganze wiederholt sich noch weitere zwei Mal. Alles Zureden und sonstige beruhigende Maßnahmen helfen nicht. Jedes Mal bedeutet es neben der damit verbundenen Aufregung für alle Beteiligten, dass ein Operationssaal gut zwei Stunden leer bleibt, ohne dass etwas geschieht. Der ungeplante Wechsel zur nächsten Operation dauert nämlich so lange und zum anderen steht möglicherweise bei der aus finanziellen Gründen notwendigen, strikten Terminplanung kein alternativer Patient zur Verfügung und es gehen noch mehr Stunden Operationskapazität verloren, dem ökonomisch höchsten Gut in einer chirurgischen Klinik. Dabei muss man wissen, dass alleine im Operationssaal während eines größeren Eingriffes immer sechs Personen anwesend sind. Noch nicht einkalkuliert sind das Verbringen des Patienten zum Operationstrakt, das „Auflegen" auf den Operationstisch, die Narkosevorbereitung in einem Nebenraum mit Anlegen eines Venenzuganges, bei größeren Operationen auch eines arteriellen Gefäßzuganges, die Bereitstellung aller Operationsinstrumente und vieles andere mehr. Das braucht sehr viel zeitlichen Aufwand und bedingt schnell Kosten, die beträchtlich sind.

Wie auch immer, unsere Patientin verweigert auch im dritten Anlauf die abgesprochene Operation. So kann es nicht weitergehen! Ohne psychologische Behandlung wird sie nie in der Lage sein, all dies zu durchstehen. Sie ist in keiner Notfallsituation und kommt, wenn auch schlecht, mit der gegebenen Situation zurecht. Deshalb die Entscheidung, sie wird entlassen und vorerst nicht mehr für eine Operation eingeplant.

Meine Sekretärin stürmt kurz nach dieser so getroffenen Entscheidung aufgeregt in mein Zimmer: „Herr Professor, ihr Mann kommt jetzt in die Klinik und will sie umbringen". Mich kümmert das wenig. Hunde, die bellen, beißen nicht. Dabei ist dieses Thema gar nicht so abwegig. Der Vater meines „alten" Chefs Hegemann, Direktor einer Nervenklinik, wurde einst von einem Patienten erschossen! Die moderne Variante sieht anders aus: tatsächlich wurden wir nämlich von dem Ehepaar „angezeigt", wahrscheinlich von einem notleidenden Rechtsanwalt motiviert. Ich wüsste allerdings nicht, was wir uns zu Schulden hätten kommen lassen können.

Unfallfolgen fallen wohl tatsächlich meistens aus allen diesen Mustern heraus. Häufiger betreffen sie ohnehin jüngere Menschen, welche die Dinge leichter nehmen. Und dass man mit einem nach außen abgewinkelten Unterschenkel nicht mehr nach Hause laufen kann, leuchtet jedem ein. Dass sie auch nach dreißig Jahren von ihrem Unfallereignis wieder eingeholt werden können, ahnen sie noch nicht. Das Spektrum der Überraschungen ist groß. Ein relativ einfacher Handgelenksbruch (distale Radiusfraktur mit Abriss des Ellenfortsatzes) lässt bereits nach zehn Jahren keine schwereren Schraubmaßnahmen ohne größere Schmerzen mehr zu. Die Haltebänder zwischen Elle und Speiche waren ebenfalls zerrissen, so dass nunmehr jede Schraubbewegung zur Luxation der beiden Knochen, zur umschriebenen Ausrenkung ihrer Lage zueinander führt.

Ein Sprunggelenksbruch beim Fußballspielen wurde vor zwanzig Jahren verplattet. Nach drei Monaten konnte der Patient wieder mit seiner Mannschaft auflaufen, wenn auch noch längere Zeit mit einem gewissen ziehenden Schmerz im Außenknöchelbereich. Nach zwanzig Jahren schmerzte schon jeder Schritt, obwohl doch zwischenzeitlich nichts mehr passiert war. Nur, die operative Versorgung des Bruches war nicht so ganz perfekt erfolgt. Eine kleine Knochenstufe von zwei Millimetern in Höhe des „Syndesmosenbandes", der sehnigen Fixierung von Schien- und Wadenbein war bei der „Reparatur" belassen worden, die jetzt zum Problem wird. Und selbst eine Unterschenkelamputation, die nach einem Frontalzusammenstoß zweier Autos mit Zerquetschung des Fußes im Fond notwendig wurde und trotzdem die Wiederaufnahme der früheren Arbeit nach vier Monaten zuließ, führt nun nach zwanzig Jahren zur Arbeitsunfähigkeit. Mit der Zeit ist die verbliebene Muskulatur um den Unterschenkelstumpf herum geschrumpft und die Prothese passt hinten und vorne nicht mehr. Sehr schmerzhafte Hautgeschwüre sind aufgetreten und wollen nicht mehr abheilen.

Übrigens werden auch wir Ärzte vom Verlauf einer Erkrankung gelegentlich überrascht. Kurzfristig wie auch langfristig. Eines tritt ohnehin regelhaft ein und betrifft vor allem sehr schwer kranke Menschen: die Wende zum Schlechteren vollzieht sich nämlich leider immer sehr viel schneller als die zum Besseren, Stunden versus Monate. Patienten auf chirurgischen Intensivstationen sind solche schwerstkranke Menschen. Die Notwendigkeit ihres Aufenthaltes auf einer solchen Station hat viele Ursachen. Ein schwerer Unfall mit Zertrümmerung des Beckens mit einer Lungenquetschung einhergehend, häufig zudem mit Verletzungen von Bauchorganen, der Leber oder der Milz zuvorderst. Postoperative Komplikationen nach großen Baucheingriffen, zum Beispiel der Entfernung der Speiseröhre wegen eines Ösophaguskarzinoms. Viele müssen beatmet werden, weil ihre Lungenfunktion ohne diese Maßnahme kurz über lang zum Tod führen würde. Die Nieren haben häufig als Folge der Schwere der Erkrankung ihre Funktion eingestellt, so dass auch noch eine Dialysebehandlung („künstliche Niere") erforderlich wird. Der Verlauf ist ein tägliches Auf und Ab. Heute Zeichen der langsamen Besserung, morgen schlagartig alles schlechter, da nun auch noch ein Myokardinfarkt, ein Herzinfarkt hinzugekommen ist. Der größere Anteil dieser Patienten verlässt oft erst nach drei Monaten die Intensivstation. Ein solcher Patient hatte mich am Ende meiner Kliniktätigkeit einmal besucht. Er war vor zwanzig Jahren in einem LKW auf der nahen Autobahn eingequetscht gewesen und führt jetzt wieder ein fast normales Leben. Andere Patienten sind nach ebenfalls langer Zeit plötzlich am Morgen bei der Visite nicht mehr auf der Intensivstation, obwohl alles danach ausgesehen hatte, als könnten sie bald auf die Normalstation verlegt werden. Schlagartig hatte sich am Vorabend die Lungenfunktion verschlechtert. Wahrscheinlich eine tödliche Lungenembolie als Ursache.

Soviel zum Verlauf von Krankheiten. Auch für uns Ärzte ist die Krankheit des uns konsultierenden Patienten zunächst einmal eine Unbekannte, die es zu entschlüsseln und der es einen Namen zu geben gilt. Das ist die tägliche Herausforderung. Wir haben die Nosologie in unserem persönlichen Computer gespeichert und können den Diagnose- und anschließend den Therapiealgorithmus, den Entscheidungsbaum der denkbaren Möglichkeiten abrufen, oder konsultieren Kollegen mit besonderem Fachwissen. Alles wird für uns meistens rasch greifbar; für den Patienten bleiben die Details oft verborgen und dies führt bei ihm zum Gefühl des Ausgeliefertseins. Herr Moldaschl spricht dies oft als Ursache eines möglichen Konfliktes an und möchte mehr wissen.

„Mein Patient" lässt sich in seinen Überlegungen zur Krankheit auch über die Kategorien von Kranksein aus – vom eingebildeten Kranken im Sinne Molières bis zum ernsthaft Kranken. Dass Krankheit relativ ist, habe ich schon früher erwähnt; objektives Kranksein und subjektiver Krankheitsgefühl klaffen oft weit auseinander.

Diese Hintergründe erfassen wir Ärzte angesichts eines neuen Patienten meistens auch, das Pflegepersonal vielleicht noch häufiger, vor allem wenn es um die „Borderliner" geht. Das Münchhausen-Syndrom gehört dazu. Menschen, die sich sogar selbst verstümmeln, um Aufmerksamkeit zu erheischen oder so auf ihre innere Zerrissenheit und Folgen schwerer traumatisierender Ursachen aus ihrer Kindheit hinweisen wollen. Oder andere, die einfach aus dem normalen Rahmen fallen. Sie sind nicht häufig, aber auch nicht so selten. Wie gehen wir damit um?

Sie mögen nicht alle somatisch krank sein, seelisch oder psychisch irgendwie schon. Varianten des normalen Verhaltens.

Was auch immer die Ursache von Fehlverhalten sein mag, hinnehmen muss man nicht alles. Falsche Vorwürfe oder Vorhaltungen sollte man in ruhigem Ton zurechtrücken. Wenn einer zunehmend renitent wird oder sich im Ton vergreift, kann dies auch schon einmal der Beginn von Entzugssymptomen sein, meistens die Folge eines weit übermäßigen Alkoholverbrauches. Von Genuss kann man dann sicher nicht mehr sprechen. Dies wiederum kommt nicht ganz so selten vor. Über die weitere „Behandlung" in solchen Fällen scheiden sich die Geister. Geschehen muss etwas und zwar bald. Denn ein voll entwickeltes Entzugsdelir kann lebensbedrohend werden. Mit den entsprechenden Medikamenten kann man das Delir kupieren, allerdings nur unter intensivmedizinischer Überwachung. Das schlagen natürlich immer die Psychiater vor und verurteilen den anderen, eher pragmatischen Weg, den wegen eines Beinbruches an das Bett Gebundenen mit dem Alkohol zu versorgen, den er sich selbst nicht mehr holen kann. Nur, die Dosis sollte man nicht unterschätzen. Die Erfahrung zeigt, dass ein Alkoholentzugsdelir erst entsteht, wenn tägliche Mengen von 150 Gramm Alkohol konsumiert wurden. Das entspricht acht Flaschen Bier oder fast zwei Flaschen Wein.

Egoismus und Selbstbezogenheit von Patienten ist ein weiteres Thema, das Herr Moldaschl angeschnitten hat. Wenn der eine als seine aktuellen Sorgen „Kopfschmerzen" angibt und der Bettnachbar über sein zunächst einmal eher unheilbares Tumorleiden nachdenkt, dann spreizen sich tatsächlich die Problemwelten. Allerdings kann der Hinweis auf Kopfschmerzen in einer Klinik, in der vor allem Schwerstkranke liegen, auch ein Ablenkmanöver sein. Von den zu erwartenden, weiteren Fragen, die neue, möglicherweise schlechte Nachrichten einleiten, nachdem zwischenzeitliche Befunde eingegangen sind. Letztlich zur eigenen, ebenfalls schweren Erkrankung, „mit dem sie eigentlich nichts zu tun haben" wollen. Als Arzt denkt man über solche Ablenkungsmanöver oder scheinbar unbedeutende bis abwegige Fragen nicht viel nach. Sie werden registriert und in den „Ordner" unter „Gesamtbild" einsortiert.

Schwerer zu ertragen sind da schon die selbst ernannten Experten, die Internetforscher, die Besserwisser, die sich zahllose Meinungen einholen, sich eine eigene Pathophysiologie der Entstehung von Krankheiten zusammenbasteln und sich dann das Resümee herauspicken, das in ihre Vorstellungen von Diagnostik und Behandlung passt. Wenn dann noch die „Hoppla-jetzt-komm-ich-Mentalität" hinzukommt von Menschen „mit dem Daumen im Gürtel", kann der Hals ziemlich dick werden.

Zum Schluss: Wie gehen Patienten am Ende eines manchmal langen Krankheitsweges mit sich, ihrer Familie und auch mit ihren Ärzten um, wenn sie erkennen, dass Heilung nicht mehr möglich ist und das Ende bevorsteht. Die Strecke bis dahin kann kurz oder auch mehrere Jahre lang sein.

Schweigen ist in dieser Phase definitiv der sichere Weg in die Vereinsamung für die „dem Tode Geweihten". Für die Verbliebenen bleiben die Folgen der Sprachlosigkeit über den Tod des Angehörigen hinaus. „Hätte ich doch noch mit ihr darüber geredet". „Was hätte er uns denn noch sagen wollen." „Hat er eigentlich seinen Frieden gefunden?" Noch aus meiner Assistentenzeit geht mir bis heute die Krankheit des Vaters eines Studienkollegen nach. Er war ebenfalls Arzt und hatte einen bösartigen Tumor, der örtlich sehr weit fortgeschritten und nicht mehr zu entfernen war. Es war offensichtlich, dass er die klaren Symptome einfach ignoriert hatte. Die Exploration (Operation zur Überprüfung, ob zum Beispiel ein Tumor zu entfernen ist) bestätigte die Inoperabilität. Mein Studienfreund bedrängte mich, gegen meine dezidierte Überzeugung seinem Vater die Aussichtslosigkeit seiner Krankheit auch nur anzudeuten. Wir sollten ihn schlichtweg belügen. Man muss ja einem Patienten nicht immer die ganze Wahrheit aufdrängen, aber belügen darf man ihn nie. Und so ging dieser Patient nach Hause, verriegelte sich in seinem Zimmer und verstarb einsam sechs Wochen später, ohne je mit einem Menschen wirklich geredet zu haben. Er hatte ohnehin erfasst, was los war. Auch die Freundschaft mit meinen Studienkollegen bekam einen Knacks; wir haben ebenfalls viele Jahre nicht mehr miteinander gesprochen.

Während ich dieses Buchkapitel schreibe, schickt mir wieder einmal ein früherer Patient ein E-Mail und berichtet über den aktuellen Stand seiner Behandlung. Wir tauschen auf diesem Weg nach meinem Ruhestand regelmäßig Informationen aus; er berichtet den aktuellen Stand seiner Befunde und ich sage ihm meine Meinung zu den empfohlenen Therapievorschlägen, setze mich auch mit seinen behandelnden Ärzten in Verbindung, um über die eine oder andere Entscheidung mit ihnen zu diskutieren. Er hatte ein Rektumkarzinom (Mastdarmkrebs) und entwickelte bald Leber- und später auch Lungenmetastasen, schließlich auch noch ein Lokalrezidiv, das Wiederauftreten des Tumors im Bereich des ursprünglichen Karzinoms. Ich hatte ihn mehrfach operiert. Nunmehr eine sehr schwierige Ausgangslage. Wir kennen uns seit unserer Schulzeit am Gymnasium unserer Kreisstadt, seiner Heimatstadt. Er war zwei Klassen hinter mir, hat ebenfalls in Erlangen studiert und wir standen in der Vergangenheit mit mehr oder weniger langen Abständen in Kontakt zueinander.

Alle Behandlungsoptionen hatte er durchlaufen; Operation des Primärtumors und der Lebermetastasen, Bestrahlung mit Chemotherapie des Mastdarmtumors vor der ersten Operation und schließlich auch des Rezidivs. Operation der Leber, dazwischen Chemotherapie und anschließend Bestrahlung von Lebermetastasen; Ablation von Absiedlungen in beiden Organen (dabei wird eine Nadel durch die Haut hindurch in die Metastasen gestochen, jeweils unter Kontrolle mit dem Computertomogramm mit nachfolgender Übertragung von „Strom" zur Verkochung der Metastasen).

Als wieder Metastasen in Leber und Lunge auftreten, wird erneut mit Zytostatika behandelt. Jetzt schickt er mir wieder ein E-Mail. Wüsste ich um weitere Optionen? Ganz klar; „Nein". Aber das kann man so nicht per E-Mail übermitteln. Ich antworte ihm „Ruf mich doch, bitte, einmal an".

Wir telefonieren nun miteinander. Das gegenseitige Abtasten dauert nur sehr kurz. Wir können gut miteinander offen reden.

„Die jetzt angedachte erneute Chemotherapie kann schon wirken. Nach den vielen Jahren macht das Sinn, auch wenn damals die Behandlung nicht mehr recht anschlug." „Was kommt aber dann?" „Was meinst Du, wie es weitergeht?" „Ich habe keine große Hoffnung!" „Probier es trotzdem". „Wenn es aber nicht recht wirkt. Ich kann jetzt schon kaum mehr die Treppe im Haus hinaufsteigen. Wenn ich zweihundert Meter laufe, habe ich Angst, nicht wieder nach Hause zu kommen." „Hast Du schon einmal weitergedacht?" „Klar!" „Was denkst Du?" „Naja, lange wird es nicht mehr gut gehen". „Hast du mit Deiner Frau oder Deinen Kindern darüber geredet?" „Ja, gestern, mit meinem Sohn; es war ein gutes Gespräch." „Wenn Du offen darüber reden kannst, ist das ein gutes Zeichen. Versuch es weiter. Wird Dir inzwischen alles zur Last?" „Klar, ich denke ständig über das Ende nach. Ich kann eigentlich nicht mehr". „Willst Du eigentlich, dass alles rasch zu Ende geht?" „Freilich, ich habe mich auch schon im Internet umgesehen." „Du solltest wissen, dass ich Deine Auffassung absolut teile. Aber überlege Dir, wie Du es zu Ende bringst. Unsere Angehörigen wollen, dass wir einschlafen. Du wirst Deinen Frieden finden, was immer Du tust. Aber sie werden für den Rest ihres Lebens damit leben müssen. Ein grausames Ende wird sie alle belasten. Aktive Sterbehilfe ist in Deutschland verboten, in der Schweiz aber nicht. Ich kenne eine seriöse Adresse in Zürich." „Die habe ich schon". „Mach's gut und rufe mich wieder an."

Über solche Dinge denken sicher auch viele Menschen im hohen Alter nach, denen das Leben nur noch Last ist. Vor fünfundzwanzig Jahren waren sie noch Macher, haben vieles gestaltet und noch mehr geleistet. Jetzt sind sie weit über das neunzigste Lebensjahr hinaus, fast erblindet, schwerhörig und in ihrem Aktionsradius auf Wohn-, Schlafzimmer und Küche beschränkt. Selbst der Gang zur Toilette wird zur Kraftprobe für den Körper. Der Kopf ist immer noch klar, die Gedanken weiter analytisch. Wenn doch all das doch endlich vorbei wäre!

Dass das selbstbestimmte, würdevolle Ende vielen verunmöglicht wird, ist an sich schon für sich würdelos. Die aktuelle Rechtslage und die offizielle, ignorante Scheinheiligkeit der Kirche lässt diese Menschen unbarmherzig im Stich. Einfach zu finden ist eine gute Lösung zugegebener Maßen nicht.

37 Prävention und Nachsorge

Werner Hohenberger, Helmut Moldaschl

Der Professor. Prävention und Nachsorge haben nur bedingt etwas miteinander zu tun. *Prävention* zielt vor allem auf die frühzeitige Erkennung bösartiger Tumore ab, möglichst sogar noch deren gutartiger Vorstufen. Die *Nachsorge* nach der Behandlung bösartiger Erkrankungen soll durch regelmäßige Untersuchungen ein Rezidiv, das Wiederauftreten eines Tumorleidens ebenfalls früh erfassen. Nicht selten kann man selbst dann kurativ behandeln, das heißt spätestens dann den Krebs zu heilen. In der Regel werden die Nachsorgeuntersuchungen nach fünf Jahren beendet. Dann beginnen wiederum die präventiven, diagnostischen Maßnahmen, da trotz zwischenzeitlicher Heilung das Risiko eines Zweittumors erhöht ist. Herr Moldaschl ist zwar inzwischen von seinem Magenkarzinom geheilt. Er hat aber noch einen Restmagen und damit ein lebenslanges Risiko, dass sich dort irgendwann wieder eine Neubildung entwickelt. Neubildung heißt aber zunächst ein gutartiger Tumor. Wenn der entfernt wird, ist selbstredend die Entwicklung zu einem bösartigen nicht mehr möglich.

Zunächst zur Prävention. Um es genau zu nehmen, hat Krankheitsprävention noch mehr Aspekte. Man muss die nicht alle kennen. Am wichtigsten ist es zu wissen, dass man durch die Vermeidung bekannter Risiken Krankheiten vermeiden kann. Am bekanntesten sind wohl die vom Rauchen ausgehenden Gefahren. Jeder zweite Raucher stirbt an Krebs. Er verdoppelt damit sein Risiko, an einem bösartigen Tumor zu sterben. Daneben sind das „Raucherbein" durch den Verschluss der Arterien, der Herzinfarkt oder die chronische Bronchitis weitere Risiken des Rauchens. Wer aufhört zu rauchen, dürfte nach fünfzehn Jahren in das „Risikoprofil" der Nichtraucher zurückfallen. Noch besser natürlich, man raucht überhaupt nie.

Wenn von „Prävention" gesprochen wird, ist meistens die Sekundärprävention (Screening) gemeint, die Vorsorgeuntersuchung. Sie macht nur bei häufigeren Erkrankungen Sinn, ansonsten ist der Aufwand zu groß und übrigens auch das Risiko nicht von der Hand zu weisen, dass es durch die notwendigen diagnostischen Maßnahmen zu Komplikationen kommt und sogar Todesfälle eintreten können. Aufgrund einer Perforation (Verletzung des Darmes) bei einer Vorsorgekoloskopie, der Spiegelung des gesamten Darmes, kommen zwei bis drei unter 10.000 Untersuchten zu Tode.

In China und Japan ist der Magenkrebs so häufig, dass dort Vorsorgemaßnahmen Sinn machen, hierzulande bei diesem Tumor hingegen nicht. Vielmehr sind Darmkrebs, Prostatakrebs und Brustkrebs die häufigsten bösartigen Tumore in Deutschland, wie auch in den übrigen westlichen Ländern. Deshalb werden zur Früherkennung dieser drei Tumorerkrankungen von den gesetzlichen Krankenkassen die Vorsorgeuntersuchungen erstattet. Wann diese Vorsorgeuntersuchungen beginnen, hängt davon ab, in welchem Alter das Tumorrisiko deutlich ansteigt und Vorsorgeuntersuchungen einen „Gewinn" bringen, das heißt mit einer ausreichenden Wahrscheinlichkeit bösartige Tumore oder ihre gutartigen Vorstufen gefunden werden.

https://doi.org/10.1515/9783110611441-037

Beim Brustkrebs ist dies das Alter zwischen 50 und 69 Jahren, beim Prostatakarzinom ab dem 45. Lebensjahr und bei Darmkrebs ab dem 50. Jahr.

Screening hat auch seine Haken und Ösen. Es ist nicht perfekt und entscheidend ist auch, wie man mit den Erkenntnissen aus den Vorsorgeuntersuchungen umgeht. Als in der Schweiz das PSA-Screening eingeführt wurde, erhöhte sich die Zahl der Prostataoperationen dramatisch, ohne dass dies landesweit Auswirkungen auf die Verbesserung der Heilungsraten hatte. Viele Männer sterben nämlich *mit* einem Prostatakarzinom, sehr viel weniger *an* diesem Tumor. Deshalb lehne ich auch das undifferenzierte PSA-Screening strikt ab.

Beim Darmkrebs wird die Koloskopie, die genaueste Methode zur Vorsorgeuntersuchung erst ab dem 55. Lebensjahr erstattet, obwohl die Datenlage, die Erkenntnis aus sehr aufwändigen Studien den Beginn bereits mit 50 Jahren nahelegt. Die Häufigkeit von Darmkrebs geht ab dem 55. Lebensjahr steil nach oben. Jeder bösartige Darmtumor beginnt jedoch mit einer gutartigen Vorstufe und es dauert manchmal fünfzehn Jahre, bis sich daraus ein Krebs entwickelt. Deshalb der Beginn mit fünfzig. Wird dieser gutartige Tumor entfernt, in der Regel ebenfalls über das Koloskop, kann kein Krebs mehr entstehen. Aber nichts ist perfekt, auch das muss man wissen. Ein enger Freund ging mit fünfzig Jahren zu einem sehr erfahrenen Gastroenterologen zur Vorsorgekoloskopie. Sie verlief ohne krankhaften Befund. Zwei Jahre später entwickelte er Symptome eines stenosierenden Sigmakarzinoms (bösartiger Tumor des S-Darmes mit hochgradiger Einengung des Darmrohres). Auch die Lymphknoten waren schon befallen. Auch er hat diese Krankheit überlebt. Wahrscheinlich hatte er ein „flaches Adenom", die flach wachsende und damit leicht zu übersehende Form gutartiger Darmgeschwülste. Auch Vorsorgeuntersuchungen garantieren keine 100-prozentige Sicherheit.

Noch ein paar Worte zu Nachsorgeuntersuchungen. Bei der Nachsorge sollen auch Folgen einer Operation zur Sprache kommen. Ernährungsschwierigkeiten nach einer Bauchspeicheldrüsenoperation oder nach totaler Entfernung des Magens. Probleme einer gestörten Darmfunktion nach einer Schließmuskel erhaltenden Entfernung des Mastdarmes. Der Schließmuskel musste zwar nicht entfernt werden, aber seine Funktion ist nicht immer zufriedenstellend.

Auch die Dauer der Nachsorgeuntersuchungen kann variieren. Wurde ein Mastdarmtumor vorbestrahlt, sollte die Nachsorge acht Jahre fortgeführt werden. Erst dann nimmt die Wahrscheinlichkeit eines örtlichen Rezidivs deutlich ab; null ist sie dann immer noch nicht.

Der Patient. Auch hier kann ich nur aus meiner eigenen Erfahrung sprechen. Mit Prävention hatte ich viele Jahre der Jugend nicht so viel am Hut, außer dass ich niemals geraucht, normal gegessen und eher wenig getrunken, mich aber viel geärgert hatte.

Den Ärger hatte ich versucht durch gängigen Sport in Maßen auszugleichen, was aber in der Realität nicht richtig funktioniert. Eher braucht man einen Psychiater.

In der Nachkriegszeit war man froh, überhaupt etwas zu essen zu haben, da stellte sich nicht die Frage nach der Gefährlichkeit von Schweinefleisch und Feinstaub in der Luft. Die Wohnverhältnisse waren miserabel, die Wohnungen feucht und kalt, die medizinische Versorgung kläglich.

Nach dem Studium kam die Berufszeit. Man saß in Räumen gemeinsam mit extrem starken Rauchern. Betriebsrat und Firmenleitung förderten diesen Zustand, indem sie Verbesserungsvorschläge zum Abstellen dieser grauslichen Situation ablehnten. Das besserte sich später zwar marginal, aber nicht wesentlich. Heute noch muss ich mich wundern über die Raucher vor dem Gebäude der Internen Medizin, wenn sie mit einer Hand ihren Infusionsständer und mit der anderen die Zigarettenschachtel halten.

Nach meiner schweren Erkrankung habe ich auf meinen Körper deutlich mehr geachtet. Das lag nicht nur an der Wahrnehmung vieler Daten, die die Mediziner erhoben haben, auch nicht an der Angst, wieder zu erkranken, sondern an der Freude am neuen Leben. Auch habe ich gelernt, auf meine Freunde zu achten, diese aber leider nicht auf sich selbst, denn sie fühlten sich gesund. Einer meiner Freunde hat bei Heurigen immer über die Stränge geschlagen, es hat immer gleich mit der Bestellung von einem Liter Veltliner begonnen, auch war der Verzehr einer aus meiner Sicht riesigen Menge von Würsten, die nicht besonders ansprechend aussahen, für ihn eine Selbstverständlichkeit. Er war nicht wehleidig, wahrlich kein Feigling und hatte die Fähigkeit, massive Störungen seines Körpers einfach zu verdrängen, was mir immer schon beim Zusehen Ungemach beschert hat. Vor einigen Wochen ist er leider verstorben.

Ein anderer Freund hingegen ist seit seiner Jugend an Bechterew erkrankt und achtet extrem sorgfältig auf seine Ernährung und auf alles was damit zusammenhängt. Zu diesem Thema hatten wir schon deftige Diskussionen, weil ich die Orthorexie als geradezu lächerlich empfand und ihn damit hänselte. Selbst nach meiner Operation. Aber seine Haltung scheint ihm Recht zu geben. Gemeinsam haben wir lange und anstrengende Radtouren unternommen, nach denen auch ich mich immer besonders wohl fühlte. Also konnte das was er riet und tat, nicht ganz falsch sein.

Auch der Professor hat das Radfahren positiv beurteilt. Man sollte allen Krebspatienten raten, solche Events einer Kur vorzuziehen. Ich habe übrigens niemals in meinem Leben eine Kur beantragt. Auch nicht nach meiner Operation. Hier war es neun Tage nach meiner Entlassung gleich der erste Spaziergang mit meinem Hund, der mich sehr vermisst hatte.

Aus der Klinik war ich förmlich geflohen, obgleich die Behandlung hervorragend war. Sie haben mich alle umsorgt, doch musste ich raus, weil mir die Bewegung fehlte. Das Herumschlurfen auf den Gängen war keine Alternative, schon gar nicht eine Herausforderung. Selbst in der Interimszeit unter künstlicher Ernährung, als es mir extrem schlecht ging mit der rasanten Talfahrt meines Gewichts, hatte ich die

Frequenz des Tropfers um 10 % schneller eingestellt und war in der geklauten Zeit für einige Stunden in den Schlossgarten gegangen. Auch wenn eine der Schwestern immer ihre Bedenken und Befürchtungen geäußert hatte. Keine ihrer düsteren Weissagungen war eingetreten. Ebenso nicht jene meiner Frau, die einmal fast einen Herzkrampf kriegte, als ich ihr einige Jahre später an einem 2. November beichtete, dass ich soeben vom Schwimmen im Baggersee käme. Lungenentzündung, meinte sie, wäre das Mindeste und weiß der Teufel was mir noch passieren würde. Ihre medizinischen Voraussagen waren falsch. Ich hatte ihr bedeutet, dass man sich an einem Baggersee nicht mit Grippe anstecken könne, sondern eher bei einem Besuch des Wiener Dorotheums oder einer Fahrt mit der Straßenbahn, weil dort alle husteten.

Kurz nach Ende meiner Chemotherapie im Jahr 2005 war ich alleine mit dem Rad drei Tage lang durchs Salzkammergut gefahren. Von Hof bei Salzburg über den Mondsee, den Attersee und den Hallstätter See, über den Koppenpass mit 23 % Steigung nach Bad Aussee und Altaussee. Dieser See ist auch im Sommer ebenso herrlich wie kalt. Es war da aber bereits September, von den Steigungen erhitzt saß ich eine halbe Stunde am Ufer herum und dachte, was ich jetzt wohl machen würde, wenn ich wüsste, dass dies mein letzter Lebenstag wäre: jedenfalls würde ich im See schwimmen. Am Abend beim Essen sagten mir die Einheimischen, dass er 12 Grad hätte. Das war wohl etwas untertrieben, doch selbst wenn es 15 Grad gewesen sein sollten, war er hinreichend kalt, und so brauchte ich vier Stunden um mich nach diesem eisigen Bad aufzuwärmen. Es lag wohl an meinen immer noch miserablen Blutwerten.

Die ersten beiden Tage der Fahrt waren herrlich, insbesondere der Abend des zweiten Tages. Ich war zum Abendessen in einer Brauerei mit Bier und Schweinsbraten. Am Morgen des dritten Tages meiner Fahrt meinte ich, noch im Bett liegend, da hätte jemand vergessen das Wasser abzudrehen, aber es waren Güsse in der Dachrinne, und so blieb mir nichts anderes übrig, als die 95 Kilometer von Schladming nach Hofgastein über den Mandlingpass bei strömendem Regen durchzufahren. Bis auf den nassen und schmutzigen Straßenverkehr im Sturm auf einem Stück der Bundesstraße war es eigentlich gar nicht schlimm. Mittags kam ich in St. Johann im Pongau an, setzte mich dort unter einen überströmten Sonnenschirm und aß im Freien mit großem Genuss das von meiner Frau streng verbotene Wienerschnitzel. Etwas später wollte ich mich unter einem Schnellstraßenzubringer umziehen, denn mittlerweile war das Hemd unter dem Regenzeug klitschnass, doch funktionierte das einfach nicht richtig, also fuhr ich noch eine Stunde weiter. Das Salzachtal entlang bis Lend, die 15 % Steigung am Lender Pass hinauf, durch den Tunnel ins Gasteinertal und zu guter Letzt die 15 Kilometer bis Hofgastein.

Dort regnete es kaum mehr, ich hatte das Regenzeug längst ausgezogen und war durch den Fahrtwind schon fast wieder trocken. Ein auf mich mittelalterlich wirkendes wohlbeleibtes Ehepaar trat an die Schwelle ihres Hotels, etwa drei Uhr nachmittags war es, sie hielt die Hand heraus und sagte zitternd zu ihm: „Egon, es schüttet. Wir gehen wieder hinein. Kaffee trinken."

Wissen Chirurgen eigentlich immer, wen sie da so retten wollen?

Der Chirurg. Wir erfassen schon, wen wir behandeln. Manchmal erst beim zweiten Hinsehen. Alles bekommen wir freilich nicht mit. Das ist aber nur bedingt von Bedeutung für das Ziel, dass wir nämlich nur den passenden Zugang zum Patienten finden wollen, Kommunikation herstellen. Ansonsten sollte der Umgang mit allen gleich sein, unbesehen ihres Standes, ihrer Hautfarbe, ihres Berufes, ob Männlein oder Weiblein, ob Atheist oder gläubiger Muslim, ob schwul oder hetero. Nie ein abfälliger Kommentar („Sie sind viel zu dick"; „Warum kommen sie erst jetzt daher; seit einem halben Jahr haben Sie schon Beschwerden"; „Warum haben Sie sich bei dem operieren lassen, wären Sie doch gleich zu mir gekommen" usw.). Selbst ein Mörder verdient es, wie ein anständiger Mensch behandelt zu werden, wenn er sich so benimmt. Das gibt es tatsächlich! Zugegebener Maßen, wenn es ein Patient zu toll treibt und sich völlig unangemessen verhält, was sehr selten einmal vorkommt, muss auch einmal Tacheles geredet werden. Soviel Respekt vor einem selbst gebietet dann schon solches Handeln.

Wenn man alle mit gebührendem Respekt behandelt, kann man eigentlich keine Fehler machen. Da läuft man auch nicht Gefahr, einen Patienten im eher etwas altmodischen Pullover und Cordhosen schräg anzureden, der sich später als sehr erfolgreicher und in der Szene allgemein bekannter Wirtschaftsprüfer herausstellt. Oder der schüchterne Mensch, der nur gebrochen deutsch spricht, aber unsere Muttersprache benutzen will. Man muss viel Geduld aufbringen, ihn nicht zu unterbrechen. Bei der Entlassung schenkt er mir ein handsigniertes Buch – von ihm selbst verfasst: Er war ein international bekannter Schriftsteller, was ich aber leider nicht erfasst hatte. Umgekehrt ist eine Politikerin schnell durchschaut – die wie wenige Menschen von sich selbst überzeugt ist. Ideologie und Kommunikationsunfähigkeit haben ihre Sichtweise sehr eingeengt. Daran will auch ich nichts mehr ändern!

38 Ist Schweigen Gold?

Werner Hohenberger, Helmut Moldaschl

Der Arzt als Ratgeber. Beobachtungsergebnisse sind immer spezifisch und erst recht, wenn es um die eigene Person geht, also um unser finanzielles Wohl und um unsere Gesundheit. Insbesondere bei letzterem können die Ansichten und Erwartungen massiv divergieren und unter dieser Divergenz leiden Patienten und Mediziner.

Was also ist zu tun um diesen Zustand zu verbessern.

Verschiedene Modelle sehen den Arzt als Dienstleister und den Patienten als Kunden. Ob diese Klassifizierung dienlich ist, sei dahingestellt, denn der Arzt ist mehr als ein „Heiler", viele Patienten sehen in ihm nicht nur den fachlichen Experten, sondern sie erwarten eine starke emotionale Anteilnahme. Information. Beratung.

Was aber bedeutet das in der Praxis, denn darum geht es letztlich, und sehr rasch landen wir beim Aufwand, bei den Kosten.

Arztkosten. Pro Vierteljahr geben die Bundesbürger für das Wohnen durchschnittlich 3.000 € aus, für ihr Auto 2.000 €, den Friseur 100 €. Stundensätze von Steuerberatern, EDV- Systemberatern und Rechtsanwälten liegen bei 200 €. Gute und anspruchsvolle Leistung kostet Geld.

Der Besuch beim Facharzt hingegen liegt bei 20 €.

Das ist vergleichsweise sehr wenig. Die Arztkosten in der Schweiz und den USA hingegen liegen bei 100 € je angefangener halben Stunde plus technischen Leistungen und Materialverbrauch.

Die Kosten der Heilpraktiker hierorts sind auf diesem Niveau, ebenso jene der Geistheiler und Gesundbeter. Diese nehmen sich daher auch Zeit für eine Beratung.

Empathie. Ein wesentliches Element der Behandlung ist die Empathie. Insbesondere in der Kommunikation zwischen Arzt und Patient zählt sie zu den wesentlichen, komplexesten und am schwierigsten umzusetzenden Grundlagen des Arztberufs. Empathie im weiteren Sinne bedeutet *Einfühlendes Verstehen* (Bommert, 1977), doch auch wenn sie dem Begriff *Einfühlung* nahekommt, ist sie mit ihm keinesfalls identisch.

Einfühlung meint nämlich, *das Gefühl des anderen selbst zu erleben und ihm dieses Erleben mitzuteilen, d. h. mit den Augen des anderen sehen, mit den Ohren des anderen hören.* Einfühlung mag ein erster Schritt zur Empathie sein, doch gibt es keine Schritte zu ihr, wie es keine Schritte zu Kreativität, zur Genialität gibt, und es gibt daher keine Lehre, die uns zeigt, wie man sie erwerben kann. Man kann sie verstärken, verbessern, aber nicht erwerben, denn sie ist ein Teil von uns. Keine Definition wird uns zu ihr hinführen. Vielleicht aber kann man sie an beispielhaften Erfahrungen erlernen.

https://doi.org/10.1515/9783110611441-038

Rogers (1959) definiert Empathie derart:

Der Zustand der Einfühlung oder des Sich-Einfühlens; mit ihrer Hilfe wird der innere Bezugsrahmen des Anderen wahrgenommen, unter Einschluss der zugehörigen gefühlsmäßigen Komponenten und Bedeutungen; in jener Weise, als ob man selbst der Andere wäre, ohne aber jemals den Als-ob-Zustand zu verlassen. In diesem Sinne bedeutet es, den Schmerz oder die Freude des Anderen zu erfühlen, so wie er sie fühlt, deren Ursachen wahrzunehmen, wie er sie wahrnimmt, ohne jemals die Erkenntnis des Als-ob zu verlassen, also selbst verletzt oder froh zu sein ...

Diese Forderungen sind eminent, vielleicht im alltäglichen Beruf gar nicht zu erfüllen. Zumal Empathie nicht Mitgefühl ist, auch nicht *Sympathie* oder *Gefühlsansteckung*, auch nicht *Identifikation* oder *Als-ob*.

Wir wollen uns daher nicht mit Spitzfindigkeiten abgeben, denn sie helfen uns nicht weiter. Viel wichtiger ist die Umsetzung von Einstellungen und Gefühlen, die der gute Arzt im Laufe seines Lebens entwickelt. Klassifizierungen und Definitionen obiger Art sind ihm dabei vielleicht eine Stütze, sie sichern ihn nicht wirklich ab, ersetzen nicht die innere Einstellung zu jener Beziehung, die das Menschliche in einer Behandlung ausmacht, das Neutrale Element in der Sympathie.

Eine hinreichend ausgebildete innere Kohärenz zwischen Arzt und Patient ist die Grundlage für eine fruchtbare und effiziente Kommunikation. Bei manchen Partnern ist sie automatisch da, bei manchen funktioniert sie nie.

Kommunikation. Um mit dem Patienten in seinem Problem kommunizieren zu können, muss ich zwar die Fähigkeit besitzen, mich in ihn einzufühlen, doch wird es sogar hinderlich sein, wenn man menschlich berührt oder betroffen ist.

Betroffenheit wird die freie Kommunikation zwischen Arzt und Patient behindern. Der erfahrene Arzt wird daher Distanz halten. Mitgefühl und Mitleid liegen bei ihm auf einer disparaten Bezugsebene.

Der Grad der praktischen Ausprägung einer empathisch gefärbten psychischen Ausstattung des Arztes in dessen Beruf hängt von seiner ethischen Grundeinstellung ab, seiner Bereitschaft sich emotional berühren zu lassen, von der wissentlichen Kontrolle seiner Empfindungen, von der Wahrnehmung der Qualität seiner Beziehung zum Patienten und von der Möglichkeit ihrer Beeinflussung.

Zwei diametrale Anforderungen können die Entfaltung der Empathie erheblich erschweren: die Notwendigkeit *Emotionaler Neutralität* einerseits und die der *Dominanz* andererseits. Diese Faktoren bestimmen die für die Umsetzung notwendigen charakterlichen Merkmale

Ob eine Ausrichtung auf die Empathie bestimmend sein soll für die Berufswahl, mag dahingestellt sein. Eher zielt die ärztliche Ausbildung auf das Verstehen somatischer Störungen. Emotionale Neutralität ohne psychische Kälte und unangemessene Distanz zur Realität des Patienten ist ein unbestreitbarer Vorteil. Gelassenheit, Geselligkeit, Reflexionsfähigkeit, Fähigkeit zur Selbstkritik und allgemein psychische Stabilität werden dieses Bemühen unterstützen.

Einem Arzt, der nach *Dominanz* strebt, wird aus dem Informationsbedürfnis des Patienten und dessen Versuchen, auf partnerschaftlicher Ebene zu kommunizieren, bald Besserwisserei und Infragestellen der ärztlichen Rolle unterstellt werden. Daraus lässt sich nicht schließen, dass ihm dieser Konflikt das empathische Auftreten erschwert, sondern dass ihn auch hier genau jene Persönlichkeitsmerkmale behindern, die ihm bei der Kommunikation im Wege stehen.

Werner Hohenberger

Reden Silber, Schweigen Gold – lassen Sie uns trotzdem darüber reden!

In unserer Welt von Patienten und Ärzten ist Schweigen definitiv nicht Gold. Es wäre – und ist es sicher öfter einmal – vielmehr der Beginn eines Desasters in unserer Beziehung. Silber, das Reden ist also einmal mehr wert als das andere Edelmetall.

Lassen wir die finanzielle Seite einmal außen vor. Uns Ärzten geht es nicht schlecht, obwohl seit bereits dreißig Jahren unsere Einnahmen aus der Behandlung von Privatpatienten nicht nur eingefroren worden sind, sondern damals durch die durchaus populistische Entscheidung zweier Politiker in konspirativer Zusammenarbeit der „Player" im Gesundheitswesen um fünfundzwanzig Prozent gesenkt wurden. Von den beiden ist der eine, zumindest aktuell noch als Ministerpräsident seines Landes politisch aktiv und der andere gelegentlich noch in Talkshows zu sehen – „die Rente ist sicher". Man stelle sich einmal die Lobby der Architekten oder Rechtsanwälte vor, wenn denen gleiches widerfahren wäre. Wenn ich es richtig sehe, stiegen deren Einkommen seither um mindestens vierzig Prozent und dies sogar noch nach Abzug des Preisindexes! Wir Ärzte verkaufen uns – gesetzlich verordnet – unter Wert.

Empathie, Kommunikation und Dienen gehören aus ärztlicher Sicht zusammen, nicht nur, weil sich das Wort Kommunikation von „munis" herleitet, gefällig und dienstbereit sein. Wenn eine dieser drei Eigenschaften fehlt, ist es mit den anderen auch nicht weit her. Wobei es sicher nicht jedem Arzt gegeben ist, das Gefühl der Empathie zu vermitteln, auch wenn er mit seinem Patienten mitleidet. Empathie bedeutet für mich, die Nöte des Patienten erfassen zu wollen und auch zu können, seine Seelenlage wahrzunehmen und ihm zudem das Gefühl zu geben, ihm helfen zu wollen. Also nicht nur schön Reden, sondern auch etwas tun. Unser derzeitiges Wertesystem entwickelt sich jedoch in eine ganz andere Richtung. Weg von der individuellen Zuständig- und Verantwortlichkeit, hin zum Abwälzen auf „andere", wer immer dies auch sein möge. Organisieren und delegieren, statt persönlich Hand anzulegen. Junge Ärzte erfassen die Komplexität dieser Entwicklung noch nicht. Sie werden zwangsläufig zu den neuen „Werten" hin erzogen. Deshalb sollte man ihnen gegenüber auch als Patient nachsichtig sein. Die meisten „Jungen" tun trotzdem sicher ihr Bestes.

Wir sind auf dem Weg der „Transformation zur Dienstleistungsgesellschaft" hat kürzlich ein Chirurg in einer Glosse formuliert (Bartholomäus Böhm, Chirurgische Allgemeine, 2017). Das hat aber mit den Gedanken des *dem-Patienten-Dienen-Wollens* so gut wie gar nichts zu tun! Es geht vielmehr um eine funktionalistische Denkweise auf ökonomischen Prinzipien beruhend. Die Geschäftsführung erwartet von ihren Ärzten die Erwirtschaftung einer Rendite und der Patient, dass er die laparoskopische Cholezystektomie (die Gallenblasenentfernung) genauso genießen kann, wie den „Whopper mit Käse" beim Burger King, so schreibt Böhm. An dieser Entwicklung ist ein Teil der Ärzte ebenfalls mit schuld. Sie degradieren sich selbst zum Dienstleister. Schon seit einigen Jahren greift die Unsitte um sich, dass aufstrebende Ärzte glauben, auch noch nebenbei einen Master in Betriebswirtschaft absolvieren zu müssen. Hätten sie die dafür notwendige Energie in eine breitere Ausbildung in ihrem angestammten Fach verwendet, würden sie jetzt wahrscheinlich nicht so schmalspurig daherkommen. Allerdings, die dort gelernten Marketingstrategien werden nun auf den Medizinmarkt übertragen. Einige Fächer sind dafür besonders anfällig. Um welche es geht, kann man mit einem Blick in die Zeitungsannoncen herausfinden. Es beginnt damit, dass auf dem „Firmen"-Schild als erstes „Zentrum" auftaucht. Wohlgemerkt, Zentralisierung vor allem in der komplexen Medizin ist unausweichlich und führt tatsächlich zu Zentren. Diese müssen aber den Nachweis ihrer Zentrumsqualität durch jährliche Audits belegen und können auch den Status eines solchen Zentrums wieder verlieren. Ich meine aber die selbsternannten Zentren, denn der Begriff als solcher ist nicht geschützt und jeder kann sich also ein entsprechendes Schild an die Haustür schlagen. Als nächstes werden dann in diesen „Zentren" pseudowissenschaftliche Vorträge angeboten, dabei gleich Anmeldemodalitäten zur späteren Behandlung beigefügt. Alles findet natürlich der moderne Kunde auch auf der Homepage der betreffenden Einrichtung, vor allem die Angebotsliste. Dass konsequenterweise der Kunde erwarten darf, dass er alles wie angeboten geliefert bekommt, ist nur folgerichtig.

Zurück zu den Kliniken. Beim Umgang mit den leitenden Ärzten fühle ich mich an das Gebaren in den Profiklubs des Fußballs erinnert. Wenn das Tabellenziel nicht erreicht wird, sprich die Rendite schwächelt, wird hier der Trainer und dort der Chefarzt entlassen. Fast jeder dritte leitende Arzt in der Chirurgie wird derzeit vorzeitig aus seinem Vertrag freigestellt. Dass es fast immer am obersten Führungspersonal liegt, wenn es in einem Unternehmen kriselt, wird ignoriert.

Es ist ein Irrglaube, dass auch hoch komplexe operative Prozeduren als Massenware mit gleichbleibender Qualität ohne Nebenwirkungen „angeboten" werden können. Standardisierung in der Medizin ist unausweichlich, ebenso fortwährende Maßnahmen zur Risikosenkung, vor allem bei Operationen und Interventionen. Es geht vor allem darum, die Prinzipien zu standardisieren; die Umsetzung bedarf aber vor allem in der „High End"-Medizin enormer Flexibilität für den Einzelfall und deshalb einer hohen ärztlichen Kunst. Darüber wird kaum mehr geredet. Es gibt sie aber noch, sie passt nur nicht mehr so recht in die Businesspläne.

Jetzt haben wir beide aber genug gemosert und wären fast von unserer silbernen Wegplanung, mehr miteinander zu reden abgekommen. Es musste halt einmal sein. Was aber könnte ein konstruktiver „Businessplan" für eine bessere Zukunft sein?

39 Wie soll es weitergehen?

Werner Hohenberger, Helmut Moldaschl

Werner Hohenberger. Über mehr als zehn Jahre hindurch haben wir uns nach der erfolgreichen Behandlung eines metastasierten Magenkarzinoms regelmäßig gesehen, so alle sechs Monate einmal. Manchmal in kürzeren Abständen und später eher in längeren. Dazwischen Kommunikation über Postkarten, E-Mails mit angehängten Fotos. Am Anfang waren es Nachsorgeuntersuchungen, eher am Rande verbunden mit dem Austausch persönlicher Erlebnisse und Interessen über den Beruf und das aktuelle Anliegen hinaus. Die gegenseitige „Respektzone" wurde immer gewahrt und manche Fragen wurden eben aus Respekt nicht gestellt. Mit der Zeit nahmen bei unseren Nachsorgeterminen die eigentlichen medizinischen Inhalte mit Anamneseerhebung, der ärztlichen Befragung zur Krankheit des Patienten sowie die nachfolgende ärztliche Untersuchung inhaltlich immer mehr ab und gingen schlussendlich nach einigen Jahren ziemlich gegen Null. Der erste Blickkontakt genügte nunmehr, um die offiziell anstehenden Fragestellungen zu beantworten. Ist er Rezidiv frei geblieben, geht es ihm gut (die ärztliche Sicht).

Helmut Moldaschl. Ja, es geht ihm sehr gut. Der Professor, wie ich ihn in der ersten Auflage meines Buchs respektvoll und daher ohne Namensnennung geführt habe, ist aus meiner Sicht zu einem guten Freund geworden. Der Respektabstand aber ist geblieben und wird es wohl weiterhin, weil man Wichtiges nicht vergessen kann und auch nicht vergessen sollte. Immerhin hat er durch seine Leistung nicht nur mein Leben erhalten, sondern ich fühle mich auch geheilt. Unsere gemeinsame Arbeit an diesem Buch hat verschiedene Barrieren verschwinden lassen, und manchmal denke ich mir, dass es vielleicht auch anderen Patienten so ergehen könnte, würden sich beide Seiten öffnen. Es würde der gesundheitlichen Entwicklung beider nützen.

Werner Hohenberger. Zwischendurch hatte der Patient zwei Bücher zu seiner Krankheit verfasst, die seinen Chirurgen einigermaßen irritierten, denn dieser erfasste, dass da zwei Welten nebeneinander her existieren, die zu nicht geringen Teilen rein gar nichts miteinander zu tun haben und zu vollkommen verschiedenen Folgerungen der beiden Parteien führten. Womöglich hatte der Chirurg all die vielen Jahren seinen Patienten gar nicht richtig verstanden, obwohl er sich bei all den Zusammentreffen eigentlich immer mit ihm gut unterhielt! Und das nach fünfunddreißig Jahren Berufspraxis. Das hatte er sich so bisher nicht im Geringsten vorstellen können. Dies wurde schließlich zum Gegenstand unserer weiteren Gespräche, meistens per E-Mail und zum Inhalt eines Buches.

Aus welchen Gründen auch immer, nach diesen vielen Jahren ließ der Patient schließlich die Frage aufkommen, ob man über dieses „missliche Verhältnis" eben nicht ein Buch schreiben sollte, um auf die Patientenbedürfnisse einerseits und die

https://doi.org/10.1515/9783110611441-039

ärztliche Sicht auf der anderen Seite aufmerksam zu machen, die Ursachen der unterschiedlichen Wahrnehmungen beider zu analysieren und um vielen Patienten und ihren Ärzten ähnliches ersparen zu können, da dies ja wohl keinen Einzelfall darstellen dürfte.

So haben wir uns also freimütig und offen im vorausgegangenen Teil dieses Buches mit den Hintergründen der Dissonanzen auseinandergesetzt. Da die Ursachen jedweder Problematik meistens im ganz Persönlichen liegen, haben wir auch aus eben unserer beider persönlichen Geschichte keinen Hehl gemacht, um so auch die eventuell individuellen und möglicherweise nicht prinzipiell anwendbaren Ursachen erfassen zu können.

Muss es aber immer mehr als zehn Jahre dauern, bis ein Arzt und sein Patient miteinander ein verständnisvolles Gespräch miteinander führen, so wie wir erst nach längerer Zeit, bis auf den Grund kommunizieren, unserer beider Defizite, Sehnsüchte und Wünsche erfassen, um schließlich beide zufrieden sein zu können?

Nach wie vor schießen dem Patienten und dem Arzt verschiedene Gedanken durch den Kopf.

Das deutsche Gesundheitssystem, das älteste soziale Krankenversicherungssystem weltweit gilt als eines der besten, ebenfalls weltweit. Jeder in diesem Land hat einen rechtlich gesicherten Zugang zu einer qualifizierten, fachärztlichen Behandlung, sobald er bei uns registriert ist.

In den USA sind letztlich wohl mindestens zwanzig Prozent der Bevölkerung überhaupt nicht krankenversichert. Wenn die so Betroffenen selbst als Notfall quasi mit herabhängendem Kopf an der Notaufnahme einer Klinik anklopfen, werden sie ohne Cash wieder umgehend hinausgeworfen, auch wenn sie sterbenskrank sind. Keinerlei Bestrafungen des medizinischen Personals zu befürchten. In Deutschland wäre dies unterlassene Hilfeleistung mit entsprechenden Folgen!

In vielen Ländern wird ein „Dankesgeld" erwartet, wenn Patienten von einem bestimmten Arzt behandelt werden wollen. Manchmal geht die Erpressung sogar noch weiter. Mir ist der Fall einer Motorradfahrerin bekannt, die sich auf Kreta bei einem Sturz einen offenen Unterschenkelbruch zuzog und erst dann jegliche Behandlung erfuhr, als sie dem diensthabenden Chirurgen drei Tausend Euro bar bezahlt hatte.

Selbst in einem Land wie England mussten sich bis vor nicht allzu langer Zeit Patienten privat behandeln lassen – und die Behandlung selbst bezahlen – wenn sie die monatelangen Wartelisten umgehen wollten. Möglicherweise ist es dort auch heute noch so. Tumorpatienten wurden sogar absichtlich auf Wartelisten gesetzt, die so lang waren, dass ein erklecklicher Teil der Erkrankten sowieso vorher verstarb.

Darüber hinaus sind auch die Behandlungsergebnisse in unserem Land im internationalen Vergleich nicht so schlecht. Das wird ebenfalls von den „Versicherungsnehmern" so gut wie gar nicht erfasst. Beim Darmkrebs mit Lymphknotenbefall überleben in den amerikanischen Zentren nur etwas mehr als vierzig Prozent der Betroffenen, in den besten deutschen Zentren doppelt so viele!

Wie auch immer, all das gibt es in unserem Land nicht. Vor allem die medizinische Qualität stimmt weitgehend, auch wenn noch einiges Verbesserungspotential besteht. Damit sind die Patienten aber anscheinend auch noch nicht zufrieden. Sind sie womöglich verwöhnt? Könnte schon ein bisschen stimmen. Wir sollten aber nicht Verhältnisse in anderen Ländern als Maßstab nehmen, wo Patienten zudem reine Subjekte sind, über die ganz klar verfügt wird ohne jegliches Mitspracherecht, ohne jegliche Empathie. Selbst plausible Fragen werden als „Insubordination" angesehen. Dem Ausgang der Behandlung steht man ohnehin eher gleichgültig gegenüber. Das alles habe ich persönlich miterlebt.

Zufriedenheit der Patienten und erfolgreiche Kommunikation mit ihren Behandlern, nämlich Ärzten wie Pflegepersonal trägt zur schnelleren Heilung bei. Das ist zweifelsfrei belegt. Im Gegensatz dazu bauen Asymmetrie, Sprach- und Verständnisbarrieren Hemmungen und Misstrauen auf und können die Behandlung negativ beeinflussen. Sie rufen womöglich darüber hinaus auch noch längerfristige Konflikte, Verwerfungen und Unzufriedenheit auf beiden Seiten hervor.

Es lohnte sich also tatsächlich, über die somatische Behandlung hinaus weiter zu denken, auch wenn die „Kunst gerechte Behandlung" schon noch die erste Priorität bleiben muss, auch wenn man nach zusätzlicher Verbesserungen der Arzt-Patient-Beziehung suchen soll. Denn dieser Beziehung wird offenbar nicht ausreichend Genüge getan, zu wenig Platz und Zeit eingeräumt!

Wo sollte man nun ansetzen, um das Bewusstsein um diesen Umstand zu schärfen und gezielt Strategien zu entwickeln, damit die gegenseitigen Missverständnisse besser erfasst und gelöst werden. Dabei müssen beide Seiten bedacht werden, Ärzte wie Patienten und nicht nur das Reden, sondern auch das richtige Zuhören.

Es ist nun nicht so, dass all dies völliges Neuland sei. Im Gegenteil, wenn man sich auf der Suche nach Lösungen in die Materie vertieft, trifft man auf eine große Zahl von Aktivitäten. Es haben also auch schon andere diese Defizite erfasst und sich um Verbesserung bemüht. Allein, im Bewusstsein der täglichen Praxis ist dies noch nicht angekommen. Und nicht alle Initiativen treffen den Kern des Anliegens.

In den Lehrkatalogen von medizinischen Fakultäten wird die Arzt-Patienten-Beziehung nicht behandelt. Es werden zwar mehrtägige Seminare angeboten. Beim genaueren Hinsehen erfolgen diese Veranstaltungen durch gewerbliche Organisationen „in Zusammenarbeit" mit medizinischen Fakultäten, „von einem Studiendekan empfohlen". In der Approbationsordnung für Ärzte, die auch die Lehrinhalte der Medizinstudenten bedingt, findet sich lediglich ein Passus, dass im Staatsexamen geprüft werden soll, ob der Kandidat „die allgemeinen Regeln ärztlichen Verhaltens gegenüber dem Patienten unter Berücksichtigung insbesondere auch ethischer Fragestellungen kennt, sich der Situation entsprechend zu verhalten weiß und zu Hilfe und Betreuung auch bei chronisch und unheilbar Kranken sowie Sterbenden fähig ist".

Die Approbationsordnung lässt abweichende Modellstudiengänge zu. In der Studienordnung, einer Ausbildungsstätte für Ärzte, die dafür prädestiniert sein könnte, findet sich jedoch nur zusammenfassend, „die Absolventinnen und Absolventen des

Modellstudienganges Medizin sollen in der Lage sein, die körperliche, seelische, geistige und soziale Situation ihrer Patientinnen und Patienten zur Grundlage ihres ärztlichen Handelns zu machen" und die Ausbildung sie befähigen soll „zur Kooperation mit Angehörigen von Patientinnen und Patienten, anderen Gesundheitsberufen und Personen von anderen an der Gesundheitsversorgung beteiligten Institutionen". Wie dies geschehen soll, lässt sich nicht eruieren.

Die aktuelle Überarbeitung und Neuformulierung des hippokratischen Eides soll auch die Autonomie der Patienten stärken. „I will respect the autonomy and dignity of my patient; I will share my medical knowledge for the benefit of the patient and the advancement of healthcare" lautet der nunmehrige Text auf Englisch. Allerdings, so richtig viel Butter ist da nicht bei den Fischen.

In der wissenschaftlichen Literatur findet sich ebenfalls reichlich Stoff zum Thema. „When is a patient-physician relationship established?", „Qualität der Arzt-Patienten-Beziehung – Evaluation der deutschen Version des Patient Reactions Assessment Instruments", „The doctor-patient relationship". Aus letzterem Artikel habe ich vor allem mitgenommen, dass man auch manchmal einem Patienten „nein" sagen sollte. In der zweiten Arbeit geht es um eine Studie zu der vom Patienten wahrgenommenen Qualität der Arzt-Patienten-Beziehung. Kriterien waren Information (Erklärungen zur Erkrankung und Behandlung), Affektivität und die „Fähigkeit zur aktiven Teilnahme am Kommunikationsprozess". Ob da so jeder Patient verstanden hat, was man von ihm wollte? Die Ergebnisse der Arzt-Patienten-Beziehung wurden zumindest in der Zusammenfassung als „gut" bewertet (Durchschnittswert 5,85 bei maximal 7,0 zu erreichender Punktzahl, gleichbedeutend mit „Ich stimme voll zu"). Auch nicht so recht zielführend und dem Grundproblem auf den Grund gegangen.

Daneben zeigt sich ein großes Angebot von Seminaren, Workshops, Schulungen und Vorträgen, auf die von „Instituten" gegen entsprechendes Entgelt für Ärzte, Praxispersonal und Apotheker hingewiesen wird. Damit die Beratungsgespräche „souveräner" geführt werden, die Mitarbeiter sich in der Beratung sicherer fühlen und besser auf mögliche Einwände eingehen können und ihre Motivation gesteigert wird. Damit ließen sich auch Patienten gewinnen und längerfristig binden. Ärzte sollen lernen, wie sie traurige Botschaften übermitteln, auf Verzweiflung und Wut reagieren und Glaubwürdigkeit und Menschlichkeit geprägte Arzt-Patienten-Beziehungen gestalten.

Was aber Patienten eigentlich interessiert und was sie wissen und hören wollen, wie auch ich es inzwischen erfasst habe, wo die wirklichen Defizite liegen, ist nicht Gegenstand der Seminare, zumindest ist es nicht offensichtlich zu erfassen.

Im Jahr 2008 haben das Bundesministerium für Gesundheit, die Deutsche Krebsgesellschaft, die Deutsche Krebshilfe und die Arbeitsgemeinschaft Deutscher Tumorzentren den Nationalen Krebsplan zur Weiterentwicklung und Verbesserung der Früherkennung von Krebs sowie der Versorgung von krebskranken Menschen in Deutschland ins Leben gerufen. Eines der vier Handlungsfelder befasst sich mit Stärkung der Patientenorientierung mit den Zielen der Verbesserung von Informations-,

Beratungs- und Hilfsangeboten, Stärkung der kommunikativen Kompetenz der Leistungserbringer und der Patientenkompetenz. Auch ein Schritt in die richtige Richtung. In der Ausarbeitung dieses Handlungsfeldes sind vor allem die Selbsthilfegruppen einbezogen. Eine in diesem Arbeitskreis sehr aktive Persönlichkeit meint, dass das Thema der Arzt-Patienten-Beziehung viele Facetten habe und man es von ganz unterschiedlichen Blickwinkeln angehen kann. Es ist eine Frage der Kultur, wie man sich aufeinander einlässt. Den anderen wirklich ernstnehmen. Die viel beschworene Augenhöhe zwischen Arzt und Patient sei eine Illusion – es gibt sie nicht und kann sie nie geben. Aber das ernsthafte Bemühen darum, den Patienten zu verstehen, seine Nöte und Sorgen zu begreifen und zu zeigen, dass man sie (an)erkennt und ihn und seine Sorgen und Fragen ernst nimmt, das Bemühen darum, sich ihm verständlich zu machen – das ist wichtig. Und dafür hat der Arzt als „Wissender“ und Behandler eine besondere Verantwortung.

Das ist nachvollziehbar, denn Wissensunterschiede bleiben ja ebenso wie auch die „Macht“-Verhältnisse, wie sie Norbert Schmacke in einem Vortrag „Chronische Krankheiten erfordern neue Formen des Krankheits- und Selbstmanagements“ beschrieben hat. Sie reichen vom „Verfügen über eindrucksvolle diagnostische und therapeutische Instrumente bis zum Ausstellen von Attesten“. Und er plädiert für mehr Krankheits- und Selbstmanagement durch die Patienten. Der Kranke erdulde seine Krankheit und die Ärzteschaft begebe sich nur vermeintlich auf Augenhöhe mit den Kranken. Ärzte sollen von der Größenidee loslassen, sie könnten und müssten nicht für alles verantwortlich sein und sollten nicht glauben, wenn der Kranke sich doch nur an die Ratschläge und Rezepte der Ärzteschaft hielte, wäre alles gut. Allerdings auch hierzu ein kritischer Kommentar: Wenn man den Gedanken der Verantwortlichkeit zu Ende denkt und jeder Patient sich selbst überlassen ist und sich keiner mehr zuständig fühlt, würde die gesamte Philosophie von qualitätsorientiertem Handel mit den entsprechenden Kontrollmechanismen bei jeglichen ärztlichen Interventionen und am deutlichsten sichtbar in den operativen Fächern hinfällig werden.

Das Problem der zufriedenstellenden Kommunikation zwischen Patienten und Ärzten steckt im Detail und es hat zahlreiche Facetten. Die Tatsache der „zwei Welten“ zu erfassen ist der wichtigste erste Schritt. Die Ärzteschaft hält dies in einer derartigen Form nicht für möglich und die Patienten sind auf die Situation des plötzlich Erkrankten nicht vorbereitet. Sie sind verängstigt, sehen sich in ihrer Existenz bedroht und sehen diese spezifische Welt mit anderen Augen. Da sie mehr oder minder schlagartig betroffen sind, können sie sich auch nicht darauf vorbereiten. Sie sind nicht in der Lage, sich in der kurzen Zeit oder manchmal eben schlagartig jeweils das erforderliche Wissen anzueignen; es geht ganz einfach nicht „vorauszulernen“. Kein Mensch interessiert sich zu Recht für etwas, was alles auf ihn zukommen könnte. Auch wenn wir alles Mögliche über Krankheiten in der Zeitung, in Büchern und in Fernsehsendungen erzählt und beschrieben bekommen, merken meistens nur die Betroffenen auf – die selbst krank sind, kranke Angehörige haben oder in den Heilberufen tätig sind. Aber auch dann ist die Sichtweise unterschiedlich. Die Details werden verschieden wahrgenommen. Jeder nimmt unterschiedlich die Inhalte wahr. Verschiedene Welten kreisen um das scheinbar gleiche Thema. Und so beginnen die Sprachlosigkeit und alle Folgen, manchmal bis hin zur Verwerfung jeglicher Beziehung, gegenseitigen Anschuldigungen und Wiederaufeinandertreffen vor Gericht.

Was also ist zu tun? Das Problem als solches zu realisieren, für seine Existenz das Bewusstsein zu schärfen und mehr öffentlich darüber zu reden, wird nicht reichen. Grundsätzliche Aufgaben sind immer nur durch strukturelle Hinterlegung zu bewältigen. Auf Defizite jedweder Art hinzuweisen ist herkömmliche Praxis, erscheint phantasielos und führt oft zu Verdruss. Es hilft aber trotzdem nichts, ein Ausweg ist nur zu erreichen, wenn dieses Gedankengut in der ärztlichen Ausbildung verankert und Teil der Approbationsordnung wird. Aber auch die Patienten sollten die Hintergründe ihres Unverstandenseins besser kennenlernen und erfassen. Da könnten die Selbsthilfegruppen am ehesten den notwendigen Beitrag leisten. Schlussendlich wird man, wie auch sonst im Leben, nicht alles im Patienten-Arzt-Verhältnis ordnen können. Versuchen sollte man es allemal.

www.ingramcontent.com/pod-product-compliance
Lightning Source LLC
Chambersburg PA
CBHW061813210326
41599CB00034B/6983